## Zu diesem Buch

In diesem autobiographischen Text beschreibt die amerikanische Journalistin Caroline Knapp die Geschichte ihrer Alkoholsucht. Aus einer gutbürgerlichen Familie stammend (der Vater war Psychoanalytiker, die Mutter Malerin), gehörte sie zu der großen Gruppe der sogenannten funktionierenden Alkoholiker. Während der gesamten Zeit, in der sie regelmäßig und viel getrunken hat, konnte sie bestimmte Regeln aufrechterhalten: Niemals hat sie bei der Arbeit getrunken, niemals ihre Pflichten vernachlässigt oder gar ihren Job verloren. Das Trinken war gut integriert in die Fassade eines erfolgreichen Lebens. Doch zugleich begann der Alkohol ihr Leben und ihre Beziehungen zu zerstören. Als sie schließlich im Rausch beinahe die Kinder ihrer besten Freundin umbringt, wird ihr klar, daß diese Liebe zum Alkohol nur tödlich enden kann. Mit Hilfe der Anonymen Alkoholiker schafft sie den Ausstieg aus dem mörderischen Kreislauf.

Caroline Knapp gelingt es, den Leser mit hineinzuziehen in den immer stärker werdenden Strudel des Begehrens, Alkohol zu trinken. Sie nennt ihre Geschichte eine Liebesgeschichte, weil es um Leidenschaft, sinnliches Vergnügen, Lust, Angst, Hunger und Sehnsucht geht. Hier wird anschaulich geschildert, was – neben allen zerstörerischen Wirkungen – das faszinierende am Alkohol ist. Ein überaus spannendes, exzellent geschriebenes und auch lehrreiches Buch über Alkoholismus.

## Die Autorin

Caroline Knapp, 1959 in Boston geboren, ist Journalistin. Ihre Beiträge erscheinen regelmäßig im *Boston Phoenix*, in der Frauenzeitschrift *New Woman* sowie in verschiedenen internationalen Magazinen. Bereits zweimal erhielt sie den begehrten New England Press Association Award.

Caroline Knapp

# Alkohol –
# meine gefährliche Liebe

Deutsch von Christel Rost
und Till R. Lohmeyer

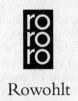

Rowohlt

Veröffentlicht im Rowohlt Taschenbuch Verlag GmbH,
Reinbek bei Hamburg, April 1998
Die Originalausgabe erschien unter dem Titel «Drinking. A Love Story»
Published 1996 by The Dial Press, Bantam Doubleday Dell
Publishing Group, Inc., New York
Die deutsche Erstausgabe erschien unter dem Titel
«Geschichte einer gefährlichen Liebe» im Argon Verlag, Berlin
Copyright © 1996 by Caroline Knapp
Copyright © der dt. Ausgabe 1996 by Argon Verlag GmbH, Berlin
Umschlaggestaltung Susanne Müller
(Foto: IFA-Bilderteam – Photex)
Satz PostScript Linotype Library (PageOne)
Gesamtherstellung Clausen & Bosse, Leck
Printed in Germany
ISBN 3 499 60228 8

*Für meine Eltern, Jean und Peter Knapp, in Liebe*
*Für Rebecca und Morelli in Dankbarkeit*

# INHALT

Prolog  9

Liebe  11
Doppelleben 1  22
Bestimmung  41
Gier  72
In Wodka veritas  80
Sex  95
Allein trinken  123
Sucht  142
Ersatz- und Mehrfachabhängigkeiten  154
Verleugnung  172
Kapitulation  191
Ein Lichtblick  212
Doppelleben 2  217
Tiefpunkt  236
Hilfe  268
Heilung  285

Anmerkungen  312
Wo gibt es Hilfe?  314

Die Namen einiger Haupt- und Nebenfiguren
sowie verschiedene Einzelheiten,
die Rückschlüsse auf deren Identität zuließen,
wurden aus Gründen des Persönlichkeitsschutzes verändert.

# PROLOG

Es geschah folgendermaßen: Ich verliebte mich, und als die Liebe alles zerstörte, was mir lieb und teuer war, mußte ich mich von ihr befreien.

Das war alles andere als leicht oder unkompliziert, doch wenn Sie mich festnageln wollen, würde ich sagen, die Beziehung begann an jenem Abend, an dem ich um ein Haar die beiden Töchter meiner ältesten Freundin umbrachte.

Es ist jetzt ein paar Jahre her: Am Thanksgiving-Wochenende hatte ich Jennifer besucht. Nach dem Essen machten wir einen Spaziergang – sie, ihr Mann, die beiden Töchter und ich. Die Kinder waren damals fünf und neun Jahre alt, zwei hübsche, blauäugige kleine Mädchen mit strahlendem Lächeln und Sommersprossen im Gesicht. Ich spielte «Mamas wilde Freundin», jagte hinter den beiden her, hob sie in die Höhe und kam schließlich, unter totaler Verkennung der Gegebenheiten, auf die verrückte Idee, den «Doppelten Känguruhsitz» erfinden zu müssen.

Ich nahm Elizabeth, das ältere der beiden Mädchen, huckepack und Julia, die jüngere, auf die Arme, so daß ich ihr Gesicht vor mir hatte. Ihre Arme schlossen sich um meinen Hals, die Beine um meine Taille. So eingeklemmt zwischen fünfundfünfzig Kilogramm Kind, rannte ich über die Straße und schrie dazu wie ein Sportreporter: «Das ist der Doppelte Känguruhsitz! Sie haben es tatsächlich geschafft – den Doppelten Känguruhsitz!» Und dann verlor ich das Gleichgewicht.

Ich stürzte kopfüber zu Boden. Noch heute empfinde ich es

als reines Wunder, daß der kleine fünfjährige Kopf von Julia nicht zuerst aufs Pflaster prallte. Irgendwie gelang es mir noch, ihn in den Armen zu bergen und den Sturz mit meinem rechten Bein abzufangen. Ich erinnere mich noch an den Augenblick, als ich auf dem Boden aufschlug und in meinem Knie eine Art Explosion spürte. Den Kindern war nichts passiert – ich landete in der Notaufnahme des Krankenhauses. Die Wunde in meinem Knie war so tief, daß die Schwestern meine Kniescheibe sehen konnten.

Und das steckte dahinter: Ich war an jenem Abend sturzbetrunken und brachte dadurch die Kinder in ernste Gefahr.

Zwei Monate später gab ich das Trinken auf. Der lange und langwierige Prozeß der Befreiung von einer zweiundzwanzigjährigen, äußerst leidenschaftlichen und äußerst komplizierten Beziehung zum Alkohol nahm seinen Lauf.

# LIEBE

Ich trank.

Ich trank Fumé Blanc im *Ritz-Carlton,* ich kippte doppelte Johnnie Walker Blacks on the rocks in einem schmuddeligen chinesischen Restaurant gleich gegenüber von meinem Büro, und ich trank zu Hause. Lange Zeit trank ich teuren Rotwein und lernte die feinen Unterschiede zwischen einem seidigen Merlot, einem herben Cabernet Sauvignon und einem weichen, erdigen südfranzösischen Beaucastel kennen. Im Grunde waren mir diese Nuancen aber völlig gleichgültig, denn auf sie kam es, ehrlich gesagt, gar nicht an. Zum Schluß war ich soweit, daß ich immer zwei Cognacflaschen im Haus hatte – die eine zum Vorzeigen in der Hausbar und die zweite, die «richtige», hinten im Schrank, versteckt hinter einem alten Toaster. Der Flüssigkeitspegel in der Vorzeigeflasche war ziemlich konstant, das heißt er nahm pro Woche ungefähr zwei bis drei Zentimeter ab, mitunter sogar noch weniger. Der Pegel in der «richtigen» Flasche sank rascher. Manchmal war sie innerhalb weniger Tage leer. In jener Zeit lebte ich allein und kam nie auf den Gedanken, warum ich das, was ich tat, nicht hätte tun sollen: Es kam doch immer nur darauf an, den Schein zu wahren.

Ich trank, wenn ich glücklich war und wenn ich Sorgen hatte, wenn ich mich langweilte und wenn mich, was oft der Fall war, Depressionen plagten. In dem Jahr, in dem mein Vater starb, fing ich an, die Hausbar meiner Eltern zu plündern. Das Elternschlafzimmer befand sich im rückwärtigen Teil ihres Hauses in Cambridge, Massachusetts, und während Vater dort in einem Krankenhausbett lag, verschwand ich heimlich in der vorderen Toilette und zog die Flasche Old Grand-dad hervor, die ich hinterm Klo versteckt hatte. Es schmeckte abscheulich – die Flasche mußte fünfzehn Jahre alt sein –, doch mein Vater, der an einem Gehirntumor litt, siechte dahin und starb langsam. Ich also trank, und es half.

Am Tag der Beisetzung im April fand meine Mutter die leere Flasche. Die anderen hatte ich verschwinden lassen, diese eine jedoch vergessen. So fiel sie meiner Mutter in die Hände, als sie in Erwartung der Trauergäste die Toilette reinigte. Ich saß im Eßzimmer am Tisch. Auf einmal kam meine Mutter herein, die Flasche in der Hand. In ihrem Blick lag tiefe Enttäuschung. Also log ich.

«Die stammt noch von *vorher*», sagte ich unter Anspielung auf ein Versprechen, das ich ihr sechs Monate vor Vaters Tod gegeben hatte. «Zwei Drinks pro Tag», hatte ich gesagt, «nicht mehr. Ich trinke weniger. Ehrenwort.»

Ich hatte dieses Versprechen an einem Julisonntag abgelegt, als ein grauenhafter Kater mir den Kopf brummen ließ. Ich hatte meine Eltern in ihrem Sommerhaus auf Martha's Vineyard besucht und mich am Abend zuvor so betrunken, daß ich, neben meiner Mutter auf dem Sofa sitzend, beinahe das Bewußtsein verloren hätte. Getrunken hatte ich natürlich heimlich: Ungefähr alle dreißig Minuten war ich in mein Zimmer geschlichen, hatte die Scotchflasche aus meiner Reisetasche gekramt und mir einen tiefen Zug genehmigt. Ich erinnere mich noch vage daran, wie jener Abend zu Ende ging: Wie ich ins Lallen geriet, wenn ich sprechen wollte, wie mir die Lider schwer wurden und ich sie nur noch mit großer Mühe aufhalten konnte. Normalerweise war ich vorsichtiger und achtete darauf, die Grenzlinie zwischen angetrunken und betrunken nicht zu überschreiten. Ich hielt mich zurück, bis alle anderen zu Bett gegangen waren, und legte erst dann richtig los. Diesmal jedoch ließ ich mich gehen und wurde prompt von meiner Mutter erwischt. Am nächsten Tag bat sie mich zu einem Strandspaziergang. Das war sehr ungewöhnlich für sie. Um Privataudienzen ersuchte sie nur, wenn sie etwas sehr Ernstes mitzuteilen hatte. Ich erinnere mich noch: Es war ein sonniger Vormittag Mitte Juli. Eine steife Brise wehte, und es war sehr heiß. Angst und Zerknirschung hatten sich meiner bemächtigt, auch das weiß ich noch. Ich fürchtete eine gewaltige Standpauke.

Wir gingen den Trampelpfad entlang, der von unserem Haus zum Menemsha Pond führte, einem blauen Wasserbogen am Fuße des Hügels. Eine Zeitlang sprach keine von uns ein Wort. Schließlich sagte meine Mutter: «Ich muß mit dir reden. Deine Trinkerei macht mir große Sorgen.»

«Ich weiß», sagte ich. Ich ging neben ihr her und blickte unverwandt auf meine Füße im Sand. Ich hatte Angst, beim Aufblicken abrupt mit einer Wahrheit konfrontiert zu werden, die ich eigentlich nicht sehen wollte. Leise fügte ich hinzu: «Mir auch.» Die Stimme meiner Mutter verriet mir, daß sie nicht böse auf mich war. Sie war besorgt, und ich mußte es ihr zugestehen: Auch ich machte mir Sorgen. Irgendwie.

Wir gingen ein Stückchen weiter. «Das ist sehr schlimm», sagte sie. «Schlimmer als Rauchen.»

Meine Mutter gehörte zu jenen Menschen, die ihre Worte mit größter Sorgfalt wählen. Ich begriff, daß der einfache Ausdruck *schlimmer als Rauchen* eine Fülle von Nebenbedeutungen enthielt. Rauchen erzeugte Krebs, eine Krankheit, die meinen Vater tötete, die bereits mehrere Frauen in der Familie meiner Mutter getötet hatte und der nur wenige Jahre später auch sie selbst zum Opfer fallen sollte. Nach Ansicht meiner Mutter war Trinken gefährlicher als Rauchen, und sie wußte auch, warum: Rauchen konnte meinen Körper ruinieren, Trinken dagegen mein Gehirn und meine Zukunft. Genauso wie Krebs sich durch Knochen, Blut und Gewebe frißt, konnte der Suff sich durch mein Leben fressen und alles zerstören.

«Es ist *wirklich schlimm*», sagte sie.

«Ich weiß», erwiderte ich gesenkten Hauptes.

Und ich meinte es ernst, zumindest in jenem Augenblick. Es gibt eben Augenblicke im Leben eines Gewohnheitstrinkers, in denen er durchaus Bescheid weiß und kristallklar begreift, daß Alkohol das Hauptproblem ist, eine Art Flüssigkleister, der dir dein Innenleben verklebt und dich total blockiert. Die Lagune war wunderschön an jenem Tag, die bewegte Wasseroberfläche glitzerte, und dort, wo die Wellen an den Strand spülten, färbten sie den Sand tief sienabraun. In diesem Augenblick *wußte* ich Bescheid und sah es in aller Deutlichkeit: Ich war dreiunddreißig und trank zuviel, viel zuviel. Es ging mir dreckig. Und zwischen dem einen und dem anderen mußte es eine Verbindung geben.

Meine Mutter war so lieb zu mir. «Wie kann ich dir helfen?» fragte sie mich. «Ich tue alles, was ich kann.» In dieser Situation gab ich mein Versprechen.

Ich schaute aufs Wasser hinaus, weil ich ihr nicht in die Augen sehen wollte. «Ich weiß nicht genau», sagte ich. «Ich weiß nur, daß *ich* damit fertig werden muß.» Ich wolle zu den Anonymen Alkoholikern gehen, sagte ich. «Und bis dahin trinke ich nur noch zwei Drinks pro Tag, nicht mehr. Ich trinke weniger. Ehrenwort.»

Ich hatte es fest vor. Am Nachmittag fuhr ich mit der Fähre von Martha's Vineyard nach Woods Hole. Ich war auf dem Weg zurück nach Boston, wo ich damals lebte. Ich weiß noch, wie ich mit leichtem Übelkeitsgefühl und einem infolge des vergangenen Abends immer noch brummenden Schädel auf dem Schiff saß. Ich wollte ein Bier, nur ein einziges, um die Kopfschmerzen einzudämmen. Minutenlang führte ich eine stille Diskussion mit mir selbst: Beweise dir, daß du es einen Tag lang – einen einzigen Tag lang – ohne Drink aushalten kannst. Wäre das nicht toll? Die bevorstehende, neunzig Minuten lange Fahrt nach Boston kam mir grauenhaft vor. Der Himmel war klar, das Spätnachmittagslicht hob die Konturen hervor. In den Liegestühlen auf dem Deck räkelten sich Sonnenbrillen tragende Passagiere in Windjacken und Sweatshirts und nippten an hohen Plastikbechern mit Budweiser und Michelob Light.

Ich trank das Bier. Und als ich wieder in meiner Wohnung war, trank ich etwas Wein zum Abendbrot – nur ein bißchen: zwei Gläser. Es waren kleine Gläser, die ich als Halbgläser bezeichnete und deshalb nur als ein Glas zählte. Von jenem Tag an wahrte ich größte Vorsicht, wenn meine Mutter in der Nähe war. Ich achtete darauf, in ihrer Gegenwart nicht mehr als zwei Gläser zu trinken. Doch mein Versprechen hielt ich nicht.

Und das funktioniert so: Gewohnheitstrinker versuchen es immer wieder – und sie scheitern. Wir machen Versprechungen und bemühen uns auch, sie einzuhalten, ignorieren aber die Tatsache, daß wir dazu gar nicht imstande sind. Wir finden plausible Ausreden für das dritte, das vierte, das fünfte Glas. *Nur heute. Kein guter Tag. Ich verdiene eine Belohnung. Ich mach das morgen wieder wett.*

Ein paar Wochen nach jenem Spaziergang mit meiner Mutter las ich in einem Buch von einem Test, mit dem man feststellen kann, ob man Alkoholiker ist oder nicht. Es ging darum, daß man sich Grenzen setzte: Drei Gläser am Tag, sechs Monate lang, nicht mehr und nicht weniger und ohne jede Abweichung, was immer in dieser Zeit geschehen mag. Ein Todesfall – Sie bleiben bei drei Gläsern. Ihre Firma setzt Sie an die Luft – nur drei Gläser. Hochzeiten, Beerdigungen, Feiern, Katastrophen, komme, was da wolle – drei Gläser. Ich weiß nicht mehr, wie oft ich mich diesem Test unterzog – Dutzende von Malen jedenfalls. Ich kann mich nicht einmal daran erinnern, daß ich die Vorschrift bewußt mißachtet hätte, um doch noch an mein viertes Glas Wein zu kommen, oder daß ich schummelte, indem ich mir drei große Pokale genehmigte, die den Inhalt von sechs normalen Gläsern faßten.

Ich schaffte es einfach nicht. Der Alkohol war bereits zu dominierend. Am Ende war er für mich die wichtigste Beziehung in meinem ganzen Leben.

Eine Liebesgeschichte. Ja: Dies ist eine Liebesgeschichte.

Es geht um Leidenschaft, sinnliches Vergnügen, starke Anziehungskraft, Lüste, Ängste und Gier. Um unstillbares, zermürbendes Verlangen. Und um den Abschied von etwas, ohne das zu leben man sich nicht einmal vorstellen kann.

Ich liebte das Gefühl, in das mich der Alkohol versetzte, seine besondere Fähigkeit, mich abzulenken, die Art, wie er es verstand, meine Konzentration von der Selbsterkenntnis auf andere, weniger schmerzhafte Empfindungen hinzulenken. Ich liebte auch die Geräusche: das Herausgleiten des Korkens aus der Weinflasche, das charakteristische Gluckgluck des Getränks beim Einschenken, das Klickern der Eiswürfel im Glas. Ich liebte die Rituale und die Kameraderie beim gemeinsamen Trinken, die Wärme, das Dahinschmelzen der inneren Spannungen und den Mut, den ich gewann.

Unsere erste Begegnung war undramatisch und keinesfalls Liebe auf den ersten Blick. An meinen ersten Schluck Alkohol kann ich mich nicht einmal erinnern. Die Beziehung entwickelte sich allmählich über viele Jahre hinweg. Es gab Trennungen und Versöhnungen. Jeder, der schon einmal erlebt hat, wie die anfängliche Zuneigung und Begeisterung für einen Liebhaber in regelrechte Besessenheit umschlägt, weiß, was ich damit meine: Diese Beziehung ist einfach da und beansprucht eine Nische im Herzen, und dann wacht man eines Morgens auf, und irgend etwas in einem ist umgeschlagen und man kann nicht mehr zurück. Man *braucht* es. Es ist ein wesentlicher Teil des eigenen Ichs geworden.

Eine meiner Trinkkumpaninnen war Elaine, eine Nachbarin. Ich war damals ein Twen, sie Ende Vierzig. Elaine war geschieden und hatte ein Verhältnis mit einem verheirateten Mann, von dem sie einfach nicht loskam. Sie trank viel, erheblich mehr als ich, und am meisten trank sie, wenn es in ihrer Beziehung kriselte, was ziemlich häufig der Fall war. Sie trank Bier und Wodka. Wenn es ihr besonders dreckig ging, rief sie mich spätabends oder in der Nacht an und bat mich, zu ihr zu kommen. Das Bier hatte sie dick gemacht und der Wodka schlampig, und so saß sie dann auf ihrem Sofa und heulte, die Flasche in der

Hand und das Gesicht verschmiert von Tränen und Wimperntusche. Ich setzte mich zu ihr und dachte bei mir: *Au weh!* Ich bezeigte ihr Mitgefühl, hörte ihr zu und sagte alles, was man in einer solchen Situation von einer guten Freundin erwartet, doch innerlich schüttelte ich den Kopf und wußte genau, daß der Suff Elaine zu einem menschlichen Wrack gemacht hatte, ihrer Obsession für diesen Ehemann noch Zunder gab und für ihre Tränen, ihre Hoffnungslosigkeit und ihre Unfähigkeit, diesem Teufelskreis zu entrinnen, verantwortlich war.

Doch ein kleiner Teil von mir (der über die Jahre immer größer wurde) empfand klammheimliche Freude über Elaines Zustand. Ein schlampiger Säufer bietet keinen schönen Anblick, und eine schlampige Säuferin erst recht nicht. Wenn ich mich mit Elaine verglich, fühlte ich mich gleichermaßen überlegen und erleichtert: Nein, so schlimm stand es um mich noch nicht, bei weitem nicht.

Und es stimmte ja auch. Ich hatte eine Reihe fester Regeln: Ich trank niemals am Vormittag und niemals am Arbeitsplatz, und abgesehen von einer gelegentlichen Bloody Mary beim Brunch am Wochenende, abgesehen von einem (oder zwei) Gläschen Weißwein zum Mittagessen an Tagen, an denen ich am Nachmittag nicht allzuviel zu tun hatte, und abgesehen von dem gelegentlichen kleinen Drink im Kollegenkreis beim Chinesen gegenüber, hielt ich mich auch stets daran.

Lange Zeit bildete ich mir ein, ohne Regeln auszukommen. Der Alkohol war da, einfach immer nur da, wie das Essen im Kühlschrank und das Eis im Tiefkühlfach. In High-School-Zeiten fehlte er auf keiner Party. Jungs in Jeansjacken und Levi's-Kordsamthosen schleppten ihn kistenweise herbei. Im Wohnzimmer meines Elternhauses gab es eine kleine Hausbar mit Scotch und Gin gleich neben dem Kamin, die jeden Abend zur Cocktailstunde auf sich aufmerksam machte. Nie habe ich erlebt, daß der Vorrat erschöpft war, nie, daß er ergänzt wurde; er war einfach da. Im College war Alkohol natürlich allgegenwärtig – in kleinen Kühlschränken in den Schlafsälen, in Fässern auf jeder Party, in gekühlten Gläsern auf Kneipentischen. Als ich mit dem Studium fertig war und mir selber alkoholische Getränke kaufen und sie, wo und wann immer mir der Sinn danach stand, auch konsumieren konnte, kam mir das Trinken so selbstverständlich und natürlich vor wie das Atemholen. Es gehörte einfach zum gesellschaftlichen Leben dazu. Man hielt sich daran fest.

Noch immer sehe ich manchmal in den Spiegel und frage mich: Wie konnte das geschehen? Von meinem Lebenslauf her bin ich keine gewöhnliche Säuferin, sondern Vorzeigebürgerin und begabtes Kind. Geburtsort: Cambridge, Massachusetts, Hinterhof der berühmten Harvard University. Ausbildung: Brown University, Jahrgang 1981, magna cum laude. Eltern: ein hochangesehener Psychoanalytiker und eine Künstlerin, beide voller Hingabe, Verständnis und hellwacher Intelligenz.

Mit anderen Worten: ein netter Mensch aus einer intakten, gutbürgerlichen Familie. Ich starre in den Spiegel und frage mich: Wie konnte das geschehen?

Darauf gibt es natürlich keine einfache Antwort. Die Beschreibung des Prozesses, der einen Menschen zum Alkoholiker macht, ist so schwierig wie die Beschreibung der Luft. Der Vorgang ist zu rätselhaft und zu umfassend, als daß man ihn definieren könnte. Alkohol beherrscht das Leben, er ist allgegenwärtig, und man ist sich dessen fast ständig bewußt und nicht bewußt. Man weiß nur, daß man ohne Alkohol sofort sterben würde. Die Gründe, die dahinterstecken, sind vielschichtig. Es gibt keinen bestimmten Augenblick, kein bestimmtes physisches Ereignis, das einen starken Trinker über den Rubikon treibt und zum echten Alkoholiker macht. Es ist ein langsames, graduelles, heimtückisches *Werden*.

Das Haus meiner Eltern auf Martha's Vineyard liegt in der Ortschaft Gay Head im äußersten Westen der Insel. Gay Head ist absolut trocken – bis zur nächsten Bar und zum nächsten Laden, in dem Alkoholika verkauft werden, fährt man mit dem Wagen vierzig Minuten. Für mich als Teenager war diese Distanz zum Alkohol gut, wenngleich sie mir nicht sonderlich auffiel. Später, zwischen Zwanzig und Dreißig, wurde sie leicht fragwürdig. Wenn ich an den Wochenenden meine Eltern besuchte, ging ich davon aus, daß mein Vater Gin für Martinis und Wein zum Essen parat haben würde, und so war es dann auch. Ohne daß es mir richtig bewußt gewesen wäre, empfand ich darüber jedesmal eine gewisse Erleichterung. Doch als ich dann über Dreißig war, wurden dieses trockene Nest auf Martha's Vineyard und der Vierzig-Minuten-Trip zum nächsten Spirituosenladen zusehends zum Problem für mich.

Irgendwo in meinem Innersten gestand ich mir ein, daß es mich nervös machte. Da hatte sich die verzweifelte Erkenntnis eingenistet, daß beim letzten Besuch nur eine Flasche Wein im Hause gewesen war – eine einzige Flasche für vier oder fünf Personen zum Abendessen – und daß der Pegel der Ginflasche am Ende des Wochenendes bedrohlich gefallen war. Ich erinnerte mich sehr deutlich daran, daß ich den Weinmangel mit wiederholten Stippvisiten bei der Ginflasche hatte kompensieren müssen; daß ich mich, während der Rest der Familie draußen auf der Veranda saß, heimlich in die Küche geschlichen und mir das fehlende Quantum einverleibt hatte. Irgendwo in einer dunklen Ecke schwärte die Angst: Nein, ich wollte hier nicht noch einmal ohne ausreichenden Vorrat in der Falle sitzen. Daß ich mir überhaupt Sorgen um den Vorrat machte, wollte ich mir nicht anmerken lassen.

So überlegte ich hin und her, ohne daß ich die Argumente und Gegenargumente, die sich in meinem Hinterkopf im Kreise drehten, auch nur wahrgenommen hätte. Sollte ich am Wochenende eine Kiste Wein mitbringen und sagen, ich hätte sie nur gekauft, «damit etwas im Hause ist»? Sollte ich mir diese Gedanken aus dem Kopf schlagen und einfach darauf vertrauen, daß irgend jemand schon die Hausbar auffüllen würde? Sollte ich mir unter dem Vorwand, einen langen, einsamen Strandspaziergang unternehmen zu wollen, den Wagen ausborgen und zum Alkoholladen fahren? Im hintersten Winkel meines Bewußtseins erkannte ich, daß die Frage nach dem Alkoholvorrat im Haus zum Topthema geworden war, und diese Tatsache beunruhigte mich ein wenig. Eine kleine Warnlampe flackerte auf: Wie sehr *brauchst* du den Alkohol schon? Die Fragen hörten nicht auf: Was soll ich tun, wie soll ich's tun, wem könnte was auffallen, warum trinkt von den anderen niemand so wie ich? Nach einer Weile wurden mir diese Stimmen zu laut; sie machten mich konfus und drohten mich zu überwältigen. Im Nu schlug ich alle Bedenken in den Wind, kaufte mir am Tag vor dem nächsten Besuch eine Flasche Scotch und verstaute sie in meiner Reisetasche.

Na also. Das Problem war gelöst.

Dieses Beispiel zeigt natürlich, wie ein Alkoholiker seine Situation *nicht* erkennt. Nur dieses eine Mal ... Mit diesem Satz rechtfertigt er sein Tun vor sich selbst. *Nur dieses eine Mal*, sagt er sich, genauso wie eine eifersüchtige Frau, die um Mitternacht bei ihrem Liebhaber anruft, um festzustellen, ob er zu Hause ist. Oder langsam an seinem Haus vorbeifährt, um zu sehen, ob Licht brennt. *Nur dieses eine Mal*, sagt sie sich. *Ich weiß, es ist verrückt, aber ich tue es ja nur ein einziges Mal*. Ich nehme nur diesmal Scotch mit auf die Insel, weil die vergangene Woche so stressig war. Ich will eben meinen Scotch haben, wo und wann mir der Sinn danach steht, okay? Da ist doch nichts dabei: Ein Gläschen vor dem Essen in meinem Zimmer, und ich kann mir diese Heimlichtuerei in der Küche sparen. Ein kleines Gläschen nur, damit ich nicht dauernd Vaters Gin trinke. Keine große Affäre, oder? Ist doch eigentlich ganz *vernünftig*.

Und in einer gewissen, perversen Weise war es das ja auch. Ich würde im trauten Familienkreis auf der Veranda sitzen und mich kurz entschuldigen – «bin in einer Minute wieder da». Auf dem Weg zur Toilette ein kleiner Abstecher in mein Zimmer, die Flasche aus der Reisetasche gezogen, den Deckel abgeschraubt, ein herzhafter Schluck ... Dann dieses wohltuende, warme, schützende Brennen in Hals und Magen. Es war wie eine Versicherung.

Ja, eine Versicherung: Der Scotch in der Reisetasche gab mir eine gewisse Sicherheit. Ich konnte am Abendbrottisch sitzen, ohne von den üblichen Fragen besessen zu sein: Ist genug Wein da? Hat jemand gemerkt, wie schnell ich das erste Glas heruntergestürzt habe? Wie komme ich an die Flasche ran, um mir nachzuschenken, und wie schaffe ich es möglichst unauffällig? Der Scotch in der Reisetasche wirkte beruhigend: Wurde der Drang zu stark, wußte ich, wie mir zu helfen war.

Wenn man jemanden – oder etwas – liebt, sieht man mit erstaunlicher Bereitschaft über die Nachteile hinweg. In jener Zeit, also in meinen Dreißigern, entdeckte ich irgendwann, daß die kleinen Äderchen auf meiner Nase und meinen Wangen geplatzt waren. Morgens auf der Fahrt ins Büro plagte mich ein trockenes Würgen. Meine Hände entwickelten einen Tremor, ein unkontrollierbares Zittern, das schlimmer und schlimmer wurde und mitunter den ganzen Tag über anhielt.

Ich tat mein Bestes, all diese Warnzeichen zu ignorieren. Ich kämpfte wie eine Frau, die die Kälte in der Stimme ihres Liebhabers hört und mit aller Kraft und wider jede bessere Einsicht versucht, die Wahrheit zu verkennen.

# DOPPELLEBEN 1

Am Montag nach Thanksgiving humpelte ich mit einem dicken weißen Verband um mein Knie in die Redaktion der Zeitung, für die ich damals tätig war. Marsha, die Chefin vom Dienst, sah mich als erste. «Was haben Sie denn angestellt?» fragte sie. Ich verdrehte die Augen und sagte: «Ach, eine Rieseneselei!» Dann erzählte ich ihr, wie ich mit den Kindern herumgetollt hatte. Daß ich betrunken gewesen war, erwähnte ich nicht, und Marsha wäre nie auf den Gedanken gekommen, mich danach zu fragen.

In Amerika spricht man vom *high-functioning alcoholic,* dem «gut funktionierenden Alkoholiker». Nach außen hin sauber und ordentlich, verbergen sich hinter der glatten Fassade Rastlosigkeit, Chaos und verzweifelte Heimlichtuerei. Doch niemand merkt ihm oder ihr etwas an, niemals. Ich erinnere mich noch, wie ich an jenem Vormittag, das verletzte Bein auf einem Stuhl, in meiner kleinen Nische im Großraumbüro saß und dachte: *Ob sie Bescheid weiß? Ob irgend jemand erkennt, daß mit mir etwas nicht stimmt?* In den letzten ein, zwei Jahren meiner Trunksucht habe ich mir diese Fragen oft gestellt. *Irgendwas an mir ist auffällig,* dachte ich, wenn ich auf Redaktionskonferenzen in die Runde blickte und die klaren Augen und in sich ruhenden Mienen der Kolleginnen und Kollegen sah. *Ob sie es merken?* Allein solche Fragen jagten mir Angst ein und ließen eine negative Antwort immer zweifelhafter erscheinen.

Vom Augenschein her hätte mir niemand etwas anmerken können. Ein Außenstehender, der an jenem Morgen an meinem

Büro vorübergegangen wäre, hätte eine zierliche, gepflegte Frau von vierunddreißig Jahren gesehen, das lange hellbraune Haar am Hinterkopf von einer Spange zusammengehalten. Bei näherer Betrachtung hätte er den Eindruck gewonnen, daß diese junge Frau ihre äußere Erscheinung mit Hang zum Perfektionismus und Liebe zum Detail pflegte: Die Fingernägel waren sorgfältig maniküriert. Sie trug schwarze Leggings und italienische Schuhe. Auf ihrem Schreibtisch lag eine Liste der Aufgaben, die sie an jenem Tag zu erledigen hatte, handschriftlich abgefaßt in blitzsauberen Druckbuchstaben. Eine Reihe von Punkten war bereits abgehakt. Mein Arbeitsplatz war geradezu zwanghaft ordentlich; einer meiner Redakteure sagte immer: «Wenn man mit dem Flugzeug über deinen Schreibtisch fliegt, sieht er aus wie der Mittlere Westen – alles genau rechtwinklig.» Meine Kollegen hielten mich für clever und leicht introvertiert, vielleicht auch für etwas reserviert und zurückhaltend, und ich galt geradezu als Inbegriff der Effizienz, als gut organisiert, professionell und produktiv.

Ich leitete die Redaktion *Modernes Leben* des *Boston Phoenix,* einer großen, alternativen Wochenzeitschrift. Meine wöchentliche Kolumne gehörte zu den beliebtesten Artikeln des Blatts. Nie verpaßte ich den Redaktionsschluß – nicht einmal, als meine Eltern im Sterben lagen. Als ich endlich zur Entziehung in eine Klinik ging, erzählte ich in der Redaktion, ich führe zur Kur – zwei Wochen Ruhe, Entspannung und schwedische Massage, und niemand hatte Anlaß, an meinen Angaben zu zweifeln. So gut hatte ich meine Sucht geheimgehalten. Die meisten gut funktionierenden Alkoholiker tun dies.

Die meisten von ihnen befinden sich auch in bester Gesellschaft, es gibt sie in Hülle und Fülle. Funktionierende Alkoholiker findet man überall: Sie rackern sich ab am Arbeitsplatz, gründen Familien und ziehen Kinder groß, stehen beim Einkaufen neben einem. Oft sind wir hochqualifiziert – Ärzte, Anwälte, Lehrer, Politiker, Künstler, Therapeuten, Börsenmakler oder Architekten. Zu den Faktoren, die uns unermüdlich weiterrakkern lassen und uns *erlauben,* die Tatsache zu ignorieren, daß wir jeden Abend betrunken und jeden Morgen verkatert sind, gehört gerade der Umstand, daß die herkömmliche Definition des «typischen Säufers» auf uns einfach nicht zutrifft.

Obwohl inzwischen mehrere Jahrzehnte Aufklärungsarbeit über die Krankheit hinter uns liegen, ist *Alkoholiker* nach wie vor ein böses Wort, das bei seiner Erwähnung mit großer Wahrscheinlichkeit das klassische Bild des torkelnden Trunkenbolds heraufbeschwört: ein älterer Mensch – normalerweise ein Mann –, der mit einer braunen Papiertüte in der Hand die Straße entlangwankt. Ein jämmerlicher Anblick, hoffnungslos, verworfen. Oder das groteske Bild eines Mannes, der durch den Suff zur Witzfigur verkommen und verblödet ist: Denken Sie an Dick Martins Gelalle in *Laugh-In* oder an Otis, den glücklichen Säufer in *The Andy Griffith Show,* ein Vorläufer von Dudley Moore in den Arthur-Filmen. In Wirklichkeit ist der heruntergekommene Schluckspecht die Ausnahme, repräsentiert gerade einmal drei bis fünf Prozent der Alkoholiker unseres Landes, also nur einen kleinen Bruchteil. Die überwiegende Mehrheit von uns befindet sich noch in früheren Stadien der Krankheit: Wir, die Alkoholiker im frühen oder mittleren Stadium, funktionieren in den meisten Lebensbereichen viele, viele Jahre lang bemerkenswert gut.

Meine Freundin Helena promovierte in Biologie, obwohl sie damals eine starke Trinkerin war. Meine Freundin Ginny machte Karriere in einer Anwaltskanzlei, in der starker Konkurrenzdruck herrschte. Meine Freundin Sarah gründete und leitete eine weltbekannte Umweltschutzorganisation. Um mir zu vergegenwärtigen, wie sehr Symptome und Auswirkungen des Alkoholismus verborgen gehalten werden, blicke ich manchmal bei AA-Treffen in die Runde und hake in Gedanken die kollektiven beruflichen Leistungen der Teilnehmer ab: Der da war Vizepräsident eines großen Finanzinstituts, als er die Talsohle erreichte. Die da war Oberschwester in der Intensivstation einer Herzklinik. Der eine besaß ein Architekturbüro, der andere ein Wirtschaftsforschungsinstitut.

Es sind absolut typische Beispiele: starke, clevere, leistungsfähige Personen. Sie tranken und sahen darüber hinweg, wie unentrinnbar sich der Alkohol in die verschiedensten Bereiche ihres Lebens einschlich. Sie taten dies, eben *weil* sie stark, clever und leistungsfähig waren. Im nachhinein wundern sich viele ehemalige Alkoholiker aus meinem Bekanntenkreis darüber, wieviel sie trotz ihrer Krankheit erreicht haben und wie erfolgreich sie sich hinter den von ihnen selbst errichteten Fassaden angeblich guter Gesundheit und Produktivität verstecken konnten. In Wirklichkeit wursteln sie sich einfach durch, setzten sich an die Arbeit, schufteten und schafften es irgendwie, den Tag zu überstehen.

Auch mir ging es so. Im letzten und schlimmsten Jahr meiner Alkoholikerkarriere schrieb ich mehrere Kolumnen, die später Auszeichnungen erhielten. Meinen Berufsalltag verbrachte ich in einer hochkonzentrierten, aktiven Arbeitsatmosphäre. Ich redigierte Artikel, arbeitete mit Graphikern zusammen, konferierte mit Autoren und Redaktionskollegen. Nur ganz besondere Menschen – am ehesten andere Alkoholiker – hätten erkennen können, daß mit mir etwas nicht stimmte, daß ich meine Artikel mit einem brummenden Kater in die Computertasten hieb und mein Körper zum Tagesende hin schier nach Alkohol schrie.

Oder, um es noch deutlicher zu sagen: daß mein Leben nur noch ein Trümmerhaufen war. Als ich den Tiefststand erreichte, hatte ich meine Eltern verloren – mein Vater war einem Hirntumor erlegen, meine Mutter an Brustkrebs gestorben. Ich hatte Beziehungen zu zwei Männern. Ich war unfähig, einen Schlußstrich unter das äußerst destruktive, aber schon ziemlich alte Verhältnis zu Julian zu ziehen und mich statt dessen voll auf die neue und wesentlich positivere Beziehung zu Michael zu konzentrieren. Ich lebte mit Michael zusammen, traf mich aber immer noch mit Julian und belog beide über den jeweils anderen. Ich trank jeden Abend, trank, um mich zu betrinken, um zu vergessen.

Wahrnehmung gegen Realität. Außen gegen innen. Ich habe wegen meiner Trinkerei keinen einzigen Arbeitstag versäumt, mich nie krank gemeldet, bin nie wegen eines schweren Katers vorzeitig nach Hause gegangen. Doch innerlich zerbrach ich. Die Diskrepanz war gewaltig.

Nach außen hin umgab ich mich bezeichnenderweise mit der Aura flammender Aufrichtigkeit. Die regelmäßigen Leser meiner Kolumnen empfanden mich als eine Person, die die Fährnisse des Lebens mit brutaler Direktheit ansprach: Ich schrieb ausführliche, anschauliche Artikel über meinen Umgang mit dem Tod meiner Eltern. Ich schilderte eloquent den langjährigen Kampf gegen die Magersucht, den ich in meinen Zwanzigern durchgemacht hatte. Viele Probleme bewältigte ich mit Humor, mit nachdenklich-ironischen Artikeln über das Leben junger Singles, die Gefahren des Alleinlebens, die Leidenschaft für schlechte Männer sowie die Irrungen und Wirrungen des Erwachsenseins. Mein Alter ego, das immer wieder in meinen Kolumnen vorkam, war eine zerquälte, unglückliche junge Frau in den Dreißigern namens Alice K., die am Anfang jeder Episode im Bett lag, sich buchstäblich in Angstkrämpfen wand, nie von den Männern loskam und sich chronisch in Sackgassen verrannte. Wenn am Donnerstag unsere Zeitschrift erschien, hörte ich von Kolleginnen und Kollegen immer wieder Sätze wie «Unglaublich, wie Sie sich in Ihren Kolumnen selbst entblößen!» oder «Was ist das eigentlich für ein Gefühl, wenn man jede Woche sein Innerstes nach außen kehrt?» Meinen Freunden und Kollegen war immer klar, daß die Trennungslinie zwischen mir und Alice K. sehr dünn war, daß auch ich oft vermeinte, in einer Sackgasse zu stecken, und daß die Angst meiner fiktiven Alice K. aufs engste mit meiner eigenen zusammenhing.

Wie stark indessen der Zusammenhang zwischen dem Alkohol und meiner Angst war und wie sehr ich mich an beides klammerte, war dagegen weder mir noch den Kolleginnen und Kollegen klar. Einmal schrieb mir ein Leser: «Hoffentlich kommen Sie nie zur Ruhe und werden glücklich. Über was sollten Sie denn dann *schreiben?* Würden Ihre Kolumnen dann auf einmal ganz herzig und wischiwaschi?»

Ich lachte darüber, nahm die Fragen aber dennoch ziemlich ernst. Ich glaube, mir war bis zu einem gewissen Grade bewußt, daß zwischen dem Trinken und meinen Depressionen eine Verbindung bestand. Allerdings hielt ich den Unterton der Verzweiflung auch für einen wesentlichen Bestandteil meiner Arbeit und die Trinkerei für ein Berufsrisiko. Tennessee Williams hat gesagt, daß er nur schrieb, wenn er zuvor Wein getrunken hatte. William Styron diente der Alkohol oft als Anregung zum Denken, nicht zum Schreiben; er verhalf ihm, wie er schreibt, «zu Visionen, zu denen das unveränderte, nüchterne Gehirn keinen Zugang hatte».

Ich identifizierte mich damit, identifizierte mich mit Legionen von trinkenden Schriftstellerinnen und Schriftstellern: mit Carson McCullers, Dylan Thomas, Dorothy Parker und Thomas Wolfe; mit Eugene O'Neill, William Faulkner und F. Scott Fitzgerald; mit Ernest Hemingway, Theodore Roethke und Jack London. Das Trinken, so kam es mir vor, gehörte einfach dazu und versah diese Autoren mit einem harten Glanz, den ich als höchst attraktiv empfand. Das waren düstere, gemarterte Seelen, Künstler, Menschen, die intensiver lebten als alle anderen. Daß sie tranken, erschien mir als natürliche Konsequenz ihres Lebens und ihrer Arbeit, als Produkt ihrer schöpferischen Angst und gleichzeitig als probates Gegengift.

Hinzu kam, daß ich, von seltenen Ausnahmen abgesehen, niemals das wahre Ausmaß meiner eigenen Depressionen schilderte. Ich machte Witze darüber. Ich beschrieb Alice K., wie sie auf dem Rücken lag und verzweifelt an die Decke starrte – und machte mich über ihre Angstbesessenheit und ihre übertriebene Selbstbeobachtung lustig. Wenn man mich fragte, wie ich mich bei all dieser «Selbstentblößung» fühlte, zuckte ich normalerweise nur mit den Schultern und gab eine nichtssagende Bemerkung von mir. Die ehrliche Antwort hätte dagegen heißen müssen: Nun, ich fühle mich ... *unvollständig*. Der Humor ist schließlich eine klassische Form der Verteidigung, eine Folie, die es mir ermöglicht, den Eindruck einer gewissen Distanz und Selbstironie zu schaffen, während der Abgrund meiner Gefühle sorgsam im Innersten meines Herzens verborgen bleibt. Denn dort, im tiefsten Innern der Seele, lebt die wahrhaft heimliche Natur des funktionierenden Alkoholikers. Es geht dabei nicht so sehr darum, daß Leute wie ich die Wahrheit über unser Alkoholproblem vor anderen verheimlichen (auch wenn die meisten von uns dies ziemlich erfolgreich tun), sondern darum, daß wir die Wahrheit über unser eigenes Ich vor anderen (und oft auch vor uns selbst) verbergen. Daß wir uns nicht eingestehen, wer wir eigentlich sind, die wir da in unseren Büros sitzen, Hausmitteilungen und Artikel produzieren und Präsentationen vorbereiten. Daß wir das, was unter der Oberfläche alles brodelt, einfach nicht wahrhaben wollen.

Unter meiner eigenen geistreichen, professionellen Oberfläche verbargen sich ein Ozean von Angst und ganze Ströme von Selbstzweifeln. Auf einer AA-Versammlung fiel einmal das Wort, Alkoholismus sei «Lebensangst», eine grandiose Vereinfachung, die den Nagel ziemlich genau auf den Kopf trifft. Ein Beispiel: Mir als Journalistin bereitete lange Zeit eine Grundbedingung für meine Arbeit heimlichen Horror: Ich fürchtete mich, zum Telefon zu greifen, fremde Menschen anzurufen und ihnen Fragen zu stellen. In meinem Innern hegte ich eine lange Liste von Eigenschaften, die mich selbst das Gruseln lehren konnten: eine elementare Labilität; eine Überempfindlichkeit gegenüber den Reaktionen anderer (als müsse, wenn jemand mich auch nur falsch ansah, gleich ein Teil meiner Seele kollabieren); ein generelles Gefühl der Minderwertigkeit, der Schutzlosigkeit und Angst. Das Gefühl, sich und anderen etwas vorzumachen – hinter der effizienten, nach allen Seiten abgesicherten Schale verbirgt sich eine kleine, unsichere Persönlichkeit –, ist zwar inner- und außerhalb der Arbeitswelt weit verbreitet, unter Alkoholikern jedoch epidemisch. Tagsüber versteckt man sich hinter der professionellen Maske – und dann geht man nach Hause und versteckt sich hinter dem Alkohol.

Manchmal, in hellen Momenten, war ich mir dessen bewußt. Einmal – ich war nach Feierabend unterwegs zu einer Bar, um mit einer Freundin etwas zu trinken – schoß mir der Gedanke durch den Kopf: *Die Person, die hier am Steuer sitzt, ist doch eigentlich mein wahres Ich.* Ich hatte Angst. Ich preßte meine Zähne aufeinander – teils, weil ich den ganzen langen Tag verkrampft vor dem Computer gesessen hatte, teils aber auch, weil mein Körper nach einem Drink gierte. Ich war mir der unterschwelligen Furcht in meinem Innern bewußt; es war ein kaum zu beschreibendes Gefühl, als wäre der Grund und Boden unter meinen Füßen unsicher und unwirklich. Ich glaube, mir wurde in diesem Moment klar, daß ich mir zwei Versionen meiner Persönlichkeit geschaffen hatte: die Arbeitsversion am Schreibtisch, die eifrig die PC-Tastatur bediente, und die Kneipenversion, die nicht minder eifrig dem Weißwein zusprach. Zwischendurch wagte sich dann fünf oder zehn Minuten lang die wahre Version an die Oberfläche – verängstigt, angespannt, unaufrichtig und unsicher. Daß ich ihr mehr Zeit einräumte, kam nur selten vor. Die Arbeit – produktiv, effektiv und konzentriert, wie sie war – hielt sie tagsüber im Zaum. Am Abend wurde sie vom ständigen, betäubenden Alkohol so eingedämmt, daß sie sich nicht bemerkbar machte.

Auch Sie hätten diese Version meiner Persönlichkeit nicht zu sehen bekommen. Selbst wenn Sie mich auf einer Party oder beim fünften Glas Wein in einer Bar erlebt hätten, wäre ihnen lediglich eine kleine Lockerung meiner sonstigen Reserviertheit aufgefallen. Meine besten Freunde sagten immer, daß sie es an meinen Augen erkennen konnten, wenn ich betrunken war. Ihnen fiel dann auf, daß meine Lider schwer wurden, daß ich mich etwas zurückzog und gleichsam die Jalousien herunterließ. Doch die meisten hätten mich selbst dann, wenn sie merkten, daß ich nicht mehr ganz sicher auf den Beinen stand, oder hörten, daß ich eine Spur lauter sprach als sonst, kaum als *betrunken* abgestempelt. Meist ließ ich mich in aller Stille und unter Wahrung der Etikette vollaufen. Die Trunkenheit fand überwiegend in meinem Kopf statt.

An der Oberfläche trug ich eine Fülle von Indizien zusammen, aus denen eindeutig hervorzugehen schien, daß ich zu jenem Teil der Bevölkerung gehörte, dem Alkohol nichts anhaben kann. Wer mich gut genug kannte, hätte hie und da schon einen leichten Hang zur Sucht feststellen können – zu hoher Zigaretten- und Kaffeekonsum, eine gewisse Fixiertheit auf das Kreuzworträtsel der *New York Times* –, aber nichts Außergewöhnliches, nichts Problematisches. Die Person, die ich nach außen kehrte, war meistens gesund und umgänglich. Ich trieb Sport wie eine Wahnsinnige, saß an meinem Schreibtisch und aß mittags gesunde fettarme Kost. Ich hatte Freunde, und es gab Kollegen, die mich bewunderten. Ich besaß eine schicke kleine Wohnung in der Stadt, kleidete mich mit legerer Eleganz und hatte einen guten Analytiker. Sie sehen also: alles in Butter.

Meistens sah ich es selbst genauso. Alkoholismus ist eine Krankheit, die sich über einen langen Zeitraum hinweg entwickelt. Sie befällt einen ganz allmählich und heimtückisch, so daß man beim besten Willen nicht mitbekommt, wie man ihr nach und nach verfällt. Würde man den Verlauf meiner Trunksucht auf einem Diagramm darstellen, so ließe sich erkennen, daß es ein langer, gradueller, sich über viele Jahre erstreckender Prozeß war, begünstigt durch einen ganzen Schwarm gesellschaftlich bedingter Faktoren. Die achtziger Jahre dieses Jahrhunderts fielen bequemerweise mit meinen Zwanzigern zusammen. Es war die Dekade des Überflusses. Der aufstrebenden Kurve meines Alkoholkonsums entsprach das gesellschaftlich-kulturelle Überangebot: Ich war ein sehr geselliger Mensch. Mitte der achtziger Jahre – ich war fünfundzwanzig – zog ich nach Boston, genau zu einem Zeitpunkt, als dort allenthalben die schicken Restaurants mit ihren erlesenen Weinangeboten wie Pilze aus dem Boden schossen. Alle Welt trank – zumindest sah es so aus. Es war normal, absolut normal, daß man einen ganzen Abend in einer Bar oder einem Restaurant zubrachte und dabei drei, vier, fünf Flaschen Merlot leerte. «Gehen wir was trinken!» – «Wie wär's mit 'nem Drink?» – «Reden wir darüber bei einem Glas Wein!» So lauteten damals die Standardfloskeln in meinen Kreisen.

Um meinen dreißigsten Geburtstag herum steigt die Kurve steil an. Es war die Zeit, wo sie überall sonst nach unten wies. Anfang der neunziger Jahre hörte plötzlich alle Welt mit dem Rauchen auf und wurde enthaltsam. Das kulturelle Pendel schwang auf einmal in die andere Richtung – und ich schwang nicht mit. Ich kann mich daran erinnern, daß ich mir dessen durchaus bewußt war. Auf einmal war es in, auf Partys Perrier zu trinken. *Perrier?* Da stand ich nun, hielt mich an meinem Weinglas fest und versuchte, die zwei, drei anderen Gäste ausfindig zu machen, die irgendwo in einer Ecke verstohlen eine Zigarette rauchten. Für die neue Zurückhaltung hatte ich nur *Zynismus übrig. Idiotischer Trend. Wo bleibt denn da der Spaß?*

Doch Alkoholiker sind Meister des Nichtwahrhabenwollens, und so gelang es mir, sämtliche Bedenken, die mich wegen meiner Trinkerei beschleichen mochten, sorgfältig auszuquartieren. Sie landeten auf dem gleichen Regalbrett in meinem Büro, auf dem auch meine immer größer werdende Kollektion von Büchern über Suchtgefahren untergebracht war. Oft sagte ich mir: *Na ja, ich trinke ein bißchen zuviel, aber es ist eigentlich kein Problem.* Und das entsprach durchaus meiner Überzeugung. Echte Alkoholiker bringt der Suff um die Stellung; sie lassen sich schon beim Mittagessen vollaufen und kehren gar nicht mehr ins Büro zurück; ja, eigentlich plagt sie schon morgens der Kater, so daß sie gar nicht erst zur Arbeit erscheinen. In ihren Schreibtischschubladen sind Ginflaschen versteckt, und sie bekommen wiederholt Abmahnungen vom Chef, weil ihre Leistung zu wünschen übrig läßt. Am Ende fliegen sie raus ... Nein, so eine war ich nicht – ganz und gar nicht.

Ich verfügte über eine lange Liste von Rechtfertigungsgründen, die immer länger wurde, und niemand hätte mir daraus einen Vorwurf gemacht. Zwei Todesfälle im engsten Familienkreis innerhalb von zwei Jahren. Ein stressiger Job: Termine, Verantwortung. Ein chaotisches Liebesleben: ambivalent, konfus. *Na ja, ich trinke ein bißchen zuviel. Aber das liegt an den Umständen. Ich hab's mir verdient.* So beruhigte ich mich mit wachsender Überzeugung. Streß. Depressionen. Ein extrem schlechter Tag, eine schlechte Woche, ein schlechter Monat. Zuviel um die Ohren. Brauche ein bißchen Entspannung. *Hab's mir verdient.*

Die klassische Logik aller funktionierenden Alkoholiker: Das Trinken wird zur Belohnung, zur Kompensation für alles, was wir tagsüber leisten und immer so gut im Griff haben.

Ein Trinker namens Mitch erzählte mir, daß er an den Tagen, an denen er trank, eine überraschend starke Schmerztoleranz entwickelte. Mitch ist Software-Designer und konnte zehn, zwölf, vierzehn, sechzehn Stunden ohne Unterbrechung in seinem Büro sitzen. Er konnte arbeiten, unentwegt arbeiten, solange er nur wußte, daß er danach zur Belohnung seinen Drink bekam. Mir ging es ebenso. Ich konnte von morgens bis abends am PC sitzen und Wörter produzieren. Nach knallharten Arbeitstagen, an denen ich über meinen Texten Blut geschwitzt hatte, schmeckte der Alkohol stets am besten. Ich hatte mir den Drink *verdient*. Die Anspannung und die Beklemmung, die mich in jenen Momenten befielen, das Gefühl, daß jede einzelne Zelle meines Körpers nach einem Glas Wein schrie, schienen als unmittelbare Folgen eines kräftezehrenden Tages gerechtfertigt und leicht erklärbar. Und das galt dann natürlich auch für den Drink als solchen. *Mein Gott, jetzt brauche ich einen Drink*... Viele Menschen sagen das nach einem harten Arbeitstag. Sogar in den enthaltsamen neunziger Jahren hört man es immer wieder.

Perfektion am Arbeitsplatz steht wie ein übergroßes Straßenschild am Lebensweg des Alkoholikers und besagt: Ich habe alles im Griff. Du schuftest wie ein Wilder, wirst befördert, verdienst viel Geld und verpaßt keinen Termin. Ein echter Alkoholiker kann das gar nicht! Das ist doch unmöglich. Gegen Ende meiner Säuferkarriere kam ich dann darauf, daß es mit mir nur deshalb beruflich bergauf ging, weil mein Job der einzige Lebensbereich war, in dem ich niemals über den Durst trank. Auch ein gelegentlicher Kater tat dem keinen Abbruch: Ich wurde besser, erkannte meine Fehler, lernte aus ihnen, konnte meine Fähigkeiten ausreizen, schärfte mein Verständnis für jene Gebiete, auf denen zusätzliche Arbeit erforderlich war. Im Büro verlor ich folglich auch nicht den Überblick wie in meinem Privatleben. Es gab eine einzige Regel, an die ich mich strikt hielt: Trinken am Arbeitsplatz war tabu. Das gilt im übrigen für viele funktionierende Alkoholiker: Trinker und Trinkerinnen meiner Provenienz neigen dazu, mit enormem Kraftaufwand die berufliche Sphäre abzuschotten und damit die Illusion aufrechtzuerhalten, daß im Grunde alles in bester Ordnung ist. Es ist Teil unserer Selbsterhaltung.

Trotzdem begann ich mir mit der Zeit Sorgen zu machen. In den letzten sechs Monaten meiner Sucht merkte ich, wie ich immer neue Schliche aushecke. Ich fing an, meinen Terminkalender ganz bewußt den Bedürfnissen der Sucht anzupassen. Ich schrieb meine wöchentliche Kolumne und dachte dabei: *Okay, am Mittwoch ist nicht allzuviel los. Ich habe den ganzen Mittwoch Zeit zum Schreiben, darf mich also am Dienstag nicht zu sehr betrinken.* Ich hatte das Gefühl, meine Kreativität werde ins Abseits gedrängt, und mußte mich anstrengen, mehr Zeit für sie zu finden. Das machte mir angst. Ungefähr einen Monat bevor ich das Trinken endgültig aufgab, hörte ich im Radio ein Interview mit Pete Hamill, dessen Lebenserinnerungen – *A Drinking Life* – soeben erschienen waren. Der Interviewer fragte ihn, ob seine Trunksucht sich jemals auf seine Arbeit ausgewirkt hätte. Hamill überlegte einen Augenblick und sagte dann, daß er nach einer Weile den Eindruck hatte, sein Talent durch eine Zahnpastatube zu quetschen, und daß seine Konzentrationsfähigkeit und sein Ausdrucksvermögen immer angespannter und beschränkter wurden. Als ich das hörte, lief mir ein Schauer über den Rücken, denn mir ging es seit einiger Zeit genauso.

Einmal – ich weiß nicht mehr genau, wann es war, denn solche Dinge geschahen immer wieder – ging ich nachmittags gegen fünf oder sechs auf die Betriebstoilette und betrachtete mich im Spiegel. Mich plagte an jenem Tag ein übler Kater, der mich allerdings nicht daran gehindert hatte, den ganzen Vormittag zu arbeiten. Als gegen Mittag die Kopfschmerzen allmählich nachließen, ging ich fort, um ein wenig Sport zu treiben. Sport – das heißt das Ausschwitzen des Katers – ist eine unter Alkoholikern ziemlich verbreitete Strategie, der auch ich mich oft befleißigte. Ich hatte vor einiger Zeit angefangen, auf dem Charles River zu rudern, und das tat ich auch an jenem Tag. Ich legte mich in die Riemen und schaffte sechs Meilen in der Stunde. Am Ende frischte der Wind auf, und das Wasser wurde kabbelig. Da hockte ich nun in meinem Boot – einem wackeligen, fast sechseinhalb Meter langen und etwas über dreißig Zentimeter breiten Gebilde –, fuchtelte mit den Armen und dachte bei mir: *Bei dir ist doch eine Schraube locker* ... Verschwitzt und total verkatert, versuchte ich unter Aufbietung aller Kräfte, die meine Muskeln hergaben, meinen Körper in einen anderen Zustand zu zwingen. Es kam mir vor wie ein Akt der Selbstbestrafung, und ich glaube, daß es in gewisser Weise tatsächlich einer war.

Am Nachmittag kehrte ich in die Redaktion zurück, schrieb noch etwas und begab mich schließlich wieder in den Waschraum, um mich ausgehfertig zu machen. Mein Spiegelbild war grauenhaft: die Haut blaß, das Gesicht ausgemergelt, unter den Augen große, dunkle Ringe. Ich trug einen Sweater mit U-förmigem Ausschnitt und konnte sehen, daß überall auf meiner Brust kleine Blutgefäße geplatzt waren, lauter kleine rote Flecken, die wie ein beginnender Hautausschlag aussahen. Meiner Zwillingsschwester Becca – sie ist Ärztin – waren sie schon mehrfach aufgefallen, und sie hatte mir gesagt, daß sie wahrscheinlich mit dem Alkohol zusammenhingen. *Quatsch,* hatte ich mir immer eingeredet, *die Flecken kommen daher, daß ich als Kind zu oft und zu lange in der Sonne war.* Wie dem auch sei, ich sah gräßlich aus, und irgendwo in meinem Inneren formte sich die Erkenntnis, daß ich, wenn ich so weitermachte, wenn ich weitersoff, weiterschuftete und weiterfuchtelte wie bisher, mich langsam aber sicher umbringen würde.

Die Wahrheit nagt an einem. In gelegentlichen Phasen der Selbsterkenntnis war mir schmerzhaft bewußt, daß ich falsch lebte, schlicht und einfach verkehrt. Aber noch immer weigerte ich mich, diese Einsicht vollständig zu akzeptieren und entsprechend zu handeln. Sie fraß an mir wie ein Krebsgeschwür und verschlang allmählich meine Selbstachtung. Du weißt es, und du weißt es nicht. Du weißt es, und du *willst es nicht wissen,* solange dein äußeres Leben – deine Arbeit, die Persönlichkeit, die du im Berufsleben verkörperst – intakt bleibt. Daß die Innenausstattung, jene Teile von dir, die mit Integrität und Selbstachtung zu tun haben, langsam verrotten, ist nur schwer zu akzeptieren.

Der geschilderte Tag mit dem sekundenlangen Aufflackern und ebenso schnellen Verlöschen der Selbsterkenntnis war so typisch! Ich wusch mir das Gesicht, schminkte mir die Lippen, legte etwas Rouge auf und kehrte zurück in die Redaktion. «*Hey*», sagte ich zu einem Reporter namens Mark. «Wie wär's mit 'nem Drink gegenüber?»

Das «Gegenüber» war die *Aku-Aku Lounge,* meine Lieblingsbar in der Spätzeit meiner Sucht, genau siebenundzwanzig Schritte von der Redaktion entfernt (wer die Straße schnell überquert, kommt sogar mit zweiundzwanzig Schritten aus).

Eigentlich war das *Aku* ein chinesisches Restaurant, doch wurde die gesamte rechte Hälfte von einer Bar eingenommen. Alle Kolleginnen und Kollegen aus der Redaktion tranken hier. Man hockte an kleinen Tischen auf Stühlen, die mit rosa Vinyl bezogen waren. Das Gastzimmer war düster – Hauptlichtquelle waren Kerzen in dunkelroten, schalenförmigen Kerzenhaltern aus Glas – und unglaublich geschmacklos. Da saßen wir dann und machten uns über die Gemälde in Neonfarben lustig, die zwei Wände des Raums zierten: polynesische Szenerien, ausbrechende Vulkane, Flüsse mit Bambusflößen ... lächerlich. Manche begnügten sich im *Aku* mit Bier, doch die wahren Trinker bestellten Johnnie Walker Black on the rocks, der in großen, pokalartigen Gläsern serviert wurde; zwei anständige Schuß Whiskey für 2,25 Dollar, eines der besten Angebote in der Stadt.

Es gibt Berufe, die geradezu zum Trinken einladen, zumindest in der Vorstellung der Öffentlichkeit: Neben dem von Ängsten gepeinigten Künstler oder Schriftsteller fällt der schwer trinkende Polizist oder Detektiv, der den Kampf mit dem Alkohol schon fast verloren hat, in diese Kategorie – z. B. Captain Furillo in *Hill Street Blues* oder die Protagonisten in den Kriminalromanen von James Lee Burke und Lawrence Block. Da gibt es den Gin schlürfenden Vertreter wie Jack Lemmon in *Days of Wine and Roses* und den überspannten Risiko-Spekulanten und Hochfinanzjongleur wie Michael Keaton in *Clean and Sober*. Das sind rauhe Männertypen (wie es sich überhaupt, von wenigen Ausnahmen abgesehen, tatsächlich immer um Männer handelt). Für mich war ihre Trinkerei stets Teil ihres Machogehabes, ihrer Eigenwelt, ihrer Persönlichkeit.

Und dann sind da natürlich die Journalisten. Pete Hamill verkörperte den Prototyp des trinkenden Reporters. Aus seinen Memoiren geht hervor, mit welcher Selbstverständlichkeit und Leichtigkeit er zum Trinken kam. Man erlebt ihn als Berichterstatter der *New York Post* bei Großfeuern und an Mordschauplätzen, sieht ihn in Bars mit Informanten zusammenhocken; dann kippt er ein kühles Bier, setzt sich an die Schreibmaschine und hämmert eine blitzsaubere Story in die Tasten. Man sieht, wie ihm sein Job Spaß macht – und begreift die Rolle, die der Alkohol dabei spielt: Hamill besäuft sich in einem Bierkeller in Brüssel, Hamill trinkt mit amerikanischen Fallschirmjägern, Hamill interviewt beim Rum John Wayne in Barcelona Bay, Hamill beim Bier mit mexikanischen Straßenmusikanten auf der Plaza Garibaldi. Man *spürt* sie richtig, diese rauschhafte, überschwengliche Kameraderie gemeinsam trinkender Männer.

Nicht einer meiner Kollegen war so hart und abgebrüht wie Pete Hamill, und niemals erreichten unsere Gelage im *Aku* solche Dimensionen. Dennoch hatten auch wir das Gefühl, daß wir uns unsere Drinks *verdient* hatten. Es war ein Lou-Grant-Gefühl: Nach einem langen Tag im Büro marschierten wir in die Bar, setzten uns in Gruppen von vier oder fünf an einen Tisch, rauchten, lästerten über unsere Arbeit und genossen es, wenn die Spannung des Tages allmählich aus unseren Gliedern wich. Das *Aku* war ein Hort der sensorischen Überfrachtung: Eine Musikbox plärrte, ein Pac-Man-Tisch blinkte und summte, und auf einem riesigen Videoschirm, der über einer Seite der Bar hing, wurden ständig Filme gezeigt, deren Lautstärke normalerweise jedes vernünftige Maß überstieg.

Aus irgendeinem Grund mochte ich diese Konkurrenzgeräusche. Wenn ein Gast, was meistens nicht lange dauerte, den Barkeeper nötigte, die Lautstärke zu reduzieren oder den Film abzustellen, wandten wir unsere Aufmerksamkeit dem Fernsehgerät zu, das auf der anderen Seite der Bar stand. Auch hier gefiel mir bereits die Routine, mit der dies geschah. Man lehnte sich zurück, sah sich die Nachrichten an und danach die Glücksspirale oder *Jeopardy*. Manchmal schaltete man sich in das Gespräch am Tisch ein, manchmal klinkte man sich aus. Die Atmosphäre war locker und kollegial, und man konnte sechs Drinks hintereinander bestellen, ohne daß jemand auch nur die Augenbrauen hochgezogen hätte. «Noch ein' D'ink, okay?» sagte die Kellnerin, eine zierliche Asiatin, die nicht sehr gut Englisch sprach; so gut wie nie stellte sie eine andere Frage. Bei der Kellnerin und den Barkeepern im *Aku* waren wir alle sehr beliebt, weil wir stundenlang dablieben und immer üppige Trinkgelder hinterließen.

Wer mich im *Aku* beobachtet hätte, wäre nie auf die Idee gekommen, daß ich mich in diesem Etablissement lediglich aufwärmte. Meistens blieb ich ohnehin nur für einen oder zwei Drinks dort und machte dann, daß ich fortkam. «Muß weg!» sagte ich, oder: «Bin schon wieder fort!» Ich packte Handtasche und Mantel und verschwand in die Nacht, unermüdlich beschäftigt oder zumindest diesen Eindruck erweckend. Zum Schluß konnte ich meinen Alkoholkonsum so gut aufteilen, daß niemand mehr – und in der Hälfte der Fälle nicht einmal mehr ich selbst – hätte sagen können, wieviel ich insgesamt getrunken hatte. Also ein Glas oder zwei mit Arbeitskollegen im *Aku.* Dann Abendessen in einem Restaurant in anderer Begleitung: drei oder vier Gläser Wein zum Essen und danach vielleicht einen Brandy. Dann nach Hause: Im Büfett lauerte bereits die Cognacflasche, und im Kühlschrank stand kalt, taufrisch und verlockend stets eine Flasche Weißwein.

Ich machte mir nur selten klar, wieviel Planung das Wann und Wo und Mitwem erforderte. Was war denn schon dabei? Hier ein Gläschen, dort ein Gläschen – Alkohol war wohlfeil, überall.

In dem Jahr, in dem mein Vater starb, ging ich fast täglich nach der Arbeit ins *Aku* und kippte zwei Johnnie Walker Blacks, bevor ich den Todkranken besuchte. Die Bar war ein Refugium, ein Ort, in dem man sich verstecken und für schwierige Aufgaben Mut antrinken konnte. Doch im selben Jahr fiel mir auf, daß es nicht mehr so leicht war, zuverlässige Trinkkumpane fürs *Aku* zu finden. Einige meiner ehemaligen Mittrinker hatten geheiratet, waren Väter oder Mütter geworden und fuhren jetzt nach der Arbeit gleich nach Hause. Andere hatten die Arbeitsstelle gewechselt. Der tägliche Treck über die Straße war keine Selbstverständlichkeit mehr; es war, als wäre er ein oder zwei Stufen auf der Prioritätenskala nach unten gerutscht. Alkoholiker machen diese Erfahrung ziemlich oft: Eines Tages blickt man verdutzt auf und stellt fest, daß man an der Bar der letzte ist.

Ich ging also manchmal allein ins *Aku,* setzte mich an die Bar und trank. Dann tat ich normalerweise so, als hätte ich zu tun und wisse genau, was ich wollte: Ich brachte einen Schreibblock mit, listete anstehende Arbeiten auf oder sah alle fünf Minuten auf die Uhr, als erwarte ich jemanden, der sich verspätet hatte. In Wirklichkeit war ich nur auf den Drink fixiert und gab mich ganz dem Gefühl hin, das der meine Kehle hinabrinnende Scotch in mir verbreitete. Ich fühlte mich erleichtert, weil ich allein war. Da saß ich, für jedermann sichtbar, und gleichzeitig versteckte ich mich.

Außer mir saß noch eine andere, mir unbekannte Frau allein an der Bar. Wie der Barkeeper mir erzählte, kam sie jeden Nachmittag gegen fünf Uhr, setzte sich immer auf den gleichen Barhocker, trank Gin und sah fern. Sie war immer da, und ich nehme an, daß sie erst ging, wenn die Bar geschlossen wurde. Ich sprach nur einmal mit ihr, in der Damentoilette. Es geschah an dem Tag, an dem sie offenbar an ihrer Arbeitsstelle gekündigt hatte. Sie war sturzbetrunken, taumelte und lallte etwas von «diesem Scheißjob» und «diesen Scheißversagern», die sie jetzt ein für allemal los sei. Ich wusch mir gerade die Hände und sah sie bloß an. Sie erwiderte meinen Blick und sagte: «Weißt du überhaupt, was ich *meine?* Habe ich mich *deutlich genug* ausgedrückt?» Ich hatte keine Ahnung, worum es ging; deshalb lächelte ich einfach und erwiderte: «O ja, natürlich!» Dann schlüpfte ich zur Tür hinaus und setzte mich wieder an meinen Tisch.

Die fremde Frau im *Aku,* die so eindeutig als Trinkerin zu erkennen war, wirkte beruhigend auf mich. Manchmal, wenn unsere kleine Runde an einem Tisch in der Nähe ihres Barhockers beisammensaß, pfiff der eine oder andere von uns leise durch die Zähne, als wollte er sagen: *Au weh, was für ein Leben!* Sie war viel schlimmer dran als meine Freundin Elaine und viel, viel schlimmer als ich. Aus diesem Grund war sie mir daher lange Zeit eine große Hilfe, denn sie symbolisierte nicht etwa das, was ich eines Tages vielleicht zu werden befürchtete, sondern das, was ich zum aktuellen Zeitpunkt noch nicht war. Verglichen mit ihr, war meine Trinkerei so umgänglich, so normal. Oder?

Wann aus der Normalität Notwendigkeit wurde, kann ich nicht mehr genau sagen. Vielleicht war es in dem Jahr, in dem mein Vater erkrankte, vielleicht aber auch schon früher. Irgendwann fiel mir auf, daß ich gegen vier Uhr, fünf Uhr nachmittags immer ganz unruhig wurde, und ein kleiner Teil von mir begann, meine eigene Reaktion darauf zu beobachten. Ich stand vom Schreibtisch auf und lief in unserem Großraumbüro umher, bis ich jemanden entdeckte, der so aussah, als wolle er in Kürze gehen. Mit erzwungener Lässigkeit fragte ich ihn oder sie: «Hast du Lust auf einen schnellen Drink drüben im *Aku?*» oder: «Wie wär's mit einem schnellen Drink?» Immer war es ein «schneller Drink», als hätte ich danach noch zu tun oder müßte schleunigst da- und dorthin.

Ich war mir bewußt daß hinter den Worten ein drängendes Verlangen stand, aber ich schaffte es, dieses Wissen lange Zeit zu ignorieren. Ich glaube, es war so: Ein Teil von mir dachte tatsächlich: ein schneller Drink, keine große Affäre. Die Gier und ihre Intensität waren ein Geheimnis, das ich vor allen Menschen verbarg, einschließlich meiner selbst.

# BESTIMMUNG

Es gibt Familien, die prägt der Alkohol wie Wasser eine Landschaft. Manchmal ist er wie ein reißender Strom, manchmal nur wie ein Rinnsal, aber immer formt er unerbittlich den Boden, den er durchfließt.

In manchen Familien durchtränkt der Alkohol, einer flüssigen Seuche gleich, ganze Generationen. Meine Freundin Abby kann die Alkoholikergenerationen unter ihren Vorfahren gar nicht mehr zählen. Die Familie stammt aus Irland: Die Trunksucht war schon auf den Kartoffeläckern in der alten Heimat verbreitet und hatte eine jahrhundertealte Tradition. Abbys Mutter ist Alkoholikerin. Alkoholiker sind auch fünf der sechs Geschwister ihrer Mutter, und bis auf Abbys Mutter sind sie alle mit Alkoholikern verheiratet. Fast alle achtundzwanzig Vettern und Kusinen Abbys sind Alkoholiker. Daß auch sie selbst alkoholsüchtig ist, erübrigt sich zu sagen.

Als ich älter wurde, hörte ich des öfteren Geschichten über ähnliche Familien. Es waren nicht viele, aber doch einige, und alle waren sich insofern gleich, als sie in gedämpftem Tonfall von Leuten erzählt wurden, die die Folgen selbst miterlebt hatten. Der Vater meiner Freundin Lauren trank, und Lauren wußte das ebenso wie ihre besten Freundinnen. Irgend etwas stimmte nicht mit dem Mann: Stundenlang saß er mit dem Glas in der Hand im Wohnzimmer, und sein Verhalten war unberechenbar: Manchmal war er jovial und fröhlich, manchmal übellaunig, nörglerisch und gemein. Lauren und wir, damals zwischen zehn und vierzehn Jahre alt, hatten Angst vor ihm. Wenn wir nach der

Schule zu Lauren kamen oder gelegentlich auch bei ihr übernachteten, hüteten wir uns, ihrem Vater zu nahe zu kommen, und vermieden es, mit ihm allein im gleichen Zimmer zu sein.

Lauren erzählte finstere Geschichten aus der Vergangenheit ihres Vaters: Er war mit einer verrückten Frau verheiratet gewesen, die ebenfalls trank; die beiden hatten eine gemeinsame Tochter, die ebenfalls verrückt geworden war. Wie und warum dies passiert war, wußten wir nicht genau, aber geschehen war es, und wir wußten, daß der Alkohol Teil dieser Gleichung war. Anders war es gar nicht möglich.

In den letzten Jahren meiner Trunksucht traf ich mich regelmäßig ein- oder zweimal monatlich mit Eliza, einer anderen Freundin, in einem Restaurant namens *Davio's*. Elizas Mutter ist Alkoholikerin, weshalb wir uns manchmal darüber unterhielten, was es für sie bedeutet hat, in einem Alkoholikerhaushalt aufzuwachsen, und wie verrückt und unberechenbar diese Situation war. Eliza erzählte mir von ihrer Mutter: Die saß manchmal mit glasigem Blick über dem sechsten oder siebten Bourbon am Küchentisch, und ihr Kopf sackte, sackte, sackte immer wieder auf die Tischplatte. Manchmal rief ihre Mutter sie spät in der Nacht an, lallte ihr Unverständliches ins Ohr – und wußte am nächsten Tag von nichts. In Elizas Elternhaus stand das Barometer ständig auf Sturm, das nackte Chaos herrschte. Immer wieder kam es vor, daß jemand die Beherrschung verlor, die Treppen hinauftorkelte und die Tür hinter sich zuschlug.

Verrücktheit, dunkle Geheimnisse, Wutanfälle in alkoholisiertem Zustand: So wird man Alkoholiker, nicht wahr? Es liegt im Erbgut, in unserer DNA, ist in der Familiengeschichte begründet, ist Ergebnis einer wahnwitzigen familiären Abartigkeit. All diesen Geschichten haftet der Beigeschmack moralischen Versagens an. Alkoholiker, so hörte ich, waren labile Menschen, denen es dauernd schlecht ging; sie waren verantwortungslos, und wenn sie Kinder hatten, wirbelten sie deren Leben durcheinander wie ein Tornado: Suff, Scheidungen, Geschrei, Tobsuchtsanfälle. Alkoholiker aus solchen Familien waren erklärbar. Als

Eliza mir erzählte, daß ihr Bruder alkoholkrank war, nickte ich verständnisinnig. *Kein Wunder.* Wie hätte es – in dieser Familie – auch anders sein können?

Gewohnheitstrinker hören solche Schilderungen von den übelsten Exzessen natürlich liebend gern; wir klammern uns geradezu an sie. Das sind die *echten* Alkoholiker: die labilen und die verrückten, der Penner mit der Pulle in der U-Bahn-Station, der rotgesichtige, süffelnde Handelsvertreter im billigen Hotel. Diese Alkoholiker sind dem Abgrund immer zehn, zwanzig Schritte näher als wir, und wenn wir insgeheim auch große Gewissensbisse haben wegen unserer eigenen Trinkerei, so nehmen wir diese Beispiele doch als permanente Erinnerung daran, daß uns im Grunde nichts fehlt, daß wir sicher sind und alles absolut im Griff haben. Die Verrückten, die Spinner – sie und nur sie prägen die verschwommene Vorstellung vom Alkoholismus, die ich in meiner Jugend mitbekam: Elizas Mutter, Laurens Vater und seine Exfrau, hin und wieder auch andere Eltern im Freundeskreis, die über den Durst getrunken hatten.

Man fühlt sich gleich besser, wenn man an solche Alkoholiker denkt. Man sieht sie und sagt sich: *In meiner Familie gab es keine Verrückten. So eine bin ich nicht. Mir kann nichts passieren.* Wenn man trinkt, verläuft die Trennungslinie zwischen einem selbst und ernsthaften Problemen irgendwie immer jenseits des eigenen Standpunkts.

Abby lernte ich gegen Ende meines ersten trockenen Jahres kennen. Sie tauchte auf einer Versammlung der Anonymen Alkoholiker auf, nachdem sie drei Tage lang nichts getrunken hatte. Abby, eine kleine, zerbrechlich wirkende Frau mit hohen Wangenknochen und großen Augen, war damals achtunddreißig Jahre alt und sah aus wie ein Vietnamveteran mit Kriegsneurose – erschöpft, ausdruckslos, leer. Wir freundeten uns schon bald miteinander an und trafen uns mehrmals die Woche in einem kleinen Café in Cambridge, dem sogenannten *1369 Coffee House.*

Meist sahen wir uns dort vor den AA-Sitzungen und ließen uns im Hinterzimmer nieder, wo man rauchen durfte. Wir tranken Milchkaffee aus großen Gläsern. Je nüchterner Abby wurde, desto mehr konzentrierte sich unser Interesse auf ihre Vergangenheit. Sie rückte in den ersten Monaten mit immer neuen Einzelheiten aus ihrem Leben heraus, und jede von ihnen war wie eine kleine Bombe auf dem quadratischen Holztischchen zwischen uns. Ihr älterer Bruder, so erzählte sie einmal, sei schizophren gewesen. Dann, an einem anderen Tag, erfuhr ich, daß dieser Bruder Selbstmord begangen hatte. Beim nächsten Mal kam heraus, daß er zwei Nächte vorher zu seiner Schwester ins Bett gestiegen war und ihr sexuelle Avancen gemacht hatte. Sie hatte ihn abgewehrt und zurückgewiesen. Zwei Tage darauf brachte er sich um – Kohlenmonoxydvergiftung. Abby selber entdeckte die Leiche in der Garage. Sie war damals fünfzehn.

Es war an einem Märznachmittag, als Abby mir die Geschichte vom Selbstmord ihres Bruders erzählte. In dieser Zeit weinte Abby viel, doch wenn sie sich ausgeweint hatte, waren wir wieder fröhlich und machten Witze, so daß bei den anderen Gästen im Hinterzimmer des *1369* der Eindruck entstehen mußte, eine hochdramatische und sehr verzwickte Liebesbeziehung verbinde uns und ginge zwei-, dreimal die Woche in diesem Café auseinander. An jenem Tag rauchte Abby Marlboro light und bemühte sich, nicht zu weinen, doch man konnte sehen, wie Kummer und Schmerz wellenartig über ihr Gesicht hinwegstrichen, gespeist von einer dunklen Quelle in ihrem Innern.

Ich wußte nicht, was ich sagen sollte. Das ging mir meistens so, wenn ich Abbys Familiengeschichten hörte. So saß ich einfach da, beobachtete sie aufmerksam und murmelte nur manchmal ein *O Gott!* oder ein *Uff!* vor mich hin. Zum Teil lag es daran, daß ich meine Betroffenheit über die entsetzlichen Einzelheiten nicht anders auszudrücken vermochte, daß mir ganz einfach die Worte fehlten. Aber da war noch etwas: Einem Teil von mir diente Abbys Bericht dazu, meinen eigenen Alkoholismus in Frage zu stellen, Vergleiche zu ziehen und rückblickend zu sagen: *Ich? Ich doch nicht!* Abby kam aus einer Familie, bei der man erwartete, daß sie Alkoholiker hervorbrachte – und meine Familie war ja so ganz anders, so viel stabiler und so viel ruhiger im Umgang mit Leid und Schmerzen.

An jenem Tag, an dem sie mir vom Selbstmord ihres Bruders erzählte, sagte ich später scherzhaft: «Ich sollte *deine* Geschichte schreiben. Sie ist ja so viel dramatischer als meine.»

Abby zog die Brauen hoch und sah mich an: «Ach, du hast doch deinen eigenen Scheiß am Hals.»

Ich nickte, und wir sprachen über den Unterschied: Ihre Geschichte war eine Filmserie, ein episches Drama, das sich über mehrere Generationen erstreckte. Brad Pitt und Meryl Streep hätten die Hauptrollen übernehmen können. Meine Geschichte entsprach eher einem Roman von John Updike oder einer Short story von John Cheever.

«Du bist die nette, stille Alkoholikerin», sagte Abby, «die gute, intellektuelle Alkoholikerin.»

Sie hatte natürlich recht. Die nette, stille Alkoholikerin. Ich lächelte und erwiderte: «Du hättest nie etwas gemerkt.» Dann erzählte ich, wie ich mich zum erstenmal heimlich betrunken hatte. Ich war sechzehn und Schülerin in der Oberstufe der High School. Während eines Telefongesprächs war mir klargeworden, daß der Junge, mit dem ich ausging, das Interesse an mir verlor. Den Inhalt des Gesprächs habe ich vergessen, doch an das Gefühl kann ich mich noch erinnern: die bevorstehende Zurückweisung, das Gefühl, etwas falsch gemacht zu haben. *Ich war nicht gut im Küssen – oder? Ich war nicht hübsch genug ...*

Ich befand mich in meinem Schlafzimmer im ersten Stock unseres Hauses. Heimlich schlich ich die Treppen hinunter in die elterliche Küche, stibitzte eine Flasche Wein aus einem offenen Karton und holte mir aus einer Schublade einen Korkenzieher. Dann ging ich wieder nach oben, leerte die Flasche und versteckte sie in meinem Schrank. Mein erster Rausch war das allerdings nicht. Wenn ich mich an die Einzelheiten auch nicht mehr erinnern kann, so dürfte doch feststehen, daß ich mit Dreizehn oder Vierzehn zum erstenmal Alkohol trank. Und ich weiß, daß mit Vierzehn, in meinem ersten Jahr an der High School, in periodischen Abständen auch schon erste Besäufnisse stattfanden. Von Alkoholfixiertheit und körperlicher Sucht konnte damals allerdings noch nicht die Rede sein. Das Trinken war für mich eher ein Experiment. Ich trank aufgrund einer vagen Theorie, die ich mir in jener Zeit zusammenreimte; es ging um die Verbindung zwischen Alkohol und Ängsten, zwischen Alkohol und Traurigkeit – und darum, wie das eine das andere korrigierte.

«Trinken als Heilmittel», sagte ich zu Abby. «Diese kleine Gleichung habe ich zu Hause gelernt.»

Mein Vater trank. Er war ein hochgewachsener, vornehmer Mann von bestechender Intelligenz und großem Weitblick. Als Kind fürchtete ich mich vor ihm – nicht, weil er gemein oder gewalttätig gewesen wäre, sondern weil er selber ängstlich und traurig war und dabei von einer solchen Intensität, daß ich immer das Gefühl hatte, er blicke mitten durch mich hindurch.

Ich war sein Liebling und wuchs auf mit dem heimlichen Verdacht, daß diese Voreingenommenheit etwas mit einer tiefsitzenden inneren Verbindung zwischen uns zu tun hatte, die er bereits spürte, als ich noch sehr jung war. Ich glaube, ich spürte sie ebenfalls. Seit ich zurückdenken kann, hatte ich das Gefühl, mein Vater sei mit einer rätselhaften Kraft begabt, einer Art Röntgenblick, und könne diesen seelischen Laserstrahl auf mich richten und mit seiner Hilfe in mir eine Dunkelzone, einen Keim tiefer Traurigkeit entdecken, den er von sich selber kannte und den er bei mir, während ich heranwuchs, überwachen wollte.

«Deine Mutter und ich hatten eine Vereinbarung getroffen», verriet er mir in dem Jahr, in dem er starb. Wir saßen auf der Terrasse meines Elternhauses, und er platzte einfach damit heraus: «Zwillinge machen viel Arbeit. Wir beschlossen daher, daß sie sich um Becca kümmern sollte und ich mich um dich. Wir haben euch sozusagen aufgeteilt.»

Einige Monate nach seinem Tod berichtete ich meiner Mutter davon, worauf sie buchstäblich Gift und Galle spuckte. «Das ist absoluter Bockmist!» sagte sie. «Wir haben nie etwas Derartiges vereinbart.» Sie tat Vaters Bemerkung als bloße Phantasie ab; er hatte offenbar eine ganze Menge davon.

Doch die meisten Phantasien bergen ein Körnchen Wahrheit; es bedarf nur einer gewissen Glaubensbereitschaft. Ob er sich eine solche Vereinbarung gewünscht oder eingebildet hatte – sie war für ihn jedenfalls durchaus real: Mein Vater sah mich stets als *sein* Kind, getrennt von den anderen und im Kern mit ihm verbunden. Ohne daß wir es uns offen eingestanden, gab es ein stillschweigendes Einverständnis darüber, das uns in einer Weise, die für mein ganzes späteres Leben prägend sein sollte, miteinander verband: Unsere gegenseitige Sympathie war eine Art Pakt.

Es war nicht einfach, mit dieser Übereinkunft zu leben, und für ein Kind war sie auch schwer zu begreifen. Mein Vater hatte eine prüfende Art, eine analytische, von einer vagen Distanziertheit gemilderte Intensität. Das Gefühl, das mich immer beschlich, wenn ich spürte, daß er seine Aufmerksamkeit auf mich richtete, war instinktiv und klaustrophobisch: *Gib nicht nach. Laß diesen Mann nicht zu nah an dich heran, sonst verschlingt er dich.*

Als ich noch klein war, kam er manchmal, bevor ich ins Bett ging, in mein Zimmer und bat mich, auf einen weißen Schreibblock etwas zu zeichnen, eine Art freie Assoziation für Kinder. Ich wußte nicht, was er damit bezweckte, doch *daß* er etwas bezweckte, war mir klar. Also zeichnete ich Eindeutiges: furchterregende Ungeheuer, nächtliche Stürme. Schon mit acht oder neun Jahren spürte ich, daß er sich auf einer Art Expedition befand; er forschte nach etwas, das mehr mit ihm zu tun haben mochte als mit mir. Ich wehrte mich daher nicht gegen ihn, gab ihm aber auch keine Antworten. Sollte er meinetwegen glauben, ich fürchte mich vor der Dunkelheit.

Später wurden die Prüfungen direkter. Wir sprachen nicht viel miteinander – zumindest nicht in jenem leichten, unbeschwerten Ton, in dem sich, wie ich mir einbildete, andere Väter mit ihren Töchtern unterhielten. Und wenn wir miteinander sprachen, dann wollte er immer etwas von mir *wissen,* wollte etwas von mir, das ich ihm nicht geben konnte. Ich war dreizehn, und Nina, meine beste Freundin, lebte ungefähr zwanzig Autominuten von Boston entfernt. Manchmal brachte mich mein Vater samstags zu ihr und holte mich am Sonntag wieder ab. Dies bedeutete, daß wir zweimal zwanzig Minuten allein im Auto waren, und davor hatte ich furchtbare Angst.

«Wie *geht* es dir?» fragte er.

Ich starrte zum Fenster hinaus und sagte «gut», wobei ich mich um einen möglichst ungezwungenen Ton bemühte.

Nach einer kurzen Pause probierte er es wieder: «Wie *fühlst* du dich?» Dann nahm er seinen Blick von der Straße und sah mich an. Mein Vater war ein großer Mann, 1,83 m groß und 75 kg schwer. Er hatte eine hohe, markante Stirn und eine ernste, nachdenkliche Miene. Wenn er mich so ausfragte, sah ich ein gewisses Verlangen in seinen Augen schimmern, kein körperliches wohlgemerkt, sondern ein zutiefst emotionales, das an Unbehagen grenzte, so als ob er begriff, daß all seine Bemühungen, mich zu erreichen, zum Scheitern verurteilt waren; daß ich seine Fragen nicht zufriedenstellend beantworten konnte und es selbst dann, wenn ich dazu imstande wäre, nicht tun würde.

Ich erwiderte seinen Blick, worauf er den seinen rasch abwandte. Ich fühlte mich in seiner Gegenwart klein und schutzlos, als wäre mein Körper durchsichtig und leicht wie Luft, als könnte ich jeden Augenblick verdampfen oder fortgeweht werden. «Mir geht's gut», sagte ich dann, worauf sich bleiernes Schweigen über uns senkte.

Je älter ich wurde, desto stärker kam mir mein Vater vor – wahrscheinlich, weil mir inzwischen klar war, daß er nicht nur mich stark beeinflußte. In seinem Beruf war er hochangesehen. Seine Studenten an der Boston University Medical School, an der er neunundvierzig Jahre lang lehrte, verehrten ihn; bei seinen Kollegen war er rundum geachtet (er leitete das Institut für

Psychosomatische Medizin); er galt als eine nationale Kapazität auf dem Gebiet der psychosomatischen Forschung.

Als er starb, erhielt ich den Auftrag, seinen Nachruf zu schreiben. Darin bediente ich mich gewichtiger Worte – *distinguiert, hochgeschätzt* – und bedeutungsschwerer Titel – *Lehranalytiker am Bostoner Institut für Psychoanalyse; ehemaliger Präsident der Amerikanischen Psychosomatischen Gesellschaft; Mitglied von Dutzenden nationaler und internationaler psychiatrischer Gesellschaften und Autor zahlloser wissenschaftlicher Aufsätze und Monographien . . .* Ich bedauerte es, daß mir der Platz fehlte, den Lesern mitzuteilen, wie sehr mein Vater seinen Beruf liebte und wie er im Krankenhaus geweint hatte, als er die Diagnose der Krankheit erfuhr, an der er litt, und als die Zeit kam, da er seinen Analysepatienten erklären mußte, daß er ihre Therapie nicht würde zu Ende führen können. Bei seiner Beerdigung erhob sich ein hochgeschätzter Kollege nach dem anderen und sprach über ihn, über seinen faszinierenden Verstand, darüber, daß er immer ansprechbar war und für jedermann Zeit hatte, und was für eine großartige, enthusiastische Persönlichkeit er gewesen war.

Keine dieser Lobreden überraschte mich. Ich hatte immer gewußt, daß mein Vater ein brillanter Mann war, glaube allerdings auch, daß sein Intellekt jenes Hungergefühl speiste, das ich als Teenager ihm gegenüber immer verspürte. Es war das Gefühl, daß er über einen geheimen Fundus an Wissen und Weisheit verfügte, den ich nur hin und wieder bei subtilen, verständnisvollen Blickwechseln und in gelegentlich aufblitzenden humorvollen Momenten anzapfen konnte. Überhaupt war der Humor die einzige unkomplizierte und unzweideutige Ebene, die wir gemeinsam hatten. Seiner ernsten, gesetzten Erscheinung zum Trotz besaß mein Vater nämlich auch eine komische, witzige Seite voller Charme und Charisma. Ich liebte diese Seite an ihm. Er hielt die besten Reden, verstand sich auf die besten Trinksprüche. Bei großen Familientreffen und Dinnerpartys wußten alle Anwesenden, daß er zum genau richtigen Zeitpunkt aufstehen und genau die richtigen Worte finden würde: eloquent, ironisch, nachdenklich. Er verfügte auch über ein herrliches Lächeln: Sagte man etwas, das ihn belustigte, verzog sich sein Gesicht zu einem Grinsen; man sah seine Zähne und die Lachfältchen um seine Augen, als wolle er sich über den Witz schier totlachen. In diesen Momenten vermittelte er einem das Gefühl, man wäre etwas ganz Besonderes und Einzigartiges, ein strahlendes Licht in seinem Leben. Und er besaß einen Schlüssel zu diesem Licht, einen Zugang zu allem, was echt und wahr an einem war.

In gewisser Weise erreichte er mit seinem düsteren, forschenden Wesen das gleiche Ergebnis: Hinter seinen Fragen steckte genuines Interesse, als bemühte er sich wirklich, einen *kennenzulernen,* einen zu führen und Bedeutsames mit einem zu teilen. Andererseits verkörperte er eine äußerst seltsame Mischung aus Gewandtheit und Unbeholfenheit, war kompliziert, tiefsinnig und distanziert. Seine indirekte Psychiatermanier erweckte in mir oft das unangenehme Gefühl, daß er mir zuhörte und ich gleichzeitig für ihn unsichtbar war, ihm aufs engste verbunden und doch mißverstanden. Meistens stimmte mich dieser zwar anwesende, aber nicht erreichbare Mann traurig. Ich glaube, daß es seinem aufrichtigen Willen entsprach, mir nahezustehen und ein liebevoller, hilfsbereiter Vater zu sein. Das Problem lag darin, daß er zu weit ging und mir dabei das Gefühl vermittelte, ich sei nicht seine Tochter, sondern ein Versuchskaninchen, das man sich nach seinem Willen formt, anstatt es nur zu lieben, einfach nur zu lieben.

Sieht man von seiner Intensität ab, so sind mir aus meiner Kinderzeit gar nicht allzu viele Erinnerungen an meinen Vater im Gedächtnis verblieben. Ich entsinne mich noch an Kleinigkeiten – zum Beispiel daran, wie er meine Schwester und mich die Treppe hinauftrug, wenn wir abends ins Bett mußten. Auf der Treppe neigte er sich dann immer hintüber und tat so, als würde er gleich rückwärts die Treppe hinunterfallen. Wir bekamen es dann immer mit der Angst zu tun, klammerten uns an seinen Hals und kreischten. Wenn wir nicht einschlafen konnten, setzte er sich manchmal im Flur vor unserem Schlafzimmer auf einen Stuhl und zählte laut. Wir hörten ihm zu und schlummerten dann auch tatsächlich ein. Am nächsten Morgen nannte er uns immer die Zahl, bei der wir eingeschlafen waren. Ich kam nie auf den Gedanken, daß man das so genau gar nicht sagen konnte: Mein Vater, davon ging ich aus, weiß eben alles über mich, so groß und allwissend erschien er mir.

Einmal – ich war sechzehn – ging ich morgens hinunter zum Frühstücken. Mein Vater saß am Küchentisch, vor sich eine Tasse schwarzen Kaffee und ein Milchbrötchen. Als ich mich setzte, legte er die *New York Times* beiseite und blickte mich über den Rand seiner Lesebrille hinweg an. Ich hatte am vergangenen Abend im Wagen mit einem Jungen geknutscht, war noch ganz verschreckt und kribbelig und hatte obendrein einen Kater. Mein Vater sah mich unverwandt an.

«Was gibt's *Neues?*» fragte er alles andere als beiläufig: Seine überlegte, bohrende Art hinterließ bei mir stets das Gefühl, er erwarte von mir auf der Stelle eine tiefschürfende Erkenntnis oder die Preisgabe eines strengen Geheimnisses. Ich kam mir vor, als säße ich dem lieben Gott gegenüber, hatte das Gefühl, er könne mir direkt ins Gehirn blicken und dort tausenderlei Dinge sehen: mich beim Biertrinken, mich beim Schmusen mit einem Jungen. Es war, als sähe er die Konturen sexueller Gefühle in meinem mageren, heranwachsenden Körper aufsteigen, und manchmal fühlte ich mich in solchen Augenblicken so überwältigt, daß ich mich am liebsten unter dem Tisch zusammengerollt hätte, um dort zu sterben.

Ich griff nach einem Glas Orangensaft und murmelte unverbindlich: «Nicht viel.»

Noch immer starrte er mich an, als suche er den richtigen Zugang, nach Worten, die an das rührten, was uns verband. «So, so», sagte er. «Hast du vielleicht neue Gedanken oder Gefühle?»

Verstummt saß ich da. Manchmal endete die Kommunikation mit meinem Vater so abgehackt oder abgebrochen. Seine Fragen waren so bedeutend, so persönlich, so allumfassend, daß man nur zwei Möglichkeiten hatte: Entweder alles beichten oder kein Wort sagen. An jenem Morgen entschied ich mich – wie meistens bei diesen Gelegenheiten – für die zweite Möglichkeit. Schuldbewußt und um Selbstschutz bemüht, würgte ich ein einziges Wort hervor: «Nein.»

Der Alkohol bot eine andere Art von Schutz, und zwar einen wesentlich wirksameren, flüssigen, der düstere Dinge aufhellte und die Distanz, Verwirrung und Reserviertheit ein wenig milderte. Ich lernte das schon ziemlich früh allein dadurch, daß ich meinen Vater beobachtete. Er hatte eine besondere Vorliebe für Martinis. Wenn er nach Patientenbesuchen abends gegen sieben oder halb acht nach Hause kam und sein Bad genommen hatte, zog er sich etwas Bequemes an, ging ins Wohnzimmer und mixte sich einen Krug. Meine Mutter richtete Tag für Tag das gleiche Cocktailtablett her: eine kleine Schale mit rohen Karotten, eine kleine Schale mit ungesalzenen Erdnüssen, ein Tellerchen mit Vaters gewohnten Zitronenschalen. Dann saßen die beiden auf dem Sofa, und Vater trank seinen ersten Martini. Er wurde niemals ausfällig, nicht ein einziges Mal; ja, der Alkohol schien ihm überhaupt nichts anzuhaben. Erst in späteren Jahren kam es gelegentlich vor, daß er nach dem Abendessen auf der Couch einschlief. Jahr um Jahr ging das so, und wenn man ihn dabei beobachtete, wie er an seinen Martinis nippte, erkannte man sehr wohl die zentrale Bedeutung dieses Rituals. Es hatte etwas zutiefst Beruhigendes und Notwendiges an sich.

Ich mochte das Ritual schon lange, bevor ich selbst zu trinken anfing. Ohne daß es mir bewußt war, freute ich mich darauf. Meine Eltern waren normalerweise so schweigsam: Oft saßen sie auf dem Sofa, meine Mutter strickte und mein Vater starrte zum Fenster hinaus. Wie Nebel hing dann eine Spannung im Zimmer, ein gedankenverlorenes Schweigen, das mich immer wachsam werden ließ, als stehe irgendein Unheil bevor. Meine Mutter berichtete von den Erlebnissen des Tages – zum Beispiel, daß sie neue Vorhänge bestellt oder den Hund zum Tierarzt gebracht hatte –, und obwohl mein Vater sie nie demonstrativ ignorierte, hatte man doch den Eindruck, daß er ihr nicht zuhörte, sondern mit seinen Gedanken ganz woanders war. So vergingen fünf oder zehn Minuten. Dann trank er seinen ersten Martini, schenkte sich vielleicht gleich den zweiten ein und begann, sich zu entspannen. Nach ein paar Minuten hätte man meinen können, sämtliche Moleküle im Zimmer hätten sich aufgemacht und in einer anderen, wesentlich komfortableren Konstellation wieder zusammengefügt.

Der Unterschied war gering, aber durchaus faßbar: Soeben noch kaum beteiligt, war Vater auf einmal ansprechbar. Es kam vor, daß er nach dem ersten Glas einen Witz erzählte, nicht mehr aus dem Fenster starrte, sondern uns ansah oder konkret auf die Bemerkungen meiner Mutter einging. «Was für Vorhänge denn?» fragte er sie, oder: «Was hat denn der Hund?» Der Martini schien eine innere Verkrampfung zu lösen, eine tiefe Traurigkeit zu mildern. Ich, die ich meine Eltern beobachtete, hatte in diesem Moment das Gefühl, daß ich lange Zeit die Luft angehalten hatte und nun endlich wieder frei atmen konnte.

Mein Vater machte mich mit Martinis, spanischem Sherry und Single malt Scotch bekannt. Mehr Entspannung, ein umfassenderer Schutz. Im Sommer nach meinem Abschlußjahr in der High School lud er mich in ein griechisches Restaurant in der City von Boston ein. Nie zuvor waren wir allein miteinander ausgegangen. Wir saßen auf rotem Leder in einem Séparée mit getäfelten Wänden. Der Ober begrüßte Vater persönlich. «Guten Abend, Herr Dr. Knapp», sagte er, was Vater mit einem kurzen Nicken in der ihm eigenen, förmlichen Art quittierte. Dann bestellte er die Drinks – Martini für sich und Wein für mich.

Ich saß befangen da. Noch heute kann ich mich an das besonders starke Gefühl pubertärer Verlegenheit erinnern, das mich damals befiel. Mir kam partout nichts in den Sinn, das ich hätte sagen können. Ein drückendes, schier unendliches Schweigen folgte. Ich erinnere mich auch noch an ein Gefühl der Leere, ein ständiges Auf-der-Hut-Sein, wie ich es oftmals in meines Vaters Gegenwart empfand. Es war ein Suchen nach einem aufmunternden Nicken oder einer Bestätigung, nach irgend etwas, das die Kluft zwischen uns überbrückt hätte.

Dann aber kam der Wein, erst ein und danach ein zweites Glas. Und während des zweiten Glases klickte es. Der Wein ließ mich innerlich auftauen. Ich spürte ein warmes, leichtes Gefühl in meinem Kopf. Mir war, als hätte mir dieses Glas Sicherheit gebracht, als wäre diese direkt aus der Flasche geflossen und hätte das ungewisse Terrain zwischen uns aufgeteilt. Ich kann mich nicht mehr an alles erinnern, worüber wir an jenem Abend gesprochen haben, aber ich weiß noch genau, daß das Unbehagen verschwunden war, abgelöst durch etwas anderes – es kam mir vor wie eine Art Liebe.

*Als tränke man Sterne ...* So beschreibt es Mary Karr in ihren Lebenserinnerungen *The Liar's Club* mit einem Ausdruck ihrer Mutter. In ihrer Kindheit trank sie an einem Abend einmal Rotwein und 7-Up aus einer feinen Porzellantasse. Sie spürte eine langsame Wärme, fast wie ein Licht. «Etwas wie eine große Sonnenblume öffnete sich im Zentrum meines Wesens», schreibt sie, und als ich dies las, wußte ich genau, was sie damit meinte. Der Wein durchdrang mich in jenem griechischen Restaurant bis auf die Knochen und beleuchtete einen friedlichen und freundlicheren Teil meiner Seele.

So erging es mir immer, wenn ich mit meinem Vater trank. Nicht, daß er weniger *gottähnlich* war, wenn wir tranken; nein, es war so, daß ich mich, wenn ich ein paar Gläser Wein getrunken hatte, mehr *gottwürdig* empfand, weniger verschüchtert, selbstsicherer. Ich konnte mich neben ihm aufs Sofa plumpsen lassen und reden; es gelang mir, jenes breite Grinsen auf seinem Gesicht hervorzurufen; ich konnte ihm auf die Schulter schlagen. Und so schuf ich mir eine andere Vater-Tochter-Beziehung, die mir natürlicher und normaler erschien. Ich gewöhnte mir an, ihn beim Vornamen zu nennen, wenn ich getrunken hatte. «He, Pete!» sagte ich, und es tat gut, ihn so anzureden, als wären wir ganz normale Leute – zwar mit einer besonderen Zuneigung zueinander, aber dabei auch menschlich.

Welch eine Erleichterung war es, welch eine Befreiung: Der Alkohol verwandelte das unheimliche Band zwischen uns in etwas, das ich in den Händen halten konnte wie einen Schatz, das mehr war als ein funkelnder Glanz in der Luft zwischen uns. Er ermöglichte es mir, anders als bisher auf meinen Vater einzugehen, mich ohne Angst mit ihm zu verbünden und unseren Pakt zu besiegeln.

Im Laufe der Jahre habe ich mir angewöhnt, Erinnerungen als winzige Lebewesen anzusehen, als Mikroorganismen, die durch das Gehirn schwimmen, bis sie irgendwo das richtige Abteil finden, in dem sie sich zur Ruhe legen können. Ist das Abteil nicht verfügbar und findet sich für die Erinnerung nicht die richtige Kategorie, so nistet sie sich irgendwo anders ein und beginnt an einem zu nagen. Man muß nun damit rechnen, daß sie sich in den ungeeignetsten Momenten bemerkbar macht und sich gelegentlich auch in die Träume einschleicht.

Ein immer wiederkehrender Traum in meiner Jugend war der, daß der Küchenboden in unserem Haus einzustürzen drohte. Das Holz unter dem Linoleum war verrottet, und die ganze Familie konnte jeden Augenblick ins Bodenlose stürzen. Ich träumte auch, daß ich mich verirrte und nicht mehr nach Hause fand; daß ich telefonieren wollte und nicht imstande war, die richtigen Zahlen zu wählen. Es sind Bilder der Angst: falsche Oberflächen, falsche Karten, Kontaktarmut, drohende Gefahren.

Ich konnte mir damals die Beklemmungen und das Gefühl des Abgeschnittenseins nicht erklären. Gewiß rührten sie nicht von etwas Eindeutigem, gut Sichtbarem her. Das Leben meiner Eltern wirkte nach außen hin ausgesprochen ruhig und beherrscht, ganz und gar nicht vom Alkohol beeinflußt. Keine Gefängnisstrafen, keine demolierten Autos, keine chaotischen Scheidungen: All diese Dinge geschahen in anderen Familien und anderen Kreisen. Wir schienen mit all dem nichts zu tun zu haben und waren mit allen denkbaren Schutzmechanismen ausgestattet. Wir verfügten über Geld, Gesundheit und Intelligenz. Wir besaßen ein großes, modernes Haus in Cambridge und ein Sommerhaus auf Martha's Vineyard. Jedes Frühjahr machten wir Urlaub auf Puerto Rico oder mieteten uns ein Strandhaus in Florida.

«Die Welt hier oben ist sehr klein», sagte Vater oft, um uns daran zu erinnern, wie gut wir es hatten, da uns alle Bildungs- und Berufschancen offenstanden. Jene Welt war durch den Ort und die Zeit geprägt, durch das Cambridge der sechziger und siebziger Jahre. Unsere politische Einstellung war fortschrittlich, wir trugen Kleidung aus Naturfasern und besuchten die besten Schulen und Universitäten. Vor allem aber war unsere Welt still und auf freundliche Weise exklusiv, und das Haus, in dem wir wohnten, gehörte zu jenen, in denen Zeitschriften wie *The New Yorker* und *Harvard Magazine* durch den Briefschlitz rutschten und mit einem weichen *Schwupp* im Vestibül landeten.

Es gab bestimmte Vorgaben, feststehende Regeln, die uns Kindern das Leben erleichterten: Wir – mein Bruder, meine Schwester und ich – durften uns Dinge wünschen, die uns bereicherten (Musikunterricht, Bücher, Ferienlager), nicht jedoch reine Genußmittel (frivole Kleidung, Schleckereien). Diszipliniert wurden wir mit Worten – man «sprach mit uns» –, aber nie mit Schlägen. Man erwartete von uns gute Leistungen in der Schule und wünschte, daß wir in unserer Ausbildung keinen Selbstzweck sahen, sondern erkannten, daß Bildung etwas Edles war, das bessere Menschen aus uns machte. Wir lebten in einem gutorganisierten Haushalt, waren eine Updike-Familie oder ein Cheever-Clan: sauber, gebildet, Cocktails um sieben.

Wenn Sie sich um 19.30 Uhr mit uns zum Abendessen gesetzt hätten, wäre Ihnen sicher die Zurückhaltung aufgefallen: In der Tischmitte flackerten weiße, dreißig Zentimeter hohe Kerzen, und die herrschende Stille wurde lediglich durch das wiederholte Klirren eines Messers oder einer Gabel auf dem Teller oder die Schluckgeräusche eines Anwesenden unterbrochen. Unsere Eltern waren in ihrer eigenen, stillen Art großzügig und konsequent, dabei aber auffallend reserviert. Wenn wir zum Gutenachtkuß antraten, hoben uns Mutter und Vater das Kinn ein wenig entgegen und boten uns mit seitwärts gewandtem Kopf erst die eine, dann die andere Wange – die familiäre Adaption des europäischen Luftküßchens. Zurückgeküßt wurde nur selten.

Statt dessen gab es Ruhe, Rituale und klare Prioritäten. Die Hauptwohnbereiche in unserem Haus – Küche, Eßzimmer und Wohnzimmer – waren moderne Anbauten, die erst 1959, im Jahr meiner Geburt, dem ursprünglichen Gebäude hinzugefügt worden waren. Das Wohnzimmer hatte eine hohe Decke, und große Fenster beherrschten eine ganze Wand. Ein weißgestrichener, bis zur Decke reichender Kamin trennte das Wohn- vom Eßzimmer. Die Einrichtung war von karger Eleganz: die Möbel wären mit Stoffen in gedämpften Farben bezogen; abstrakte Ölbilder meiner Mutter sprenkelten die Wände hie und da mit bunten Quadraten; über allem lag eine anmutige Stille. Es gab nichts, was man in dieser Umgebung als erkennbar deplaziert hätte identifizieren können – nichts außer einem steten Hauch von Furcht und Traurigkeit, manchmal so subtil, daß er nur in den abgeschiedensten Winkeln der Zimmer und unter dem grauen Teppich zu existieren schien oder irgendwo hinter den Vorhängen wisperte.

Im Laufe der Zeit bekam ich dann jedoch dank gelegentlicher Einblicke in andere Familien und deren Zuhause mit, daß der Mangel an Turbulenzen bei uns Symptom eigener, andersgearteter Probleme war und bis zu einem gewissen Grade sogar ein Täuschungsmanöver mit dem Ziel, unter der Oberfläche lauernde schwierige und gefährliche Dinge zu vertuschen. Und diese Dinge waren offenbar so schwierig und gefährlich, daß man sie nicht erwähnen, ja nicht einmal zugeben durfte, daß es sie gab.

Ich erinnere mich noch, wie ich als Zweitkläßlerin einmal bei einer Freundin zu Gast war und miterlebte, wie sie von ihrem Vater, als der von der Arbeit nach Hause kam, mit Schwung hochgehoben und in die Arme genommen wurde. Ich erschrak und war ein wenig neidisch, andererseits aber auch abgestoßen – es kam mir einfach so seltsam vor. In meiner Familie umarmte man sich nicht. Ich muß in der vierten oder fünften Klasse gewesen sein, als ich mich einmal im Badezimmer der Mutter einer Freundin umsah und höchst verblüfft war von dem vielen *Zeug* dort: Lotionen, Puder, Tuben und Döschen, die mit einem angenehmen *Klick* oder *Klack* auf- und zugingen. Meine Mutter hielt nichts von solchem Komfort. Außer Lippenstift und einer Spur Puder trug sie kein Make-up, und außer einem Vorrat an Pears Glyzerinseife, die sie per Katalog bestellte, gönnte sie sich keinerlei edle Kosmetika.

Dies waren die kleinen Einblicke, die ich zunächst für Verschrobenheiten anderer hielt. Aber sie warfen ein bezeichnendes Licht auf eine gewisse Kargheit bei uns, die in einer Scheu vor allem Sinnlichen und einer gewissen Schwierigkeit im Umgang mit Luxus und Genüssen zum Ausdruck kam. In jenem Badezimmer beschlich mich eine Mischung aus Sehnsucht und Verachtung. Ich spürte, daß meine Familie anders war und daher der Wunsch nach solchen Dingen bei uns sicher nicht goutiert würde. Irgendwie, so dachte ich, standen wir über den anderen.

Nie in meiner Jugend hörte ich meine Eltern «Ich hab dich gern» sagen, weder zueinander noch gegenüber uns Kindern. Und nie erlebte ich eine heftige Auseinandersetzung zwischen ihnen. Das war eine andere Lektion meiner Kindheit: Erwachsene haben keine Konflikte – oder aber sie behalten sie für sich und verbergen alles, was auf Kummer und Sorgen hindeuten könnte, hinter verschlossenen Türen. Meine Mutter hatte in meiner Teenagerzeit oft Migräne. «Ich habe Kopfschmerzen», sagte sie dann und schloß sich in ihrem Schlafzimmer ein, um vor dem Abendessen noch ein wenig zu ruhen. Manchmal kam sie stundenlang nicht wieder zum Vorschein, und ich schlich mich an ihrer Tür vorbei, bemüht, keinen Lärm zu machen. Irgendwie spürte ich, daß ihre Schmerzen nicht nur physischer Natur waren, aber dieses Gefühl war äußerst vage und schien in keinem Zusammenhang mit den sichtbaren Tatsachen zu stehen, so daß ich ihm niemals nachging und meine Mutter nie danach fragte.

Ich erinnere mich auch an einen der merkwürdigeren Aussprüche meines Vaters. Ich muß ungefähr achtzehn gewesen sein, als wir einmal vor einem Familiendinner in der Wohnung meiner Großmutter standen. Er sah zum Fenster hinaus und sagte: «Wut und Sex: die beiden großen menschlichen Triebkräfte.» Er war für solche Sätze berühmt: einzeilige Wahrheiten, die irgendwo aus den Tiefen seines Gehirns herauszuschnellen schienen, aus einer neurologischen Datei mit der Bezeichnung ERKENNTNIS. Ich begriff damals gar nicht richtig, was er damit meinte, doch irgend etwas im Klang seiner Stimme und in seinem Blick deutete darauf hin, daß sein Kommentar weit mehr persönlich als intellektuell zu verstehen war und sich auf seine eigene Wut und seine eigenen starken, sexuellen Triebe bezog. Wir hielten beide ein Glas Chardonnay in der Hand und starrten aus dem Fenster. Ich nickte nüchtern und trank hastig mein Glas aus.

Oft schien ich das Thema der väterlichen Merksätze zu sein. Es kam vor, daß wir vor dem Abendessen allein im Wohnzimmer saßen, er mich ansah und das Schweigen mit einer summarischen Feststellung brach.

«Du kommst dir in unserer Familie als Außenseiterin vor», verkündete er einmal aus heiterem Himmel.

«Meinst du?»

Ich war vierzehn oder fünfzehn, sah ihn kurz von der Seite an und starrte dann auf meine Fußspitzen.

Er hatte natürlich recht, dieser menschliche Röntgenstrahl. Oft sprach er meine Launenhaftigkeit an, meine Neigung zu Depressionen. Er ließ sich darüber aus, wieviel Zeit ich als Teenager außer Haus verbrachte, wie oft ich bei Freundinnen übernachtete, einfach das Weite suchte. Nach einiger Zeit konnte ich nicht mehr sagen, ob seine Bemerkungen Tatsachenbehauptungen waren oder bloße Anspielungen, die erst im nachhinein und durch seinen Kommentar zu Tatsachen wurden. Nicht ein einziges Mal kam ich auf die Idee, daß es sich um genau die gleichen Themen handelte, die *ihn selbst* bewegten: Depressionen, Wut, Fluchtgedanken. Damals ging er mir mit seinen Kommentaren nur auf den Wecker.

Das Problem liegt darin, daß Hinweise auf Unstimmigkeiten wie Luft sind; man kann sie nicht sehen, nicht mit Händen greifen und keiner genaueren Betrachtung unterwerfen. Es gab keinen greifbaren Beweis dafür, daß sich zwischen meinen Eltern gelegentlich Wut aufstaute. Ebensowenig gab es äußere Anzeichen von sexueller Anziehung oder Lust. Manchmal wachte ich spät in der Nacht auf und hörte sie in ihrem Schlafzimmer streiten. Mein Zimmer lag direkt über dem ihren. Ich hörte laute Stimmen und lange, zornige Pausen, verstand aber keine Worte. Ich bemühte mich, nicht allzuviel darauf zu geben. Zwischen meinen Eltern bestand immer eine starke geistige Bindung; sie teilten eine tiefe Leidenschaft für Bücher, Musik und Kunst. Soweit ich es mitbekam, stritten sie sich da unten über Proust. Handfeste Beweise für Probleme zwischen den beiden gab es, wie gesagt, nicht. Wenn sie sich am Abend im Wohnzimmer zum Cocktail niederließen, boten meine Eltern ein Bild seriöser Kultiviertheit. Die Schale mit ungesalzenen Erdnüssen, das kleine Glastellerchen mit den Zitronenschalen ... Meine Mutter strickte, mein Vater, das Martiniglas in der Hand, blickte zum Fenster hinaus. Wut und Sexualität brodelten so tief unter der Oberfläche, daß kaum etwas davon zu sehen war.

Die stille Beherrschtheit in unserem Haus machte die Dinge damals für mich komplizierter und tut es noch immer. Es gibt so wenige Ausreden: *Mein Vater hat mich auf diese seltsame Art bevorzugt, und so wurde ich zur Alkoholikerin. Ich wuchs in einer stillen und beherrschten Umgebung auf und wurde Alkoholikerin. Das klingt einfach nicht so gut wie Abbys Geschichte: Meine Vorfahren sind seit Generationen Alkoholiker, und ich wurde es ebenfalls.*

Viele AA-Sitzungen beginnen mit der sogenannten Qualifikation: Jemand steht oder sitzt vor den anderen und erzählt ihnen seine Geschichte. Er berichtet, wie es ihm als Alkoholiker erging und wie sich sein Leben nach dem Verzicht auf Alkohol geändert hat. Nicht selten hört man hochdramatische Qualifikationen, Geschichten, die zum Beispiel mit folgenden Worten beginnen: «Bei uns zu Hause waren Mißbrauch und Gewalt an der Tagesordnung ...» Dann folgt der ganze Katalog moderner amerikanischer Traumata: sexueller Mißbrauch, körperliche Brutalität, seelische Grausamkeit. Bei solchen Gelegenheiten komme ich mir manchmal ein wenig deplaziert vor, ein wenig schuldig sogar, weil mein eigener Bericht so wenig von alldem zu bieten hat. Oft wünsche ich mir, ich hätte eine Geschichte, die die Entwicklung klarer und mit anschaulicheren Einzelheiten schildern würde. *Hier sind die Fakten. So und nicht anders ist es passiert.* Aber nur selten gibt es ein einziges Schlüsselereignis, und selbst Menschen aus den schlimmsten Alkoholikerfamilien, selbst Menschen wie Abby, haben ihre Schwierigkeiten, sich genau festzulegen. Obwohl sie viele konkrete Beweggründe hatte, die sie zum Trinken veranlaßten, kann sie rückblickend noch immer nicht mit Gewißheit sagen: *Es liegt genau an diesem oder an jenem* ... Niemand von uns kann das.

Was mich betrifft, so spielte der Alkohol auch in meiner Familie durchaus eine Rolle, wenngleich in ganz subtiler Weise, wie ein stiller, mäandernder Bach, der im verborgenen fließt. Und er kam nur von einer Seite, nämlich der meines Vaters.

In der Familie meiner Mutter wurde nicht nennenswert getrunken, jedenfalls nicht so, daß es Alkoholprobleme gegeben hätte. Meine Großeltern waren Abkömmlinge russischer Juden, die Ende des neunzehnten und Anfang des zwanzigsten Jahrhunderts in die Vereinigten Staaten emigriert waren. Sie lebten außerhalb von Boston in Brookline, Massachusetts. Der Vater meiner Mutter war ein erfolgreicher Geschäftsmann, der in der Converse Rubber Company Karriere gemacht und es zu einigem Wohlstand gebracht hatte. Die Großeltern führten ein vornehmes Haus, und wenn wir am Sonntag – was in meiner Kindheit regelmäßig der Fall war – bei ihnen zum Essen eingeladen waren, versammelten sich die Erwachsenen vor der Mahlzeit im Wohnzimmer und nahmen einen Aperitif ein. Dies geschah in aller Ruhe und völlig zwanglos, war allem Anschein nach nur ein angenehmes Ritual, nichts weiter. Bester Wodka on the rocks für meine Großmutter, teurer Gin für die Männer. Nie erlebte ich, daß meine Mutter mehr als zwei Glas trank – fast immer war es ein stark verdünnter Scotch –, und niemals sah ich ein Mitglied ihrer Familie betrunken. Als ich viele Jahre später zur Entziehungskur ging, nahm mich ein Onkel aus diesem Teil der Familie beiseite und sagte: «Du schaffst das schon. Dein jüdisches Blut bringt dich da durch.»

Ob zum Guten oder zum Schlechten – ich hatte offenbar mehr Blut von meines Vaters Seite mitbekommen. Ich sah ihm ähnlich: die gleiche hohe Stirn, die gleichen Hände und Füße, die gleiche Konstitution. Und ich trank wie er und geriet auch ganz ähnlich wie er an den Alkohol. Vor gar nicht langer Zeit fiel mir ein Tagebuch in die Hände, das mein Vater im Alter von neunzehn Jahren während eines Sommeraufenthalts auf einer Ranch im Südwesten geführt hatte. Auf jeder dritten Seite geht es ums Trinken: Trinken in Kleinstadtkneipen, Trinken beim Abendessen, immer wiederkehrende Bemerkungen über den «Dämon Alkohol». Mein Vater stammte aus einer prominenten protestantischen Familie im Norden des Staates New York und war von der mütterlichen Seite her ein Kind des Wohlstands. Das Trinken war, obwohl er es nie so ausdrückte, ein natürlicher und wichtiger Bestandteil des Milieus, aus dem er kam, gehörte zu der Umgebung, in der er aufwuchs, wie der ererbte Reichtum und die Eliteschulen-Erziehung. Verfeinerte Lebensart: Es gibt große Fotos, die meinen Vater und seinen Bruder Bob als Twens zeigen. Sie sitzen in weißer Tenniskleidung auf der Veranda des großen Familienbesitzes und nippen an Martinigläsern. *Marts,* pflegten sie zu sagen. *Let's have a mart.*

Zu seinem Vorstellungsgespräch an der Harvard Medical School erschien mein Vater mit einem furchtbaren Kater. Er erzählte mir diese Geschichte eher beiläufig, als Beispiel für jugendliche Unvernunft, doch er erzählte sie nicht oft. Auch andere Geschichten dieser Art hörte ich nur selten von ihm. Ob die Eltern meines Vaters tranken – und wenn, in welcher Form und wieviel –, weiß ich nicht. Wenn der Alkohol in jenem Zweig meiner Familie Unheil anrichtete, so geschah dies im privaten Bereich. Über Einzelheiten wurde mit Außenstehenden nie gesprochen.

Vereinzelte Indizien, die auf Alkoholprobleme hindeuteten, gab es, doch wirkten sie alt und abgestanden und schienen sicher verwahrt zu sein in der Vergangenheit. Soviel ich weiß, war mein Vater Jahre vor meiner Geburt zweimal wegen Alkohol am Steuer festgenommen worden. Damals, bevor er meine Mutter kennenlernte, war er mit einer Alkoholikerin verheiratet gewesen, einer Frau namens Shelby.

Über Shelby erfuhren wir Kinder peu à peu eine Reihe von häßlichen Details. Manchmal rief sie betrunken bei uns an, brüllte und stellte unsinnige Forderungen. Stillschweigend entstand eine Legende um diese Frau: Sie war krank, eine Trinkerin, ein schlichtweg unerfreuliches Thema – und das absolute Gegenstück zu meiner Mutter, der schönen, eleganten, beherrschten Frau. Über Alkoholismus sprachen wir nie und über Shelby nur verschlüsselt: *Sie* hat angerufen. *Sie* hatte wieder einen Anfall, weil sie mehr Geld will. Oder es ging um eines der Kinder, die sie mit meinem Vater hatte. Wir alle waren wohl davon überzeugt, daß Vater, als er Shelby verließ, Chaos und Krankheit gegen die Güte meiner Mutter eintauschte. Und wir alle taten unser Bestes, jene Gefühle zu ignorieren, die wir gegenüber Wicky hegten, dem wohl bezeichnendsten Vermächtnis jener Ehe und der einzigen Hinterlassenschaft aus jener Zeit, die meinem Vater, ohne daß er es hätte vermeiden können, in die Lebensgemeinschaft mit meiner Mutter und damit auch in meine frühe Kindheit folgte.

Wicky war das dritte Kind meines Vaters aus der Ehe mit Shelby. Er war von Geburt an blind, seelisch gestört und stark zurückgeblieben (auch wenn niemand das Wort *zurückgeblieben* aussprach). Als Kind bekam ich nicht allzuviel von ihm zu sehen, doch war er im Hintergrund stets präsent; er war ein Problem, das sich einfach nicht abschütteln ließ und überdies die Ursache für Spannungen zwischen meinen Eltern – die einzig sichtbare wohlgemerkt.

In den ersten beiden Jahren ihrer Ehe, von 1956 bis 1958, lebte Wicky bei ihnen. So wie uns die Geschichte erzählt wurde, hatten meine Eltern ihre Flitterwochen in Italien verbracht. Shelby, die sich zu jener Zeit ebenfalls in Italien aufhielt, stellte meinen Vater und sagte sinngemäß zu ihm: «Hier. Er gehört dir. Ich werde mit ihm nicht mehr fertig. Jetzt übernimmst *du* ihn!» Mein Vater konnte nicht nein sagen, und so brachten sie den Jungen mit nach Hause und nahmen ihn bei sich auf.

Wicky war damals zehn Jahre alt, ein blindes, reizbares Kind, das einfach nicht zu bändigen war. Er haßte meine Mutter und ließ es sie spüren. Er hatte Wutanfälle, stellte dauernd etwas an, zerbrach Gegenstände, die ihr ans Herz gewachsen waren – mal eine antike chinesische Schmuckschatulle, mal eine Vase. Meine Mutter beschrieb jene Jahre später als einen Alptraum: Mein Vater ging morgens zur Arbeit und ließ sie mit Wicky allein. Sie mußte ihn beschäftigen und ernähren, und wenn er einen Termin bei diesem oder jenem Spezialisten hatte, mußte sie ihn hinbringen.

Einmal – sie saßen im Taxi und waren unterwegs zu seinem Therapeuten – rastete Wicky aus und versuchte, meine Mutter zu erwürgen. Er legte ihr die Hände um den Hals und drückte einfach zu. Nach einer Weile war ihr Mitgefühl für Wicky erschöpft und wich einer tiefen Abneigung, die sich bald durchaus mit dem Haß messen konnte, den er selbst ihr gegenüber empfand. Mein Vater versprach immer wieder, zusätzliche Hilfe zu organisieren. Er wollte eine Betreuungsperson suchen, die ins Haus kommen und sich um Wicky kümmern sollte; er wollte ein geeignetes Therapieprogramm, den richtigen Psychiater oder die passende Gruppe ausfindig machen, um Wicky echte Hilfe zuteil werden zu lassen. Die Wahrheit war jedoch: Er konnte sich bloß nicht eingestehen, daß Wicky kaum zu helfen war.

Meine Mutter erkannte diese Wahrheit, fühlte sich jedoch außerstande, sie in ihrem Sinne zu nutzen. Aus ihrer Sicht befand sie sich in einer hoffnungslosen, frustrierenden und in gewisser Weise sogar demütigenden Lage. In ihrer Familie hatte es von Anfang an Vorbehalte gegen meinen Vater gegeben – ein geschiedener, protestantischer Psychoanalytiker, elf Jahre älter als sie, war für sie bestenfalls eine unorthodoxe Wahl. Meine Mutter hatte ihren Eltern von den Kindern aus erster Ehe erzählt, Einzelheiten über Wicky aber verschwiegen. Darauf, daß das Kind bei ihnen leben würde, war sie gewiß nicht vorbereitet. Doch mein Vater versicherte ihr wiederholt, es sei ja nur für kurze Zeit, ein paar Monate vielleicht, bis sich eine geeignete Lösung finden würde, und so ließ sie sich darauf ein. Sie hatte nicht das Gefühl, daß es eine Alternative gab.

Und sie konnte es wohl auch nicht richtig glauben. Mein Vater hatte heftig um sie geworben. Sie hatten sich auf einer Cocktailparty kennengelernt. Meine Mutter war ihm unter all den Leuten in dem großen Raum aufgefallen – eine dunkelhaarige, natürliche Schönheit, die stille Intelligenz und Zurückhaltung ausstrahlte. Nach seiner Schilderung hatte er sich auf der Stelle in sie verliebt. In geradezu klassischer Art und Weise machte er ihr den Hof, schrieb ihr Liebesbriefe, schickte ihr Gedichte, sah in ihr und nur in ihr seine Erlösung. Kurz vor der Hochzeit saß er mit ihr in einem Restaurant und rauchte eine Zigarette. Da sah meine Mutter ihn an und sagte: «Wenn du so weitermachst, dann sitze ich bald ohne dich da.» Mein Vater rauchte seit über zwanzig Jahren täglich zwei Päckchen. Jetzt drückte er die Zigarette aus und rührte nie wieder eine an. Für meine Mutter war Wickys Gegenwart das erste reale Zeichen, daß meines Vaters Liebe zu ihr doch komplizierter und nicht so vorbehaltlos war, wie sie sie anfangs empfunden hatte. Der Junge war das erste Anzeichen von Problemen, die aus der Vergangenheit meines Vaters herrührten, eine Last, die er mit sich herumschleppte und dann, wie dieses verlassene Kind, bei ihr deponierte.

Die «paar Monate» mit Wicky zogen sich in die Länge. Er

blieb ein halbes, dann ein ganzes Jahr. Meine Eltern renovierten das Haus, meine Mutter wurde mit Andrew schwanger, meinem älteren Bruder. Wicky war noch immer da.

Andrew war ein Baby, als Mutter den blinden Jungen dabei überraschte, wie er in Andrews Zimmer schlich. Sie war entsetzt. Andrew war ungefähr anderthalb, als Wicky im Vorgarten eine Schubkarre über den Kleinen stülpte und ihn in der Falle sitzenließ. Damals war meine Mutter mit meiner Schwester und mir schwanger. Wenig später kam Wicky fort. Er wurde in verschiedenen Heimen und Blindenschulen behandelt, machte jedoch nach wie vor kaum Fortschritte.

Danach kam er nur noch gelegentlich nach Hause, ab und zu übers Wochenende, an Weihnachten, zu Ostern, am Thanksgiving-Wochenende. Ich empfand ihn als störend und körperlich abstoßend, und mich schauderte, wenn ich erfuhr, daß uns wieder einmal sein Besuch ins Haus stand. Wicky war übergewichtig und schlecht gekleidet. Er hatte ein blasses, teigiges Gesicht, eine breite, platte Nase und Schlitzaugen. Die Augäpfel schienen manchmal ohne Vorwarnung in seinen Kopf zurückzurollen. Er litt an spastischen Krämpfen: Mein Vater führte ihn zu einem Stuhl im Wohnzimmer. Dort saß Wicky dann und schaukelte unentwegt vor und zurück, vor und zurück. Immer wieder geschah es, daß er mit gehobenem und leicht seitwärts geneigtem Kopf innehielt, als lausche er einer fernen Vogelstimme. Es kam vor, daß seine Hand urplötzlich hochzuckte und in sein Gesicht oder an seinen Kopf fuhr; er steckte dann entweder den Finger in die Nase, kratzte sich oder zerrte an seinen Ohren.

Wenn Wicky bei uns war, wirkte mein Vater oft angespannt, traurig und gedankenverloren. Wicky, der lange Monologe hielt, brach manchmal ab, um festzustellen, ob Vater ihm noch zuhörte, ja ob er überhaupt noch im Zimmer war. «Papa?» fragte er dann und blickte verwirrt auf. «Papa?» Ich haßte das. Es kam mir wie eine überzogene Version dessen vor, was ich selber immer empfand, wenn ich die Aufmerksamkeit meines Vaters testete.

Auch war es mir ein Graus, Wicky beim Essen zuzusehen. Er fraß mit der wahllosen Gier eines Hundes, stopfte sich viel zu große Bissen in den Mund und nahm die Hände, wo er eine Gabel hätte benutzen sollen. Nach dem Essen ergriff er manchmal seinen Teller und leckte ihn sauber. Mein Vater pflegte dieses Benehmen so lange zu ignorieren, bis meine entsetzte Mutter ihn mit dem entsprechenden Nachdruck ansah. Wenn Wickys Hände über den Teller fingerten und nach Eßbarem grabschten, erstarrte meine Mutter vor innerer Anspannung. «Pete!» sagte sie dann mit strengem Blick zu meinem Vater und nickte in Richtung Wicky. Das war der Zeitpunkt, zu dem mein Vater von seinem eigenen Teller aufsah und Wicky über den Tisch hinweg eine Gabel in die Hand drückte. «Probier's damit!» sagte er, was Wicky dann auch tat. Doch nach ein paar Minuten ließ er die Gabel fallen, und das Spielchen begann von neuem.

Nach dem Essen ging Wicky gewöhnlich hinauf in sein Zimmer, hörte Tonbandmusik und führte Selbstgespräche. Dabei ließ er immer Ereignisse Revue passieren, die einen Tag oder eine Woche zurücklagen. Er war dabei sehr detailbesessen und wiederholte ganze Gesprächspassagen. Man konnte ihn oben plappern hören. Meine Eltern saßen unterdessen stumm im Wohnzimmer. Sie hatten nur selten offenen Streit wegen Wicky, ja sie sprachen überhaupt nur sehr wenig von ihm, doch legte sich seine Gegenwart wie eine bleierne Müdigkeit über den Raum. Meine Mutter starrte mit angespanntem Gesicht auf ihre Handarbeit. Mein Vater las, blickte aber immer wieder auf und starrte quer durchs Zimmer etwas an, das außer ihm niemand sehen konnte.

Wicky erklärte mehr als alles andere die stille Traurigkeit in unserem Haus. Mit der Zeit sah ich in ihm das Kernproblem, ein Krebsgeschwür, das an der Ehe meiner Eltern nagte. Es paßte alles so gut. Das böse Blut, das während seiner Besuche aufkam, schien einzig und allein auf ihn zurückzugehen. Die Angespanntheit und die Kopfschmerzen meiner Mutter und ihr Erstarren bei Tisch, die gedankenverlorene Traurigkeit meines Vaters in seiner Gegenwart, das drückende Schweigen am Eßtisch, dem sich keiner von uns entziehen konnte – es lag an Wicky, nicht wahr? Es war Wicky.

Als ich neunundzwanzig war, starb Wicky plötzlich und unerwartet an einem schweren epileptischen Anfall. Er war zweiundvierzig Jahre alt. Ein paar Monate nach der Beerdigung erhielt ich einen Brief von Penny, Wickys ältester Schwester und meiner Halbschwester. Sie schilderte mir darin ihr gemeinsames Aufwachsen mit Wicky und brach das Schweigen über die Rolle, die der Alkohol in seinem Fall gespielt hatte. «Niemand hat je darüber gesprochen», schrieb sie, «aber heute ist mir völlig klar, daß er an Alkoholembryopathie litt.

An Alkoholembryopathie? Ein durch Alkoholismus der Mutter ruiniertes Leben – so einfach war das? Die Nachricht alarmierte mich; sie war eines jener Ereignisse, die wie aus dem Nichts zu kommen scheinen und dabei durchaus plausibel sind, die Teillösung eines Rätsels, die immer irgenwie im Raum gestanden hatte.

Ich saß in meiner Wohnung bei einem Glas Wein, als ich Pennys Brief öffnete. Ich hatte schon einiges über Alkoholschäden an Embryos gelesen, und als ich näher darüber nachdachte, wurde in der Tat bestätigt, daß Wicky einige dafür typische Merkmale besessen hatte: verlängerte Falten an den Augenlidern; einen flachen, niedrigen Nasenrücken, eine schmale Oberlippe. Auf einer bestimmten Ebene war mir in diesem Moment auch klar, daß ich selbst zuviel trank. Ich erinnere mich noch, wie ich den Brief wieder in den Umschlag steckte und dabei dachte: *Wenn du so weitermachst, wirst du nie Kinder haben können.* Sollte ich je schwanger werden, dachte ich, wird mein Baby ein zweiter Wicky werden.

Dieser Gedanke erschreckte mich, aber nach einer Minute war er vergessen: Was ich nach Wickys Tod am stärksten empfand, war ein Gefühl der Erleichterung.

Mein Vater starb vier Jahre später, an einem Montag im April. Ich war damals zweiunddreißig, und sein Tod traf mich unvorbereitet.

Am Morgen davor war Carla, eine Hospizschwester, bei uns gewesen und hatte ihn untersucht. Nach ihrer Überzeugung hatte er noch ein paar Tage zu leben, vielleicht sogar eine ganze Woche. Drei Tage zuvor war er ins Koma gefallen, doch die Lebenszeichen waren noch stark. Er atmete gleichmäßig, und sogar sein Herzschlag war normal.

So warteten wir also – wie wir seit elf Monaten gewartet hatten.

Ich hatte in den vergangenen fünf Jahren, wenn nicht länger, jeden Tag getrunken, doch als die Ärzte feststellten, daß mein Vater an einem Hirntumor litt, brachen alle Dämme. Seine Krankheit öffnete einen Brunnen der Angst in meinem Herzen, der bodenlos zu sein schien, und ich trank, um ihn zu füllen, um ihm zu entkommen, um die Angst zu betäuben. Ich trank, weil ich das Gefühl hatte, keine andere Wahl zu haben, und weil ich nicht wußte, was ich sonst hätte tun sollen. Ich trank, ohne darüber nachzudenken.

In den beiden Nächten vor Carlas Visite hatte ich im Bett neben dem Pflegebett meines Vaters im elterlichen Schlafzimmer übernachtet. Meine Schwester und ich hatten unsere Mutter ein wenig entlasten wollen: Sie war erschöpft, weil sie jedesmal, wenn er sich im Bett neben ihr regte, aufwachte und mit seinem sofortigen Tod rechnete. Wir hatten sie für ein paar Nächte nach oben in mein altes Schlafzimmer geschickt, und ich übernahm die Nachtwache.

Der Gedanke, mein Vater könne einsam sterben, entsetzte mich. Ich glaube, daß ich damals der Realität durchaus ins Auge sah, daß ich mir der Tatsache, daß er im Sterben lag, bewußt war und es mir in jenen beiden Nächten sogar gelang, meinen Alkoholkonsum in Grenzen zu halten. Aber was diesen Punkt betrifft, lüge ich vielleicht: Ich weiß einfach nicht mehr, was ich damals trank und wieviel. Woran ich mich noch erinnere, ist, daß ich jeden Abend, bevor ich mich hinlegte, neben seinem Bett stand und meine Hand auf die seine legte.

«Ich liebe dich, Dad», flüsterte ich. «Wir sind alle bei dir. Es wird wieder alles gut werden.» Das waren unübliche Sätze in unserer Familie: «Ich liebe dich.» – «Wir sind alle bei dir.» Aber ich zwang mich dazu, sie auszusprechen. Und dann legte ich mich ins Bett und versuchte, auf seinen Atem zu achten. Ob ich in diesen Nächten die Besinnung verlor, weiß ich nicht mehr.

Doch als Carla dann kam und sagte, daß die Wache noch ein paar Tage länger dauern würde, entschloß ich mich, mir eine kleine Unterbrechung zu genehmigen und bei meinem Freund Michael zu übernachten. Wir wollten noch mit meiner Mutter, Becca und meinem Schwager Andy zu Abend essen und dann in Michaels Wohnung fahren, die ungefähr eine Meile entfernt in einem anderen Teil von Cambridge lag.

An jenem Abend trank ich Cognac. Ich hatte für das Wochenende für achtundvierzig Dollar einen Ragnaud gekauft, meine Lieblingsmarke, und die Flasche in meiner Handtasche versteckt. Ungefähr alle halbe Stunde ging ich unter dem Vorwand, eine Zigarette zu rauchen, in mein Zimmer im Obergeschoß, zog die Flasche hervor, rauchte und stürzte in großen, gierigen Zügen den Cognac in mich hinein. Ich trank die Flasche an jenem Abend halb leer. Dazu trank ich zum Essen Wein, nachdem ich zuvor schon ein paar Bier gekippt hatte. Ich kann mich nicht einmal erinnern, wie ich zu Michael gekommen bin. Innerhalb von Minuten verlor ich die Besinnung. Ich war dermaßen k.o., dermaßen benebelt, daß Michael mich wachrütteln mußte, als gegen 1.30 Uhr morgens das Telefon klingelte. Andy war am Apparat, um uns mitzuteilen, daß in Vaters Befinden eine Änderung eingetreten sei. Irgend etwas stimme nicht mit seiner Atmung. Wir sollten besser kommen – ja, sofort.

Vielleicht wären wir, hätte ich nicht getrunken gehabt, schneller dortgewesen. Vielleicht wäre ich wacher gewesen, hätte mich schneller anziehen und schneller in den Wagen springen können. Ich weiß es nicht. Auf jeden Fall starb mein Vater, ehe wir bei ihm waren. Andy empfing uns an der Tür. Er sah mich an und sagte: «Vor etwa zwei Minuten.» Ich war noch immer betrunken.

# GIER

Ungefähr zu dem Zeitpunkt, da Wicky starb, hatte ich damit begonnen, die kleinen Testbogen über Drogen- und Alkoholmißbrauch auszufüllen, die man manchmal in Frauenzeitschriften oder in Arztpraxen findet. Dabei beantwortete ich eine ganze Reihe von Fragen positiv: *Haben Sie die Angewohnheit, vor Partys, auf denen Alkohol serviert wird, ein oder zwei Drinks zu sich zu nehmen, nur um «in Stimmung» zu kommen?* Ja. *Haben Sie die Angewohnheit, Drinks in einem Zug herunterzustürzen?* Hmm ... Ja, angekreuzt. *Trinken Sie mehr, wenn Sie unter Streß stehen?* Aber sicher ... Einige Fragen kamen mir wie Binsenweisheiten, ja regelrecht blöd vor. *Trinken Sie allein?* Ja, natürlich. Ich lebe doch allein ... Was soll die Frage?

Die Fragen, auf die es ankam und die ich mir selbst gestellt hätte, wenn ich nur bereit gewesen wäre, genauer hinzusehen, wären prägnanter gewesen: Treibt Sie ein Gefühl der Gier? Ertappen Sie sich, wenn jemand eine Flasche Wein auf den Tisch stellt, dabei, daß Sie sie heimlich und besitzergreifend anstarren wie einen Liebhaber, nach dem Sie sich sehnen, dem Sie aber nicht recht trauen? Achten Sie, wenn Ihnen jemand einschenkt, auf den Flüssigkeitspegel im Glas, vergleichen ihn mit dem der anderen und halten sekundenlang den Atem an, bis Sie sicher sind, daß Sie genug bekommen haben? Haben Sie seltsame Gefühle gegenüber Glas oder Weinflasche? Sorgen Sie sich um sie, liegt sie Ihnen am Herzen, begehren Sie sie, wollen Sie den Inhalt für sich allein? Können Sie die Vorstellung ertragen, daß die Flasche leer ist und Sie dann, allein und ungeschützt, ohne dasitzen?

Es ging mir von Anfang an mit dem Trinken so: Ich war mir meiner Bedürfnisse bewußt und immer auf der Hut. Mir ein Glas einzuschenken und es nicht auszutrinken oder nein zu sagen, wenn jemand mir nachschenken wollte, kam mir immer sinnlos vor, und obwohl ich es nicht artikulieren konnte, erfüllte mich stets das vage Bewußtsein, daß ich anders trank als andere Leute. Ich kann mich nicht erinnern, jemals einen Drink ausgeschlagen zu haben, nicht ein einziges Mal, so wie ein junger Hund keinen ihm dargebotenen Leckerbissen verschmäht. Warum auch? Natürlich, schenk mir noch mal ein. Trinken macht Spaß. Trinken ist gutes *feeling*.

Weder meine Mutter noch meine Schwester tranken so wie ich. Sie tranken ein Glas Wein zum Abendessen – nur ein Glas –, und wenn man ihnen nachschenken wollte, hielten sie die Hand über das Glas und sagten: «Nein, danke, ich hatte genug.»

Genug? Für den Alkoholiker ist das ein unbekanntes Fremdwort. Es gibt kein Genug, nie und nimmer. Man ist immer hinter dieser Stärkung her, muß ständig daran denken, ist immer so erleichtert, wenn man endlich trinken und das wärmende Brausen im Hinterkopf spüren kann, strebt immer danach, dieses Gefühl aufrechtzuerhalten, es zu intensivieren, *es ja nicht zu verlieren*. Eine Bekannte namens Liz nannte den Alkoholismus «die Immer-mehr-Krankheit» und spielte damit auf die Gier an, die viele von uns befällt, auf das unbedingte Habenwollen, das Gefühl unmittelbar bevorstehender Entbehrung und die Gewißheit, daß wir einfach nie genug bekommen können. «Mehr» ist für einen Alkoholiker nicht nur die bessere Wahl, es ist eine Notwendigkeit. Warum sich mit zwei Drinks zufriedengeben, wenn man auch drei haben kann? Warum mit dreien, wenn vier möglich sind? Warum aufhören?

Warum und *wie?* Gegen Ende meiner Trinkerei kam es vor, daß ich Michael, wenn ich auf eine Party ging, versprach, nicht zuviel zu trinken. «Laß es ruhig angehen, okay?» bat er mich. «Achte ein bißchen auf dich.» Und ich schwor ihm: «Ja, mach ich. Ich will mich nicht hemmungslos betrinken.» Es war mein voller Ernst, und am Anfang gab ich auch acht: Ein Glas Wein in der ersten halben Stunde, ein Glas in der zweiten und so weiter. Doch dann riß irgendwann der Faden, und ein unkontrollierbarer Prozeß nahm seinen Lauf. Urplötzlich waren zwei oder drei Stunden vergangen; ich trank mein sechstes, zehntes oder weiß Gott wievieltes Glas Wein und war betrunken. Ich wußte nicht, wie es geschehen war, und fand keine rationale Erklärung dafür, so sehr ich mich auch darum bemühte. Ich betrank mich blindlings und offenbar gegen meinen Willen.

Die Erkenntnis, daß manche Menschen genug haben können, während man selbst den Hals nie voll bekommt, ist sicher der stärkste Beweis, um einem Trinker klarzumachen, daß Alkoholismus eine Krankheit ist, die stark körperlich bedingt ist, daß der Körper des Alkoholikers auf alkoholische Getränke anders reagiert als der eines gesunden Menschen. Nachdem ich mit dem Trinken angefangen hatte, wußte ich einfach nicht mehr, wie oder wann ich aufhören sollte; ein alles beherrschendes Entbehrungsgefühl setzte ein, und es erschien mir einfach unrealistisch aufzuhören. Mein Freund Bill, dessen Mutter es sehr schwerfällt, Alkoholismus als Krankheit zu begreifen, und die nach wie vor glaubt, er hätte sein Trinken kontrollieren können, wenn er nur gewollt hätte, sagt folgendes zu ihr: «Mom, wenn du das nächste Mal Durchfall hast, versuch mal, ihn zu kontrollieren.» Vielleicht ein drastischer Vergleich, aber er trifft den Nagel auf den Kopf.

Die Entbehrung ist nicht nur rein körperlicher Natur: sie ist auch seelisch bedingt, sitzt sehr tief und ist vielschichtig. Der drängende Wunsch nach diesem Wein, diesem Wodka oder jenem Bourbon ist von einer düsteren Furcht begleitet, einer gierigen, nicht zu vertreibenden Angst davor, nichts mehr zu bekommen, ausgesetzt zu sein, ohne den gewohnten Schutz. In Versammlungen kommen immer wieder Leute zu Wort, die sagen, ein Suchtkranker sei ein Mensch, der körperliche Lösungen für seelische oder geistige Probleme sucht. Ich halte das für eine intellektuelle Darstellung jener Angst und der mit ihr einhergehenden instinktiven Reaktion: Da ist das Gefühl einer tiefen

Entbehrung – und die Reaktion darauf ist der zwanghafte Drang, sich an etwas festzuklammern, das sich außerhalb des eigenen Selbst befindet und mit dem man ein tiefes, inneres Unbehagen besänftigen will.

Ungefähr sechs Monate nach dem Tod meines Vaters besuchten uns Michaels Eltern aus Connecticut, und wir gingen abends mit ihnen zum Essen. Da seine Eltern nicht viel trinken, bestellten wir nur eine einzige Flasche für unseren Tisch, was etwa anderthalb Glas Wein für jeden von uns bedeutete. Ich erinnere mich, daß ich mich in Gegenwart von Michaels Eltern arg verlegen fühlte. Ich kannte sie wenig, war niedergeschlagen, weil ich selbst keinen Vater mehr hatte, und darüber hinaus von einem allgemeinen Angstgefühl besessen. In solchen Momenten beschlich mich dann immer jenes furchtbare Verlangen, das so stark war, daß ich mich auf nichts anderes mehr konzentrieren konnte.

Wir aßen ein paar Appetithäppchen – Tomaten und Mozzarella. Während Michael mit seinen Eltern über seine Schwester, seine Nichte und einen neuen Wagen plauderte, den die Eltern geleast hatten, fühlte ich mich so unwohl in meiner Haut, daß ich glaubte, ich müsse explodieren. Das Gefühl war eindeutig: *Nichts hilft dir jetzt noch außer Wein. Nichts anderes als mehr Wein kann diese Verlegenheit, Niedergeschlagenheit und Angst vertreiben. Nichts.*

«Entschuldigt ihr mich einen Augenblick?» Ich erhob mich und murmelte etwas von der Toilette. Der Hauptteil des Restaurants, in dem unser Tisch stand, war durch eine sich über die gesamte Länge des Raums erstreckende Holzwand von der Bar getrennt. Als ich das Gastzimmer verließ, ging ich nicht zur Toilette im Flur, sondern schlüpfte linker Hand auf einen Barhokker. Ich bestellte ein Glas Rotwein und trank es innerhalb von zwei Minuten aus, das heißt, ich stürzte es regelrecht hinunter. Nach dem Essen wollte ich noch ein Glas kippen, verzichtete dann jedoch darauf, weil ich fürchtete, erwischt zu werden. Erst später am Abend – wir führten die Unterhaltung mit den Eltern in Michaels Wohnzimmer fort – konnte ich unter einem Vorwand zu meinem Wagen gehen. Ich glaube, ich sagte zu Michaels Mutter, ich hätte ein Buch im Wagen, das ich ihr leihen wollte. Tatsache war, daß ich eine Flasche Scotch unter dem Fahrersitz versteckt hatte. Als ich das Auto erreichte, ließ ich mich auf den Sitz fallen und trank gut sechs, sieben Zentimeter direkt aus der Flasche. Ich erinnere mich nur noch an den Drang, *die Gier.*

*Ich brauche das.* Vielleicht habe ich diesen Satz sogar laut ausgesprochen – ich weiß es nicht mehr, aber überraschen würde es mich nicht. Der Drang war so stark wie Worte.

Die meisten Alkoholiker, die ich kenne, verspüren diese Gier schon lange, bevor sie den ersten Drink zu sich nehmen. Es ist eine Sehnsucht nach irgend etwas, nach *irgend etwas* außerhalb von einem selbst, das für Entspannung, Trost und Wohlbehagen sorgt. Auch auf den AA-Treffen klingt es immer wieder an: Man hat das Gefühl, im Inneren breite sich eine große Leere aus. Wer trocken werden will, muß neue Mittel und Wege finden, diese Leere aufzufüllen, und zwar geistig-seelische Mittel anstatt rein körperlicher. Auch auf materielle Dinge konzentrieren sich die Betroffenen nach eigener Auskunft oft – auf ein neues Haus, das sie kaufen, einen Job, den sie unbedingt haben wollen, oder eine Beziehung, an der ihnen gelegen ist. All diese Dinge haben verändernde Kraft, die heilt und bewahrt und das Leben von Grund auf erneuern kann. Das Verlangen, Streben, Suchen – die Gier durchzieht alle Lebensgeschichten, überschreitet alle sozioökonomischen Grenzen, betrifft beide Geschlechter, alle Altersstufen und sämtliche Rassen.

Ein Teil davon ist kulturell bedingt oder wird zumindest kulturell verstärkt. Das Streben nach schnellen Lösungen für jedes Zipperlein ist ein typisch amerikanisches Phänomen und wurde zum festen Bestandteil unserer Konsumgesellschaft; jede Diätselbsthilfegruppe, jeder Schönheitschirurg legt davon Zeugnis ab. Der Alkoholismus ist gewissermaßen ein perfekter Ausdruck für dieses Streben im ausgehenden zwanzigsten Jahrhundert, der extreme Ausdruck einer Reaktion auf tiefsitzende Sehnsüchte, wie sie vielen von uns antrainiert wurde: *Füllt sie, füllt sie, füllt sie, füllt sie auf diese Leere; füllt auf, was euch vorkommt wie ein Abgrund von Einsamkeit, Schrecken und Wut; bitte befreit uns davon, jetzt, sofort* ... Unsere Gesellschaft versteht sich mittlerweile blendend darauf, diesem Impuls mit leichten – oder scheinbar leichten – Lösungsvorschlägen zu begegnen; man braucht nur lange genug vor dem Fernsehapparat zu sitzen, schon werden die Lösungen einem präsentiert: das Idealgewicht, das richtige Haus, ein paar Bier ...

Manchmal kommen mir Alkoholiker wie Menschen vor, die diese ewige Suche nach irgend etwas zu einer Kunstform oder Religion erhoben haben. Sie füllen die Leere mit Alkohol, jagen ihm ständig hinterher und bringen sich dabei auch um. Vielleicht geben sie das Trinken auf, doch von der Hetzjagd selbst kommt man nicht so leicht los. Aus diesem Grund hört man auf AA-Treffen immer wieder auch Leute, die noch lange nach ihrem letzten Drink «alkoholisch» dachten oder handelten. Die Suche nach der Lösung von außerhalb geht weiter: Ich will etwas. Ich brauche etwas. «Mein Mann benimmt sich wie ein Idiot», sagte eine Frau vor nicht allzu langer Zeit auf einer Versammlung. «Ich muß mir immer wieder ins Gedächtnis rufen, daß die Lösung nicht heißt: ‹Such dir einen neuen Ehemann.›»

Mir ist diese Denkweise wohl vertraut. Schon als Kind war ich immer auf irgend etwas Außenstehendes fixiert: Ich wollte Partylackschuhe. Ich wollte Reitstunden mit den dazugehörigen kniehohen Reitstiefeln und der passenden Reitkappe aus schwarzem Samt. Ich wollte den höchsten Weihnachtsbaum von allen. Ich war von diesen Dingen besessen und machte großes Theater darum. Wenn ich nicht bekam, was ich wollte, fühlte ich mich mißverstanden und um etwas betrogen.

Das Gefühl war konstant. Meines Wissens gab es immer *etwas*, das mich lockte, irgendein geistiges Zuckerbrot war immer irgendwo und versprach Trost und Hilfe. Ich muß mir das immer wieder vor Augen halten: Jahrelang waren es Lackschuhe und Reitstiefel, später war es Alkohol. Dahinter steckte die gleiche Absicht, die gleiche Motivation. Lediglich die Materie war eine andere.

Bis heute kann ich nicht genau sagen, ob dieses Verlangen in mir durch familiäre Einflüsse entstand oder ob ich ganz einfach schon damit auf die Welt gekommen war. Im Endeffekt kommt es darauf wohl auch nicht an. Man holt sich seinen Trost, wo man ihn kriegt.

Kaum war ich groß genug, um bei meiner Mutter auf dem Schoß zu sitzen, fing ich an, vor- und zurückzuschaukeln, unentwegt. Ich tat es jahrelang. Meine Eltern mußten im Kinderzimmer eine Matratze an die Wand lehnen, weil ich während der Nachmittagsruhe immer vor- und zurückschaukelte und mit dem Kopf gegen die Wand schlug. Später entwickelte ich ein raffinierteres System: Ich kauerte mich auf Knien und Ellbogen zu einer Kugel zusammen, das Gesicht nach unten wie eine Schildkröte in ihrem Panzer, und schaukelte in dieser Stellung auf dem Bett hin und her, manchmal stundenlang. Auf Fotos, die im Alter von fünf, sechs oder sieben Jahren von mir gemacht wurden, ist mein Haar ein verfilztes Durcheinander. Die filzigen Knoten, die auf diesen Bildern mein Gesicht umrahmen, entstanden bei der Schaukelei. Meine Mutter hatte es nach einer Weile aufgegeben, mir die Knoten wieder herauszukämmen. Ich sah aus wie ein kleiner blonder Rasta.

Das Hin- und Herschaukeln war, wie ich es heute sehe, meine erste Sucht. Es beruhigte mich, befreite mich von mir selbst und vermittelte mir ein Gefühl der Entlastung. Ich weiß nicht, was mich damals – mit fünf oder sechs Jahren – so belastete, aber irgend etwas muß es gewesen sein. Das Schaukeln half. Ich schaukelte täglich, manchmal sogar mehrmals am Tag, und behielt die Angewohnheit lange bei, wenngleich ich sie später, als ich alt genug war, mir ihrer bewußt zu sein, vor meinen Eltern, meiner Schwester und meinen Freunden geheimhielt. Manchmal ging ich einfach in mein Zimmer, um vor dem Abendessen noch eine Stunde zu schaukeln. Ich schloß die Tür hinter mir ab, stellte das Radio an, kletterte aufs Bett und schaukelte mich in eine Art Alpha-Zustand. Auch vor dem Einschlafen schaukelte ich fast immer eine halbe oder eine ganze Stunde lang. Es war mir furchtbar peinlich, und ich schämte mich dessen sogar – aber ich brauchte es. Ich brauchte es, und es funktionierte.

Um ehrlich zu sein: Ich schaukelte noch, bis ich sechzehn war. Das Schaukeln war wie Trinken.

## IN WODKA VERITAS

Trinken war wirkungsvoller, sein Trost zuverlässiger. Mit der Zeit, nach vielen, vielen Drinks, wird dieses Wissen verinnerlicht, die Erkenntnisse verschmelzen mit der Seele: Alkohol lindert. Alkohol beruhigt und beschützt, ein seelischer Balsam. War es das, was mich zur Alkoholikerin machte? Als Teenager oder junge Erwachsene wäre ich auf diese Idee nicht gekommen, jedenfalls nicht durch das, was ich in meinem Umfeld beobachtete. Aus meiner Lektüre und aus dem, was ich im Fernsehen und im Kino sah, erkannte ich Verbindungen zwischen Trinken und Kameraderie, Trinken und Machismo, Trinken und verfeinertem kulturellem Anspruch. Einfache Bilder: biertrinkende Jungs am Feierabend; Nick und Nora in den *Thin Man*-Filmen stoßen mit ihren Cocktailgläsern an. Ich wußte, daß manche Menschen Alkoholprobleme hatten, doch glaubte ich, daß dies weitgehend fremde Einzelfälle seien, auf besondere Umstände zurückzuführen, die kaum etwas mit mir zu tun hatten. Betty Ford zum Beispiel – sie war immerhin Präsidentengattin; den Streß in dieser Position kann man sich ja vorstellen. Süchtige in der High Society: Marilyn Monroe, Judy Garland, Liza Minnelli, Elizabeth Taylor, um nur einige zu nennen. Sie zerbrachen an den Belastungen des Ruhms, ihrer sensationellen Karrieren und Lebensstile. Wem würde es nicht so gehen?

Für uns hingegen war Trinken etwas ganz Normales und überwiegend ein gesellschaftliches Phänomen: Es brachte einen aus sich selbst heraus und unter die Leute – in Bars, elegante Restaurants, auf Partys. Auf den Gedanken, daß Alkohol auf einer tieferen emotionalen Ebene und auf kompliziertere Weise wirksam sein könnte, kam ich nicht.

Einmal allerdings bekam ich einen kleinen Hinweis, ein winziges Indiz in Form eines einzigen Satzes. Er stand auf den letzten Seiten des Buches *Getting Better* der *Washington Post*-Reporterin Nan Robertson, das ich 1988 zur Besprechung auf meinen Schreibtisch bekam. Das Buch befaßt sich in der Hauptsache mit den Anonymen Alkoholikern: Ihre Anfänge, ihre Arbeit, ihre Rolle in der modernen Alkoholismusdebatte. Ich blätterte das Buch in meinem engen Büro durch und dachte bei mir: *So, so, Anonyme Alkoholiker. Wen interessiert das schon?* Doch dann begann ich das Schlußkapitel zu lesen, das die Überschrift *Nan's Story* trug, und stieß darin auf einen Abschnitt, in dem die Autorin ihre ehemaligen Trinkgewohnheiten schildert. Sie beschreibt sich als langweilige Trinkerin, die niemals weinerlich oder sentimental geworden sei, auf Partys nie anderen Leuten auf die Nerven gegangen und nie durch peinliche Szenen aufgefallen sei. Wenn sie sich auf einer Party betrunken hatte, trollte sie sich in ein Gästezimmer, blieb dort etwa eine Stunde besinnungslos liegen (was sie für ein «erfrischendes Stündchen Schlaf» hielt) und kehrte dann wieder zurück, wobei sie sich wunderte, warum die anderen Gäste sie so merkwürdig ansahen. Wörtlich schreibt sie: «Ich zog mich auch auf andere, subtilere Weise zurück. Mein Mann sagte immer: ‹Wenn Nan sich betrinkt, verschwindet sie in einem kleinen Stübchen in ihrem Geist und läßt die Jalousie herunter.›»

Diesen Satz kriegte ich jahrelang nicht mehr aus dem Kopf. Er unterschied sich deutlich von allem, was ich bis dahin über Trinkgewohnheiten und Betrunkene gelesen hatte, und stand auch im klaren Gegensatz zu den Alkoholikerstereotypen, die mir in der Vergangenheit begegnet waren – dem männlich-harten Trinker oder dem geschliffenen, eleganten Typus. *Sie verschwindet in einem kleinen Stübchen in ihrem Geist und läßt die Jalousie herunter.* Ohne es ausdrücklich zu sagen, hatte dieses Bild mit den verschiedenen Orten zu tun, an die Alkohol einen führen kann. Es hatte etwas zu tun mit dem «Abheben», dem sehr realen – und für Alkoholiker äußerst verführerischen – Phänomen: der psychischen Flucht. Man nimmt eine simple Substanz in sich auf und vergißt sich selbst.

Ich las die Passage wieder und wieder.

Viele von uns trinken, um zu fliehen, um sich buchstäblich in neue Persönlichkeiten zu gießen: Mach die Flasche auf, laß den Korken knallen, schlüpfe in die Haut eines anderen. Es ist ein flüssiges Sich-Überschreiben von innen nach außen.

Wohin man auch blickt, überall gibt man uns zu verstehen, daß dies möglich ist. Die Erkenntnis bemächtigt sich unser und setzt sich in dunklen Winkeln fest, Winkeln, in denen die Phantasie haust. Wir sehen es auf Reklametafeln, auf Glanzpapier gedruckt in Zeitschriftenanzeigen, im Kino und im Fernsehen: Wir sehen zusammengekuschelte Pärchen vor offenen Kaminen am Brandy nippen, und die Flammen spiegeln sich in den Cognacgläsern wider. Wir sehen elegante Menschen bei feierlichen Anlässen im Restaurant die Gläser heben. Wir sehen, wie über Barhockern und dunklen Bierflaschen Freundschaften besiegelt werden. Wir sehen, wie Geheimnisse gelüftet und Probleme gelöst werden und Romanzen erblühen. Wir sehen es, wir kennen die Botschaft – und die Wein-, Bier- und Schnapsbranche gibt Jahr für Jahr mehr als eine Milliarde Dollar aus, um uns in diesem Wissen zu bestätigen: Trinken verwandelt uns.

Und es verändert uns ja tatsächlich, zumindest für eine gewisse Zeit. Es bringt all jene Ecken und Kanten in uns zum Schmelzen, die uns verletzen oder Sorgen machen; es schafft Raum für die Entstehung eines anderen Selbst, einer neuen, verbesserten Version mit entschieden weniger Konflikten. Und nach einer Weile wird das Trinken zum zentralen Faktor, ein ebenso integraler Part bei der Weiterentwicklung des Selbst wie das Gaspedal bei der Beschleunigung eines Fahrzeugs. Ohne den Alkohol ist man Version A, mit ihm Version B. Und ohne die richtige Ausrüstung führt kein Weg von A nach B.

Ich kenne einen Mann namens Alex, der sich als gesellig-introvertiert bezeichnet: Er kann nicht allein sein und hat keine ruhige Minute, wenn er seinen eigenen Gedanken überlassen ist. Auf der anderen Seite ist er furchtbar schüchtern. Als er in der High School zum erstenmal die Wirkungen des Alkohols kennenlernte, dachte er: *Ah, das Elixier!* Nach ein, zwei oder drei Bier konnte er mit jedem reden. Dieses *Etwas* tief in seinem Innern, das ihn sonst das Gesicht verziehen und sich winden ließ, jener Teil von ihm, der ihm Unbehagen bereitete wie ein permanenter trockener Juckreiz, wurde einfach hinweggespült. Sein gesamtes Wesen schien auf einmal im Einklang mit sich selbst zu sein.

Wenn Alex dies auf einem AA-Treffen schildert, nickt die ganze Versammlung. *Richtig! Genauso ist es!* Es ist die Gleichung, nach der wir alle gelebt haben, nach der jeder Alkoholiker lebt, den ich kenne: Unbehagen + Alkohol = kein Unbehagen. Die Mathematik der Selbstverwandlung.

«Der Alkohol verwandelte mich in jemanden, den ich *mochte*», sagte eine Frau namens Louise auf einem AA-Treffen in meinem ersten trockenen Monat. Sie sagte es mit Tränen in den Augen, und in ihrer Stimme lag eine Spur von Traurigkeit, als sei sie ohne diese eigenartige Mathematik ein Nichts, das keiner gern haben konnte, nicht einmal sie selbst. «Wenn ich trank», sagte sie, «verschwand einfach dieser ganze *Scheiß* aus meinem Kopf.»

Lange Zeit kommt einem die Wirkung des Alkohols wie ein Pfad der Selbsterleuchtung vor. Er verwandelt uns in den Menschen, der wir sein wollen oder von dem wir annehmen, daß er unser wahres Ich darstellt. In gewisser Hinsicht ist die Dynamik ganz simpel: Alkohol macht alles besser, bis er alles schlechter macht. Und solange durchs Trinken alles besser wird, geschieht dies mit müheloser Perfektion: Es hebt einen empor und versetzt einen mir nichts, dir nichts in ein anderes Ich.

Ich kann dieses Gefühl bis zum Anfang meiner Pubertät zurückverfolgen. Mit vierzehn oder fünfzehn nippte ich zum erstenmal an einem Martini meines Vaters, fühlte erstmals den Gin auf meiner Zunge, gleichzeitig kalt und wärmend, sowie die Andeutung von Zitrus durch den dünnen Streifen Zitronenschale. Im gleichen Alter, mit vierzehn, trank ich erstmals Bier an einer Bar, zum erstenmal hörte ich, wie eine Kellnerin einen Krug auf einen harten Linoleumtisch setzt – *bomm!* –, sah, wie sie die bernsteingelbe Flüssigkeit in hohe, eisgekühlte Gläser goß, und spürte dann das Glas in meiner Hand, kalt und solide wie Münzgeld.

Und damit begann, nehme ich an, eine Art Pawlowsches Phänomen beständiger Verstärkung: *Ein tolles Gefühl,* wie dieser Weißwein aus der Flasche ins Glas und von dort durch die Kehle ins Hirn fließt, wie er kitzelt, wärmt und alles leichter macht. Ein tolles Gefühl, wie wir hier am Tisch zusammensitzen, Ellbogen an Ellbogen, vereint in der Kameradschaft des Trinkens, Lachens und der gegenseitigen Bestätigung. Später verfeinert sich das Gespür: Es fühlt sich alles so gut an – das Gläschen Cognac, das sich in der Hand allmählich erwärmt; der Sektkelch, kühl und filigran und in der Hand wie Perlmutt; das Longdrinkglas mit Gin, klar, eisgekühlt und mit einem Schuß Limone versetzt: Es fühlt sich an wie ich. Es ist *richtig.*

Unter Trinkern sind solche Empfindungen weit verbreitet. Meine Freundin Meg sagt, sie hätte immer das Gefühl gehabt, ihr «wirkliches» Ich säße irgendwo in ihr gefangen, wäre hinter ihren Rippen in einen Käfig gesperrt. Beim Trinken wurde dieses andere Ich befreit. «Jahrelang», sagt sie, «kam es mir vor wie der Weg zur Wahrheit», und fügt lächelnd hinzu: «In Wodka veritas.»

Ungefähr ein Jahr nachdem ich das Trinken aufgegeben hatte, hörte ich im Autoradio klimpernde Cocktailmusik als akustischen Hintergrund zu einem Kommentar. Es klang ein wenig wie die Musik, die man in einer schicken Pianobar hört. Für Sekunden versetzte sie mich zurück in meine Twen-Jahre, in denen ich oft und lange mit meinem Freund Sam an der Bar des *Boston Ritz* saß und trank.

Sam war ein großartiger Trinkkumpan, weil er viel Alkohol

vertrug, aber nicht trank wie ein Alkoholiker: Er hielt Glas für Glas mit, sagte niemals nein, wenn man vor dem Gehen noch ein Gläschen (oder zwei oder drei) trinken wollte, war aber niemals zu betrunken. Man konnte sich stets darauf verlassen, daß Sam am Ende des Abends seine Sinne noch so weit beisammen hatte, daß er wußte, wieviel Trinkgeld zu geben war und sicher nach Hause zu finden. Auch weil er immer zu spät kam, war er ein großartiger Trinkkumpan, denn ich konnte, wenn ich nach der Arbeit in die Bar kam, schon mindestens ein oder zwei Gläser Wein leeren, bevor er erschien. Ich setzte mich, trank, spürte, wie die Anspannung nachließ und verschwand, fühlte mich allmählich elegant, ruhig und geborgen – eine hübsche junge Frau am Fenstertisch, die sich die Cashews aus dem Nußschälchen pickt und auf ihren Freund wartet.

Bei unseren Begegnungen in der Bar veränderte sich oft mein Zeitgefühl. Wenn wir nach zwanzig oder dreißig Minuten eine gewisse Befangenheit überwunden hatten, überließen wir uns völlig unseren Drinks und unserem Gespräch. Ehe man sich's versah, waren zwei oder drei Stunden vergangen, und wir steckten mitten in einer tiefschürfenden Unterhaltung über die Familie, die Therapie oder die Arbeit. Ich fühlte mich *richtig* da, in echter Gemeinschaft, als hätten wir wirklich miteinander gesprochen und einander zugehört.

Ich liebte solche Augenblicke, das Gefühl, als wäre die Welt auf wenige einfache Bestandteile zusammengeschrumpft: auf mich, auf Sam und die beiden Gläser auf dem Tisch; als wäre alles andere – das Klappern der Kellner beim Abräumen und Reinigen der Tische, das leise Gesumm der anderen Gespräche um uns herum – nur Hintergrundmusik. Trinken war nach meinem Dafürhalten die beste, schnellste und einfachste Methode, meine Gefühle zu befreien, einfach dazusitzen und Zugang zu anderen Menschen zu haben. Es war ungemein tröstlich: Ich war eine leichtere, stärkere Version meiner selbst, als wäre ich von innen nach außen mit einer warmen, flüssigen Schutzschicht überzogen.

Es stimmt – dies ist tatsächlich so –, daß der Alkohol der Schlüssel zu jenem Gefühl war. Ich wußte es damals schon seit Jahren, schließlich hatte ich meinen Vater dabei beobachtet, wie er sich im Martinikrug seinen Geheimtrunk mixte, und an Orten wie dem Ritz dasselbe Mysterium in mir selbst ausgelöst, indem ich mich an den Bars breitmachte, meinen Emotionen freien Lauf ließ, all dieses Zeug, das sich in mir aufgestaut hatte, einfach herausließ. Es war immer wieder verblüffend, wie zuverlässig der Alkohol wirkte, wie leicht es war, dieses Wohlgefühl freizusetzen, wie magisch es war – ja, magisch! Man öffnete eine Flasche und baute sich eine flüssige Brücke.

Hierin dürfte einer der stärksten und verbreitetsten Trinkanreize für den Alkoholiker zu suchen sein: in der Art und Weise, wie Alkohol ein Gefühl der Verbundenheit zu anderen schafft, wie er gesellschaftliche Ängste betäubt, Isolationsgefühle schwächt und dem Trinkenden den Eindruck vermittelt, die Welt öffne sich ihm. Du sitzt in deiner eigenen Haut und deinen eigenen Gedanken gefangen wie in einer Falle. Du trinkst – und du wirst befreit, einfach so. Ein Drink, und die Brücke, die du in der kalten, nervenzermürbenden Empfindlichkeit der Nüchternheit nicht orten kannst, ist auf einmal da und wartet nur darauf, von dir überquert zu werden.

Alkoholismus ist in vielfacher Hinsicht eine Art psychisches Sicherheitsnetz, das sich der Trinker über einen Zeitraum von vielen Jahren hinweg selbst webt, indem er Gefühle miteinander verknüpft wie Punkte, die sich im Spiel durch Verbindungslinien zu einem Bild fügen. Man nehme ein schwieriges, nüchternes Gefühl – Schüchternheit oder Furcht – und verbinde es mit seinem leichteren, betrunkenen Gegenstück – Enthemmung oder Mut. Unter einem formt sich das Netz, ein enges Flechtwerk, das einen abzufedern verspricht, wenn unangenehme Gefühle aufkommen. Genau dies geschah mit mir, wenn ich mit Sam trank: Punkt A, *Anspannung;* Punkt B, *Entspannung.* In meinem Kopf, aus meinem Kopf heraus. Ohne Zugang, mit Zugang.

Es gab so viele Wandlungen dieser Art, so viele Stricke im Netz: von Befangenheit zu Unbefangenheit; von Gehemmtheit zu Ungezwungenheit. Als Kind war ich furchtbar schüchtern, schüchterner als meine Zwillingsschwester. Jahrelang versteckte ich mich hinter ihr und ließ sie antworten, wenn Besucher sich zu uns niederbeugten und uns Fragen zusäuselten – «Na, wie alt seid ihr denn, ihr Mädchen?» – «Und in welche Klasse geht ihr?» Als ich mich nicht länger hinter Becca verstecken konnte und der Trennungsprozeß begann, den alle Zwillinge unweigerlich durchmachen, geriet ich ans Trinken. Es fing in der High School an, auf Partys und auf den Rücksitzen der Autos junger Männer. Nahm mir die Schüchternheit die Stimme – schon bot er sich an, der flüssige Problemlöser. Und das zweite Glas war in Reichweite. Verbinde die Punkte: von schüchtern zu weniger schüchtern ...

Ich war ein unsicheres Kind. Da meine Eltern keine Menschen waren, mit denen man kuscheln konnte, fehlten mir an Orten, an denen ich mich fürchtete, tröstende Refugien. Einmal besuchten wir die Eltern meiner Mutter und saßen nach dem Abendessen noch mit den Erwachsenen zusammen am Tisch. Meine Großeltern lebten in einem großen Haus, in dem es sehr förmlich zuging. Es gab dort Kronleuchter aus Kristall, eine hochelegante Damentoilette, in der es nach Puder roch, und eine große Wendeltreppe, die vom Foyer in die oberen Stockwerke führte. Ich muß damals etwa sechs Jahre alt gewesen sein. Während die Erwachsenen sich unterhielten, saß ich still am Tisch und aß «Eskimokuchen» – Speiseeis mit Schokoladenüberzug. Da sah mich mein Onkel Joel plötzlich an und sagte: «Was treibst du denn da drüben?» Ich dachte, er hätte mich bei etwas Ungehörigem ertappt und errötete. Auf einmal schwieg die ganze Tischrunde, bis Joel endlich sagte: «Ich glaube, sie sucht den Eskimo, der den Kuchen gebacken hat.» Ich kam mir so bloßgestellt vor, daß ich am liebsten zu meiner Mutter gelaufen wäre und den Kopf in ihrem Schoß versteckt hätte. Aber das war unmöglich.

Das Gefühl der Unsicherheit ließ mich jahrelang nicht los. Es saß mir tief in den Knochen, doch der Alkohol trieb es aus und ersetzte es durch Mut. Als Neunzehn-, Zwanzig-, Fünfundzwanzigjährige scherte es mich nicht mehr, wenn ich Wein getrunken hatte, wenn mich jemand beim sonntäglichen Dinner im Familienkreise über den Tisch hinweg beobachtete. Es war mir ebenso egal wie das, was man über mich denken mochte. Das Gefühl, ein kleiner, verletzlicher Mensch zu sein, war wie weggeblasen. Der Wein verwandelte mich in die Person, die zu sein man, wie ich glaubte, von mir erwartete – ein reiferer Mensch, der die Nuancen eines feinen Merlot zu beurteilen wußte und sich Bemerkungen darüber erlauben konnte, wie gut er zum Roastbeef paßte. Ich gehörte dazu. Ich saß am Tisch im Kreise meiner Tanten, Onkel und Eltern, hob das Glas an die Lippen, sah, wie die Menschen um mich herum die Flüssigkeit in ihren Gläsern schwenkten, und fühlte mich wohl. Ich hatte das Gefühl, den richtigen Übergang gefunden zu haben, und das erfüllte mich mit Erleichterung. Angst + Alkohol = Tapferkeit. Na bitte.

Der Alkohol wirkte immer so auf mich, jedenfalls bis zum Ende meiner Trinkerei, und dahinter steckte eine leichte, flüssige Logik, die ein großes Rätsel löste, das Rätsel der Gier. *Ah! So ist das also. Ich hab's gefunden. Ich weiß jetzt, wie's geht ...* Tennessee Williams beschreibt dieses Gefühl in *Die Katze auf dem heißen Blechdach* in jener Szene, in der Big Daddy Brick fragt, warum er trinkt. Dessen Antwort: «Es ist der Klick in meinem Kopf, der mir Ruhe gibt.» Der Klick: *Alles in Ordnung, das bin ich.* Für einen Trinker ist dieses Gefühl echt und rein und grenzt ans Spirituelle: Du suchst – und in der Flasche findest du.

Ich muß um die Dreizehn gewesen sein, als mir einmal vor dem Essen eine Flasche Milch aus der Hand fiel und auf dem Boden zerschellte. Glasscherben und Milchpfützen bedeckten das Linoleum. Nachdem ich alles aufgewischt hatte, sah mich mein Vater, der im Eßzimmer saß, böse an und sagte: «Das war eine feindselige Geste.» Dann erklärte er mir, sie sei «Ausdruck von Feindseligkeit» gegenüber meiner Mutter, und Freud habe immer gesagt, so etwas wie Zufall gebe es nicht.

Jahrelang habe ich diese Anekdote immer wieder breitgetreten, wenn es mir um die Gefahren ging, denen ein Kind ausgesetzt ist, das in der Familie eines freudianischen Analytikers aufwächst. *Probleme.* Ich lachte in diesen Fällen und verdrehte die Augen. *Von jenem Tag an wußte ich, daß es automatisch Probleme mit sich bringt, wenn man einen Seelenklempner zum Vater hat.* In Wirklichkeit konnte davon nicht die Rede sein. Meine Eltern waren zurückhaltende Menschen mit einem tiefen Respekt vor allem, was unter der Oberfläche vorging, und ich stellte ihre analytische Orientierung erst in Frage, als ich die Zwanzig längst überschritten hatte. Meine Mutter machte mir einmal den Vorschlag, ich solle alle Eigenschaften auflisten, die ich an meinen Eltern haßte, all die Dinge, die immer wieder mein Blut in Wallung brachten. Ich war damals ungefähr zehn und kann mich noch erinnern, wie ich in meinem Zimmer stand und mit den Augen blinzelte. Haßte? An meinen *Eltern?* Ich habe diese Liste nie gemacht – und Jahre gebraucht, bis ich begriff, warum mir der Vorschlag so furchtbar unangenehm war: Wenn es Eigenschaften gab, die ich an ihnen haßte – hieß das vielleicht, daß es auch Dinge gab, die sie an mir haßten?

Das Trinken ermöglichte es mir, solche Episoden meiner Lebensgeschichte umzuschreiben, mich mit jener Verwirrung zu beschäftigen, die noch immer die Person umgab, zu der man mich erzogen hatte. Wieder eine einfache Gleichung: Ich wuchs in einem konfusen Haus auf, und der Alkohol vertrieb diese Konfusion. Er bot den einfachsten Ausweg, einen Ausweg aus meinem Innenleben.

Als ich meiner Freundin Elaine erstmals erzählte, daß mein Vater Psychoanalytiker sei, lachte sie laut auf. Wir saßen mit James, einem anderen Freund, an der Bar, waren alle schon ein bißchen betrunken, und die beiden quietschten nur so vor Vergnügen.

«Ach du meine Güte!» sagte James. «Hat er etwa auch *dich* analysiert?»

«Irgendwie schon», erwiderte ich. Die beiden fanden das ebenso amüsant wie faszinierend, weshalb ich den Faden weiterspann und ihnen die Geschichte mit der zerbrochenen Milchflasche erzählte, meiner ersten «feindseligen» Geste. James konnte kaum noch an sich halten, so lustig fand er das, was wiederum mich sehr freute. Ich war ein schüchternes Wesen, und Elaine und James kamen mir viel weltgewandter und niveauvoller vor. Ich erzählte ihnen, daß ich mit zwölf Jahren einmal entsetzlich deprimiert gewesen war, weil uns unser Au-pair-Mädchen verlassen hatte und nach Dänemark zurückgekehrt war. Tagelang hing ich herum und blies Trübsal, und in den Nächten weinte ich in meinem Bett. Endlich schickten mich meine Eltern zum Psychoanalytiker. James und Elaine jaulten auf.

«Mein Gott!» sagte Elaine. «Depressionen wegen des Au-pair-Mädchens. Typischer geht's ja wohl nicht hier in Cambridge!»

Ich rollte die Augen und sagte: «Unglaublich, was?» Und dann stimmte ich in das Gelächter meiner Freunde ein: Ha, ha. Trinken wir noch einen.

In Wirklichkeit waren diese Geschichten ziemlich traurig. Es waren schmerzhafte Erinnerungen daran, wie man mir beigebracht hatte, Gefühle wie Traurigkeit und Wut zum Ausdruck zu bringen. *Bring sie zum Analytiker. Schreib sie auf einen Block Papier.* Wenn ich betrunken an der Bar saß, spürte ich das nicht. Vielmehr beherrschte mich ein Gefühl, das mir neu und erregend vorkam; es war so etwas wie Rebellion, als würde jeden Moment die Tür aufgehen und mir den Blick auf eine neue, nichtintellektuelle und nichtanalytische Version von mir öffnen.

Der Pfad, die flüssige Gleichung. Ich weiß noch, wie ich auf mein Glas stierte und darüber nachdachte, wie anders Elaine und James doch waren, verglichen mit den Menschen, mit denen ich aufgewachsen war. Elaine und James analysierten ihre Gefühle nicht und führten auch keine ernsten Gespräche über Feindseligkeit und Wut. Sie tranken – und dabei quollen unwillkürlich alle

Emotionen, die unter der Oberfläche blubberten und schlingerten, hervor und ergossen sich, für alle sichtbar, über den Tisch.

Ich mochte das. Mir gefiel es unter Leuten, die ihre Emotionen auf diese Weise bewältigten, die einfach alles *ausspuckten* und Erklärungen und analytischem Denken eine gewisse Verachtung entgegenbrachten. Mir gefiel es, mit ihnen zusammenzusein und mit ihnen zu lachen. Mir gefiel es, auf Barhockern zu sitzen und auch selbst meine Emotionen aus mir heraussprudeln zu lassen. Ich genoß dieses Gefühl ungehemmter Fröhlichkeit. Und ich mochte es, wenn der Alkohol mir dabei half, mich in eine solche Person zu verwandeln, eine Person, die härter, rebellischer und zynischer war als jene, zu der man mich erzogen hatte; ein Mensch, der spöttisch oder verächtlich sein, Geschichten erzählen und andere Leute zum Lachen bringen konnte. Es war etwas, wonach ich mich mein ganzes Leben gesehnt hatte.

Auf jeden Fall sehnte ich mich seit meiner Pubertät danach: nach einem Ausweg, einem Lebensstil, der weniger eingeengt und kopflastig war als der, in dem ich aufwuchs. Als Teenager hatte ich die Empfindung, daß Bedürfnisse aller Art gebändigt und unter Kontrolle gehalten werden mußten. Als meine Schwester und ich anfingen, zum Abendessen Jungen mitzubringen, merkten wir bald, daß niemals genug zu essen auf dem Tisch stand. Finanzielle Gründe dafür gab es keine, aber wir fragten auch gar nicht danach. Das Abendessen wurde Tag für Tag in der gleichen Weise serviert, und die Familie schien sich, selbst wenn wir Kameraden eingeladen hatten, an eine unausgesprochene Regel zu halten, nach der die Rationen beschränkt blieben: Meine Mutter stellte einen Stapel Teller vor meinen Vater hin, und der verabreichte jedem eine Portion, die so klein war, daß der jeweilige junge Gast verwirrt mit den Augen zwinkerte, als wolle er sagen: «Ist das alles?» Ein Stückchen Hühnerbrust, ein winziger Schlag Reis. Ein Stück Fisch und ein Häuflein grüne Bohnen – so klein, daß man sie zählen konnte. Von Kindesbeinen an war mir die Abkürzung F-H-B bekannt. Sie bedeutete *Family Hold Back*, die Familie hält sich zurück.

Wenn wir Gäste bei uns hatten, kam diese Regel zur Anwendung. Bestand die Gefahr, daß es nicht reichte, setzte meine Mutter das Essen auf den Tisch und flüsterte uns zu oder formte die Buchstaben nur mit den Lippen: «F-H-B».

Das Trinken befreite mich von dem Zwang, mich ständig zurückhalten zu müssen und ließ Bedürfnissen freieren Lauf. In der High School zählte Virginia Woolfs *Die Fahrt zum Leuchtturm* zu meinen Lieblingsbüchern, und eine der mir liebsten Figuren darin war Mrs. Ramsay, die Mutter, welche die geradezu sagenhafte Gabe besaß, ihre Kinderschar und Gäste des Hauses am Dinnertisch zu versammeln und zu *vereinen*. In ihrer Gegenwart hob sich diese auf einen selbst bezogene Befangenheit wie ein dichter Nebel, das seltsame Sammelsurium von Charakteren um sie herum schien zu verschmelzen und eins zu werden. Das Zeitgefühl der Anwesenden und ihr Eindruck, voneinander getrennt zu sein, wichen dem Empfinden engster Zusammengehörigkeit. Woolfs Beschreibung dieses Phänomens fand in mir tiefen Widerhall, da sie an etwas rührte, das ich verzweifelt begehrte, obwohl es mir nicht vertraut war. Ich sehnte mich nach diesem Gefühl, konnte es aber selbst in mir nicht hervorrufen. Das Erstaunliche, ja wirklich Verblüffende und Verführerische war, daß Alkohol mich in einen Zustand versetzte, der eine sehr überzeugende Kopie echter Lockerung, Zugehörigkeit und Entspannung darstellte – zumindest für einen kurzen Zeitraum.

Ja, da war sie wieder, die Verbindung, der Zugang: Unterdrückung + Alkohol = Offenheit. Im Kern kommt einem der Alkoholismus wie die Anhäufung von Dutzenden solcher Verbindungen vor, von Dutzenden von Erfahrungen und Erinnerungen, die sich im Grunde der Seele sammeln und über vielen, vielen, vielen Drinks zu einer einzigen flüssigen Lösung zusammenfließen.

Das Problem bei der Selbstverwandlung liegt natürlich darin, daß man nach einer Weile nicht mehr weiß, an welche Version von sich selbst man glauben soll. In Gegenwart von James und

Elaine war ich die abgehärtete, zynische Ausgabe von mir, bei Sam die verbindliche, vertraute und bei meinen Verwandten die vornehme, kultivierte. Nach einer Weile wußte ich beim besten Willen nicht mehr, welche Version welche war, konnte nicht mehr sagen, wo die eine aufhörte und die andere begann, ob die verschiedenen Versionen authentische Bestandteile meiner selbst waren oder ob ich außenstehende Personen und bestimmte äußere Umstände benötigte, um sie heraufzubeschwören. Mein Therapeut sagte jahrelang zu mir: «Bleiben Sie einfach ruhig sitzen mit Ihren Gefühlen. Was geschieht, wenn Sie einfach so allein dasitzen?» Vermutlich wollte er damit zu den Kernfragen überleiten: Was für eine Person war ich wirklich? Wovor fürchtete ich mich, was ärgerte mich? Wer war ich, wenn ich keine anderen Menschen hatte, die mir das Zeichen zum Einsatz gaben? Ich konnte ihm natürlich keine Antwort geben, weil es einfach nicht ging. Ich konnte keine zehn Minuten ohne Drink, ohne Betäubung stillsitzen. Ich konnte es wirklich nicht.

Zu den ersten Dingen, die man bei den Anonymen Alkoholikern zu hören bekommt und die auch wirklich zum Kern des Problems vordringen, gehört die Erkenntnis, daß man sich, wenn das Trinken zur Sucht wird, in einigen wichtigen persönlichen Bereichen nicht mehr weiterentwickelt. Der Alkohol blockiert einen, indem er verhindert, daß man jene angstvollen Lebenserfahrungen macht und durchsteht, die einen im persönlichen Reifeprozeß von Punkt A zu Punkt B führen. Wenn man trinkt, um sich zu verwandeln, um jemand zu werden, der man nicht ist, und wenn man dies wieder und immer wieder tut, trübt sich das Verhältnis zur Außenwelt. Man verliert seine Orientierung, der Boden unter den Füßen beginnt zu schwanken, und nach einer Weile vergißt man elementare Einzelheiten über sich selbst: Man weiß nicht mehr, wovor man sich fürchtet, was einem bekommt oder nicht bekommt, was man braucht, um sich geborgen zu fühlen und zur Ruhe zu kommen – weil man sich niemals eine Chance, eine klare, nüchterne Chance, gegeben hat, es herauszufinden.

Der Alkohol bietet Schutz vor alldem, bewahrt einen vor den Schmerzen der Selbsterkenntnis. Es ist ein wunderbarer Schutz, der einen einhüllt wie ein Kokon, heimtückisch bis zum äußersten, denn er ist von Grund auf trügerisch und kommt einem dabei so real und notwendig vor.

Und dann kommt tragischerweise unvermeidlich der Punkt, an dem der Schutz nicht mehr funktioniert. Die Mathematik der Verwandlung ändert sich. Wenn man lange Zeit nicht trinkt, gerät das Leben durcheinander. Persönliche Beziehungen (zu Nichttrinkern und zu einem selbst) werden belastet. Die Arbeit leidet. Finanzielle Probleme tun sich auf. Die alte Gleichung – Unbehagen + Alkohol = kein Unbehagen – stimmt nicht mehr, weil die Sorgen überhandnehmen. Man sucht auf einmal mehr als nur eine vorübergehende Befreiung von Schüchternheit, Angstgefühlen und Ärger, und so ändert man nach einer Weile die Gleichung. Die neue ist ernster und weitreichender. Schmerz + Alkohol = Selbstvernichtung.

## SEX

Da wachst du eines Morgens auf und öffnest die Augen. Dein Kopf fühlt sich so schwer an. Jede Bewegung tut weh. Hinter den Augen oder den Schläfen pocht ein scharfer, stetiger Schmerz. Das ganze Gehirn schmerzt, als wäre die Flüssigkeit zwischen Hirn und Schädel dickflüssig und entzündet. Ein leichtes Übelkeitsgefühl kommt hinzu, und du weißt nicht, ob du etwas essen sollst oder ob dir davon nur noch schlechter wird. Innerlich fühlst du dich zappelig und haltlos, kommst dir vor wie ein Auto, in dem alle Drähte locker sind.

Neben dir im Bett liegt ein Mann. Vielleicht kennst du ihn, vielleicht nicht.

Sekundenlang befällt dich orientierungslose Panik. Was ist passiert? Wie war es genau? Du machst eine rasche Bestandsaufnahme: Bin ich nackt? Hab ich was an? Irgendwelche Anzeichen von Verhütungsmitteln: eine leere Kondompackung? Liegt die Pessarschachtel auf dem Boden? Du schließt die Augen. Du willst die Schlafende spielen, für den Fall, daß er sich rührt; vor allem aber möchtest du deine Gedanken sammeln, um zu rekonstruieren, was am vergangenen Abend und in der gemeinsamen Nacht vorgegangen ist.

Bruchstückhaft kehrt die Erinnerung zurück. Du entsinnst dich noch gut an den frühen Abend, an die ersten Drinks, wie du allmählich lockerer wurdest. Vielleicht erinnerst du dich auch noch, daß du mit diesem Mann getanzt hast oder mit ihm in irgendeiner dunklen Ecke standest – in einer Bar, einem Restaurant, in einem stillen Zimmer abseits der eigentlichen Party. Was danach geschah, ist schon etwas verschwommen. Du weißt noch, daß du viel gelacht hast – entweder über die eigenen Witze oder über seine. Du fühltest dich beschwingt und leicht, ein Freiheitsgefühl hatte dich überkommen, als wagte sich ein tief im Innern schlummernder Teil deiner Persönlichkeit hervor, zu dem man ohne Alkohol nur selten Zugang hat. Es war eine Art Erleichterung: Nüchtern bist du trocken und zugeknöpft; hast du getrunken, ist alles aufgelockert, alles im Fluß ...

Mehr Drinks. Die Erinnerung wird immer trüber. Irgendwann eine Berührung: Er hat dir die Hand auf den Arm gelegt – oder umgekehrt du ihm. Ihr habt euch in die Augen gesehen und dabei angelächelt – du fühltest dich *attraktiv,* und daraus resultierte eine Art Machtgefühl. Alle Möglichkeiten standen dir offen.

Dein Schädel dröhnt. Du liegst noch immer im Bett. Die Erinnerung setzt aus. Nur noch Fragmente tauchen hie und da auf. Du hast ihm irgend etwas erzählt, was dir wichtig vorkam, Dinge, die in die Tiefe gehen. Um was ging es genau? Es hatte etwas mit deiner Mutter zu tun. Irgendeine raffinierte Theorie über die Natur des Menschen, die du dir mal im Bus ausgedacht hast. Irgendeine Geschichte ... irgendein Detail. Du grübelst und grübelst, und es schaudert dich, weil du unbedingt wissen willst, was du gesagt hast und wie intim es war.

Andere Fragmente: Dir fällt ein, daß du dich an ihn gelehnt hast. Oder Arm in Arm mit ihm die Straße entlanggingst und, nur noch halb bei Sinnen, versuchtest, auf dem Trottoir nicht zu stolpern. Du hast den vagen Eindruck, daß das Machtgefühl sich mit einem Bedürfnis paarte, dem Wunsch nach Gegenseitigkeit: Findet er dich attraktiv? Wie attraktiv? *Bist du überhaupt* attraktiv?

Der Sex, sofern du dich noch daran erinnerst, kommt dir im nachhinein losgelöst vor, surreal. Dein Körper hat getan, was man von ihm erwartet hat – zumindest bildest du dir das ein: Dir sind ja nur noch winzige, bruchstückhafte Impressionen im Gedächtnis verblieben: Beine, die sich spreizen; Beine, die sich um seine Hüften schließen. Du erinnerst dich, daß du fast instinktiv in den Sexualakt hineingeglitten bist und die Verhaltensweisen nachgeahmt hast, die dir situationsgerecht erschienen: Du hast ihn geküßt, hast dich an ihm festgeklammert, hast den Kopf in lustvoller Erregung nach hinten geworfen, obwohl du eigentlich gar keine Lust empfandest. Du hast überhaupt recht wenig empfunden. Und plötzlich bricht die Erinnerung völlig ab. Was sonst noch geschah, weißt du nicht mehr.

Du hast nur noch Fragen – und die nagen an dir.

War er genauso betrunken wie du? Hat er gemerkt, wie betrunken du warst? Woran wird er sich noch erinnern?

Warst du verrückt? *Bist* du verrückt?

Da liegst du mit geschlossenen Augen auf dem Bett. Du willst nach Hause unter die Dusche und alles hier vergessen, willst alles so schnell wie möglich der Vergangenheit anheimfallen lassen.

1993 erschien Katie Roiphes Buch *The Morning After: Sex, Fear and Feminism,* und wochenlang ging es in Rundfunk, Talk-Shows und Zeitungskommentaren unentwegt um das Wörtchen *nein*. Gab es eine große Beziehungskrise an unseren Universitäten? Endeten Rendezvous dort immer wieder mit Vergewaltigungen? Roiphe vertrat die Ansicht, das Thema sei künstlich aufgebauscht, Ausdruck überkandidelten feministischen Verfolgungswahns und ein fehlgeleiteter Versuch, die sexuellen Verhaltensregeln zusätzlich zu reglementieren. Frauen von heute, so meinte sie, seien stark und kompetent; wir könnten über unser «sexuelles Tun und Lassen» selbst entscheiden. Ihre Kritikerinnen warfen Roiphe antifeministische Rhetorik vor; sie unterstütze eine Kampagne, die sich gegen alle Bemühungen richte, die Lebensrealität der Frauen aufzuzeigen, und ignoriere bewußt die Tatsache, daß Frauen stets Opfer sexueller Gewalt seien und daß sich daran bis heute nichts geändert habe.

Ich hörte mir die Argumente und Gegenargumente an und dachte bei mir: *Die reden ja alle am Thema vorbei. Wieso erwähnt niemand den Alkohol?* Ab und zu wurde Alkohol als die Dinge erschwerender Faktor erwähnt. Auch Katie Roiphe schreibt, daß sie «an komplizierte Nächte zurückdenkt, an zu viele Gläser Wein, an fremde und vertraute Betten». Doch mit der Zeit änderte sich das: Man sprach darüber, akzeptierte, daß übermäßiger Alkoholgenuß sehr wohl zur Problematik gehörte und durchaus erkennbare Folgen zeitigte: Trinken schwächt das Urteilsvermögen, Trinken ruiniert die Kommunikationsfähigkeit. Auf die tieferen Beziehungen zwischen Alkohol, Selbstwertgefühl und Sexualität, auf die Art und Weise, wie Frauen (oder zumindest Frauen wie ich) mit Hilfe von Alkohol ein weites Spektrum widersprüchlicher Gefühle abtöten – Sehnsucht nach Intimität und Abscheu davor; der Wunsch, mit anderen zu verschmelzen, und die Angst davor, aufgerieben zu werden; die tiefe Unsicherheit darüber, wann und wie man Grenzen wahren und wann man sie überschreiten kann –, auf all diese Dinge wurde kaum mit der erforderlichen Substanz und Tiefe eingegangen.

*Nein* ist ein außerordentlich kompliziertes Wort, wenn man betrunken ist. Es liegt nicht einfach daran, daß einem das Trinken in bestimmten Situationen wie auf Partys oder bei Rendezvous das Urteilsvermögen schwächt (obwohl das natürlich der Fall sein kann). Vielmehr beeinträchtigt es die *Identitätsfindung*, und das ist ein größeres, weniger klares Problem. Der Alkohol blockiert die Entwicklung eines starken, kompetenten und bewußten Selbstgefühls – eine Aufgabe, die keinem Menschen leichtfällt und Frauen schwerer als Männern. Für Trinkerinnen ist sie praktisch unlösbar.

Meine Freundin Meg besuchte häufig Bars, betrank sich dort und ging dann mit Männern nach Hause. Der Sex war anonym – die Namen kannte sie am nächsten Morgen meist nicht mehr –, und der Vollzug des Akts im Grunde völlig unerheblich. Ihr Verhalten hatte etwas zutiefst Zwanghaftes. Ein Teil von ihr fühlte sich wie getrieben.

Wenn Meg ihn beschreibt, spricht sie auch über Wut und Rebellion: Sie war damals Ende Zwanzig, Anfang Dreißig und hatte die bessere Zeit ihres Daseins als erwachsene junge Frau ihren Ängsten vor Intimität und Sex nachgegeben, indem sie sich Männer vom Leibe hielt und Beziehungen aus dem Weg ging. Das Trinken und Sich-Betrinken sowie der Sex mit Männern, die sie nicht kannte, setzten in ihr einen ganzen Schwarm verschütteter Gefühle frei und erschlossen ein unterschwelliges Bedürfnis und eine Sehnsucht, die sie jahrelang unterdrückt und im tiefsten Grund ihrer Seele bewahrt hatte.

Der Alkohol gab dieser Strömung nach, spülte sie hoch, ließ sie ausströmen. Ein Element des *Ihr könnt mich mal . . .* spielte mit hinein. *Ihr könnt mich mal . . . Ich bekomme, was ich will, selbst wenn ich nicht glaube, daß ich es verdient habe.* Frustration, Scham, Furcht, Selbsthaß und Befreiung – all dies vermischte, vereinte sich, alles verflüssigte sich und wurde vom Alkohol hinweggespült. Sie trank, und sie *tat* es einfach; sie sagte *Ihr könnt mich mal* zu ihrem eigenen komplizierten Gefühlschaos – und in gewisser Hinsicht funktionierte es auch: Trunkener, anonymer Sex vermittelte ihr die Illusion von Intimität ohne die damit verbundenen Risiken, ohne die schmerzvolle Verletzlichkeit von Sex in nüchternem Zustand.

Wenn man sich nach Intimität sehnt und sich gleichzeitig vor ihr fürchtet, wenn man glaubt, man sei ihrer nicht wert und sich seines Verlangens schämt – in all diesen Fällen wird Alkohol zum nützlichen Hilfsmittel und ermöglicht es einem, den Konflikt buchstäblich zu ersäufen. Er gibt jenem Teil in einem, der ja sagen möchte, freie Hand; ja zum Leben, ja zu enger Bindung, ja zur Berührung, ja zu Trost, Beruhigung und Liebe. Das traurige daran ist nur, daß alle Bestätigung, die einem anonymer Sex in alkoholisiertem Zustand verschafft, zusammen mit dem Alkohol vom Stoffwechsel hinwegmetabolisiert wird. Wenn Meg am Morgen aufwachte, kam sie sich wie eine Idiotin vor. Sie empfand Scham und Reue und war völlig durcheinander.

*Verdammt noch mal.* Der Schädel brummt, die Hände zittern, die Gedanken überschlagen sich. *Verdammte Scheiße: Was hab ich bloß getan?*

Und sie denkt, *hätte ich doch bloß nein gesagt.*

Wenn man trinkt verlieren Grenzen alle Konturen. In meinem ersten Jahr am College okkupierten Freunde von mir einmal einen Aufenthaltsraum im Studentenheim und schmissen mir eine Geburtstagsparty. Überall standen Bierfässer, Wodkaflaschen und Eiskübel herum. Ich trug ein kurzes schwarzes Kleid – eines von einer ganzen Serie kurzer schwarzer Kleider, in denen ich mich im Laufe der Jahre betrank –, ließ mich vollaufen und tanzte (letzteres tat ich nüchtern nie). Ich tanzte mit einem Jungen namens Bruce. Er hatte dunkles, gelocktes Haar und blaue Augen und wirkte auf seine schüchterne Art ganz nett.

Ich kann mich noch erinnern, wie mich allmählich der Rausch überkam. Ich weiß noch, wie sich der Alkohol mit dem Rhythmus der Musik verband und mir das Gefühl einer engen Verbindung zu meinem Körper gab und wie er meinem Körper erlaubte, sich zu bewegen. Als die Musik langsamer wurde, fand ich mich unversehens an Bruce lehnend, mein Gesicht lag an seinem Hals, seine Arme umfaßten meine Taille und meinen Rücken. Ich empfand Hingabe, spürte, wie sich mein Körper an den seinen schmiegte und fand mich selber hübsch, ein bißchen schwindelig und frei.

Jahre später dachte ich wieder daran, als ich Meg Ryan in *When a Man Loves a Woman* sah. In einer Szene am Anfang des Films gehen sie und Andy Garcia zur Feier ihres Hochzeitstags gemeinsam zum Essen. Sie ist betrunken und tanzt mit ihm genauso wie ich damals mit Bruce; sie hängt an ihm, lacht, ist nur ein bißchen unsicher auf den Beinen. So ging es mir damals auf jener Party auch. Es war, als knipste der Alkohol einen Schalter an, als setzte mit einem Klick seine vertraute Magie ein und verwandelte mich in einen Menschen, der lachte, tanzte und sich rundum sexy fühlte.

Blenden wir ein, zwei Stunden vor. Keine Ahnung, was in der Zwischenzeit geschehen ist, nicht die geringste. Irgendwie sind wir in seiner Bude gelandet und in seinem Bett. Im Bett nebenan schläft sein Zimmergenosse. Meine Erinnerung ist äußerst verschwommen – ein enges Bett, ein unstetes Aufflackern des Bewußtseins, ein kurzer Schreck, als mir plötzlich klar wird, daß ein Penis, der Penis dieses Mannes, sich in mich hineinzwängt. Danach muß ich endgültig das Bewußtsein verloren haben. Am nächsten Morgen – Bruce schlief noch – sammelte ich meine Klamotten auf, zog mir wieder mein schwarzes Kleid über und schwankte in mein eigenes Quartier. Es war sieben Uhr morgens an einem Sonntag. Das Universitätsgelände war menschenleer. Ich schämte mich.

Ja, nein, vielleicht. Ja auf einer Ebene, nein auf einer anderen, ja und nein auf einer dritten, Truman Capote schrieb einmal, daß er in Elizabeth Taylor «emotionalen Extremismus» erkenne, «ein Bedürfnis, geliebt zu werden, das gefährlich größer ist als das Bedürfnis, zu lieben». Auch ich war zu vorsichtig, zu gehemmt und zu ängstlich, um im nüchternen Zustand Extremen welcher Art auch immer nachzugeben. Doch wenn ich trank, geschah es. Wenn ich trank, wurde der Teil von mir, der mir gefährlich und hilfsbedürftig erschien, stark und reell. Der Teil von mir, der Liebe begehrte, kam in Fahrt. Das Ja übertönte das Nein.

Als Meg zum erstenmal mit einem Jungen schlafen wollte, gab ihr ihre beste Freundin den Rat: «Betrink dich einfach, dann ist es ganz leicht.» Sie hielt sich daran. Sie betrank sich, und sie betrank sich auch das nächste und das übernächste Mal. Und nach einiger Zeit kam ihr der Gedanke, mit einem Mann zu schlafen, ohne sich vorher betrunken zu haben, ganz und gar unmöglich vor.

Meg wuchs in der gleichen Zeit auf wie ich. Wir wurden Ende der sechziger, Anfang der siebziger Jahre erwachsen, also lange Zeit bevor man in unseren Kreisen offen über *safer sex* oder gar Verhütungsmittel sprach und bevor Frauenzeitschriften und Gesundheitsorganisationen für Frauen ihre weibliche Klientel dazu ermunterten, die «Verantwortung für ihre eigene Sexualität» zu übernehmen, sich über Sex zu informieren und Vergnügen an ihrem Körper zu empfinden. Megs Vorstellung von weiblicher Sexualität stammte aus dem Kino und dem Fernsehen – ein bißchen Marilyn Monroe hier, ein bißchen Mary Tyler

Moore dort. Sexbombe und braves Mädchen. Es waren tatsächlich die einzigen Alternativen, doch selbst wenn man der einen oder der anderen nachzueifern versuchte, sagte einem niemand, wie man es anstellen sollte: Wie *wird* man eine Sexbombe? Oder ein braves Mädchen? Wie setzt man diese Idealvorstellungen in die Praxis um?

Meg fürchtete ihren eigenen Körper ebenso wie Männerkörper, weshalb sie meistens einfach nur dalag, betrunken und voller Zweifel. Sie hatte das Gefühl, irgendwelche wichtigen Grundregeln versäumt zu haben; als erwarte man von ihr, instinktiv zu wissen, wie man den Körper bewegen muß, um sich und seinem Partner Vergnügen zu bereiten, und als sei ihr Unwissen auf diesem Gebiet gleichbedeutend mit fundamentaler Schwäche oder völligem Versagen.

Sie trank also, und der Alkohol lockerte sie soweit auf, daß sie imstande war, sexuell zu handeln. Tief in ihrem Innern empfand sie den Umstand, eine Frau zu sein, schmerzlich – sie fühlte sich sprachlos, zum Gegenstand herabgewürdigt, hatte Angst. Der Alkohol vertrieb diese Bedenken, spülte über sie hinweg wie das Meer über den Sand.

Oft schlief Meg mit Männern, mit denen sie gar nicht schlafen wollte. Sie wußte ganz einfach nicht, wie sie nein sagen sollte. Genauer ausgedrückt: Sie wußte nicht, daß sie nein sagen *durfte*. Flirten kam ihr wie eine abschüssige Ebene vor: Hat man einem Mann erst einmal zu verstehen gegeben, daß man frei ist, gibt es kein Zurück mehr, und man darf seine Meinung nicht mehr ändern.

Meg ist eine schöne Frau Ende Dreißig. Sie hat olivfarbene Haut und dunkle Augen. Sie ist darüber hinaus eine Person von wunderbarer Direktheit, die sich in mittlerweile vier Jahren ohne Alkohol beigebracht hat, immer zu sagen, was sie denkt. Es ist heute fast unmöglich, sie sich in ihrer damaligen Situation vorzustellen: unfähig, sich über ihre eigenen Wünsche und Grenzen klar zu werden, unfähig zu einem Handeln, das ihr die Wahrung der eigenen Würde ermöglicht hätte.

Auf der anderen Seite kommt einem Megs Geschichte – ihre Scheu, ihre Scham, ihre Verwirrung – auch wieder schmerzlich vertraut vor. Schlechter, halb bewußtloser Sex in volltrunkenem Zustand: Ich kenne so viele Frauen, die sich darauf eingelassen haben. Und viele tun es noch immer. Mehr als ein Viertel der 17 592 Studenten, die 1995 an einer Harvard-Studie über das Trinkverhalten an der Universität teilnahmen, gaben an, daß sie sich schon einmal unter Alkoholeinfluß auf ungewollten Sexualverkehr eingelassen hatten. Im gleichen Jahr ergab eine Studie an der Columbia-Universität, daß bei neunzig Prozent aller Vergewaltigungen im College Alkohol im Spiel ist. Meg ist also ein typischer Fall. Sie hat es getan, genauso wie ich: Da lagen wir, starrten an die Decke und wollten nichts weiter, als daß es möglichst schnell vorüber war. Am nächsten Morgen wachten wir benebelt im Bett irgendeines Mannes auf und konnten nicht mehr genau sagen, wie wir da hineingeraten waren und was danach geschehen war. Wir fanden Sex faszinierend, furchterregend, fremd und tranken, um damit fertig zu werden. Wir tranken uns einfach durch.

Schon während meiner Pubertät hatte ich getrunken, um Gefühle der Angst und Unzulänglichkeit zu betäuben. Der Junge, mit dem ich zum erstenmal knutschte, war ein langer, etwas einfältiger Eishockeyspieler. Er ging mit mir zusammen in die neunte Klasse, hieß Henry, hatte lange Haare und unreine Haut und war Schlagzeuger in einer Band. Es geschah auf einer Party. Wir hatten ein Menge Bier getrunken. Irgendwann landete ich mit Henry im Keller, und er fing an, mich zu küssen. Ich hatte den Eindruck, mit ihm da unten Stunden zu verbringen. Henrys Küsse waren feucht und fühlten sich fremd an. Weil ich nicht wußte, was ich sonst hätte tun sollen, ließ ich ihn seine Hand unter mein Hemd schieben und dann auch unter meinen BH. Es kam mir sehr zudringlich vor – eine fremde Hand auf einem Körperteil, den ich selbst kaum je berührte. Aber das Bier wirkte: Es ermöglichte mir, eine Männerhand auf meiner Hüfte oder meiner Brust zu spüren, ohne mich dabei zu fürchten.

Der Alkohol verfehlte seine Wirkung auch später nicht, löste inneres Unbehagen, machte die Sache erträglich. Während meiner High-School-Jahre konnte ich mit Freunden Partys feiern oder irgendwo an einer Bar rumhängen und trinken und danach mit meiner jeweiligen Sportskanone nach Hause fahren – in diesem Jahr mit Henry, dann mit Will, einem Footballspieler, und danach mit John, dem Ringer, alle mehr oder weniger austauschbar, weil ich mich keinem von ihnen besonders nahe und bei keinem geborgen und besonders wohl fühlte – und konnte mich dann im Auto zurücklehnen, mich küssen und berühren lassen, obwohl ich die dazugehörigen Hände eigentlich gar nicht da haben wollte, wo sie herumgrapschten. Es war im Grunde auch alles ganz belanglos, denn ich fühlte ohnehin kaum etwas. Bei meinem Abitur trank ich bis zur Besinnungslosigkeit, verlor irgendwo auf der Tanzfläche im Cambridger Hyatt Hotel eine weiße Sandale und landete schließlich im Auto eines Knaben namens Mike draußen beim Charles River. Ich habe keine Erinnerung, keine bewußte Erinnerung jedenfalls, was ich dabei empfand, und ich denke, das ist genau der springende Punkt.

Ich kann mir also nur allzu gut vorstellen, wie es Meg erging, wenn sie mit einem Mann im Bett lag, an die Zimmerdecke starrte und inständig hoffte, der mißglückte Ausflug in die Intimität möge so bald wie möglich vorbeisein. Es ist eine klassische Geschichte. Ich sehe mich selbst, wie ich immer wieder aus dem gleichen Textbuch lese. Ich sehe mich, wie mich ein Oberschüler begrapscht, weiß noch, wie mich diese Mischung aus Schreck und Neugier überkommt – und wie ich trinke, um diesen Gefühlen gegenzusteuern. Ich sehe mich im College, wie ich die Treppe zu Bruces Schlafzimmer hochschwanke, längst keine Kontrolle mehr über mich selbst habe, zu besoffen bin, um überhaupt noch Gefühle zu haben. Ich kann mich sehen, wie ich auf einer Party flirte, ohne zu wissen, wie man verhindert, daß ein solcher Flirt eskaliert, ohne zu wissen, wie man abstellt, was man angestellt hat; ich sehe, wie ich trinke, um die daraus entstehende Verwirrung abzublocken, trinke, um weitermachen zu können. Ich kann den Alkohol fast *spüren,* fühle, wie wichtig und entscheidend er bei solchen Erfahrungen war. Würg den Schrecken ab, schaff dir die Voraussetzung für neue Abenteuer. Voilà: *Kein Problem. Ich kann es.*

Trinken, trinken. Trinken und Männer lieben. Trinken und trinkende Männer lieben. Nie, nicht ein einziges Mal, ging ich mit einem Mann aus, der sich nicht auch gern betrank; es war eine Vorstellung, die mir von Anfang an ganz undenkbar erschien und sich jahrelang nicht ändern sollte.

Sich Männer auszusuchen, die tranken, erschien vernünftig. Alkohol kann Angst ersticken und versetzt einen in die Lage zu bluffen. Er bringt einen an Orte, die man eigentlich lieber meidet: in fremde Betten. Aber er kann einem auch Zugang zu romantischen Erlebnissen verschaffen und als Brücke zu den positiven Seiten der Sexualität dienen. Zumindest für mich war Alkohol so etwas wie der Zement in der weiblichen Sexualität: So eng war beides miteinander verbunden, daß ich mir das eine nicht ohne das andere vorstellen konnte. Ein erster Kuß ohne Drinks? Vergiß es. Sex ohne Alkohol? Keine Chance. Für mich war Trinken integraler Bestandteil meiner Sexualität wie ein Körperteil, nicht mehr und nicht weniger. Und manchmal funktionierte diese Form der Integration, und zwar ganz verblüffend.

Ein Schnappschuß:

Ich bin neunzehn und sitze mit meinem Freund David in einem schicken Restaurant in Santa Fe, New Mexico. Wir haben uns beide richtig herausgeputzt. Er trägt einen hellbraunen Anzug, ich ein leichtes, geblümtes Sommerkleid. Beide sind wir braungebrannt und gesund. Wir bestellen Drinks – Margaritas – und zum Essen eine Flasche Rotwein, einen kalifornischen Cabernet. Ich bin überglücklich und zufrieden auf diesem Foto. Ich fühle mich wunderbar geschützt und geborgen durch den Wein und die romantische Stimmung. Über dem rosa Tischtuch klingen die Weingläser. David und ich – das perfekte Bild einer jungen Liebe.

Wein und diese schmelzende Leichtheit; Wein und dieses Gefühl des Nachgebens gegenüber der Sinnlichkeit. In Gemeinschaft mit Männern, die ich liebte, war Alkohol für mich der natürlichste Verbündete, der zuverlässigste Weg zu einer Art innerer Lockerung. Als ein von Natur aus gehemmter Mensch, den das Erwachen der eigenen Sexualität vor viele Rätsel gestellt und verunsichert hatte, wandte ich mich dem Alkohol zu wie ein Tänzer der Musik: Er schien mir das Wesentliche an jenem Prozeß zu sein, das Wesentliche an meiner Fähigkeit, die Stimmen der Selbstkritik in meinem eigenen Kopf zum Schweigen zu bringen, mich einfach gehenzulassen und mich nach einer anderen Musik zu bewegen. *Pop! Klick! Aaaah* ...

David war der erste Mann, in den ich mich verliebt hatte. Er war der Freund eines Freundes aus Santa Fe, New Mexico. Ich lernte ihn in meinem letzten High-School-Jahr während der Osterferien kennen, und wir blieben während der gesamten Collegezeit und einige Jahre darüber hinaus zusammen. Groß, unkompliziert und von wilder Schönheit, ein Mann wie die Landschaft dort unten im Südwesten – das war mein erster Eindruck von ihm. Von allen Männern, die ich zuvor kennengelernt hatte, unterschied er sich wie Boston von Santa Fe. Ursprünglich stammte er aus Montana, und er hatte die markanten Züge eines Jungen aus den Bergen. Seine Haare waren dunkel, die Augen jadegrün und die Zähne so regelmäßig gewachsen und weiß, daß meine Mutter sagte, er sehe aus wie ein Dressman in einem Werbespot für Zahnpasta. Es war fast Liebe auf den ersten Blick.

Natürlich durchströmte Alkohol unsere Romanze wie ein Fluß und sorgte für die Unterströmungen. Ich war mir dessen damals nicht bewußt, doch zählte die Rolle, die Alkohol in Davids Leben spielte, zu den Dingen, die mich besonders anzogen. An dem Tag, an dem wir uns kennenlernten, tranken wir Tequila Sunrise in einer Bar in Santa Fe. Ich erinnere mich noch an die eigenartig beschwipste Stimmung, in die der Tequila einen versetzt, und an die einzelne dunkle Locke, die David immer wieder in die Stirn fiel. Die beschwipste Hochstimmung und

Davids Anblick bildeten eine ungeheuer starke Kombination. Ich war betrunken, als er mich zum erstenmal küßte, war betrunken, als wir zum erstenmal miteinander schliefen, war betrunken, als ich ihm zum erstenmal sagte, daß ich ihn liebte. Ich glaube nicht, daß David Alkoholiker war – er gehörte zu jenen Menschen, die einfach gerne trinken und wissen, wann und wie sie aufhören müssen, um nicht zu viel zu trinken –, doch sorgte er immer dafür, daß genug Alkoholika verfügbar waren. Mit der Zeit verließ ich mich auf seine Vorräte: Bierflaschen für den Abend im Kühlschrank, Tequilaflaschen in den Regalen für Cocktails mit Limone und Grenadine; Bierkästen auf dem Rücksitz seines Wagens für Ausflüge in die Berge.

Ich war keineswegs eine blindwütige Alkoholikerin, als ich mich in David verliebte, aber man kann wohl sagen, daß die Voraussetzungen bereits bestanden und ich mich auf dem Weg dorthin befand. Dies ging zum Teil ganz einfach aus meinem Verhalten hervor. Ich habe eine Menge *guter* Trink-Reminiszenzen aus jener Zeit: Coors-Bier unter freiem Himmel neben einem Swimmingpool in Santa Fe; Wein nachts irgendwo in den Bergen von New Mexico auf der Ladefläche von Davids Pick-up; Sekt unter den Sternen in der Wüste ... Aber es gibt auch viele unangenehme Erinnerungen – an Blackouts und heftige, alkoholbedingte Auseinandersetzungen. Besonders peinlich ist mir die Erinnerung an eine Fahrt von New Mexico nach Colorado zu meiner Schwester, die dort in einem Ferienlager arbeitete. Unterwegs trank ich eine ganze Gallone billigen Weißwein, was zur Folge hatte, daß ich bei unserer Ankunft aus dem Wagen torkelte, herumgrölte, mich ausgesprochen widerwärtig benahm und schließlich sturzbetrunken zu Boden stürzte. Ich war damals achtzehn. Meine Schwester war entsetzt.

Präziser gesagt: Ich glaube, daß sich mein Verhältnis zum Alkohol in den Collegejahren vertiefte und veränderte. Was zunächst nur ein einfaches Mittel zur Selbstverwandlung gewesen war, ein Mittel zur Entspannung und Enthemmung, das mich offener, leichter und in sexueller Hinsicht freier machte, verwandelte sich nun in eine kompliziertere, wesentlich tiefer reichende Strategie zur Lebensbewältigung. Wenn ich auf jene Zeit zurückblicke, erkenne ich bestimmte Verhaltensmuster, die sich damals entwickelten. Mein Umgang mit Gefühlen und Konflikten in Beziehungen, die zusehends verfahrener und komplizierter wurden, entsprach mehr und mehr den klassischen Verhaltensweisen des Alkoholikers.

Daß Alkoholiker miserable Partner sind, erklärt sich fast von selbst. Anstatt Beziehungen mit Selbstbewußtsein und einer gewissen Kraft einzugehen, rutschen wir auf flüssige Art in sie hinein. So sehr gewöhnen wir uns daran, uns ständig in neue, verbesserte Versionen von uns selbst zu verwandeln, daß uns die Kernversion, also gewissermaßen die Originalausgabe von uns, die den Aufbau sinnvoller zwischenmenschlicher Beziehungen erlernen könnte, abhanden kommt. Nähe zu anderen ist uns unangenehm, oft unangenehm bis zur Verzweiflung. Alkohol hat nun die heimtückische Doppelwirkung, daß er einerseits dieses Unbehagen abtötet, andererseits aber auch verhindert, daß wir es je wirklich überwinden: Wir entwickeln ein solches Geschick darin, diese Gefühle mit Hilfe von Alkohol zu umgehen, daß wir uns nicht mehr direkt damit auseinandersetzen können. Probleme? Trink! Unsicher? Trink einen drauf! Wütend? *Trink!*

Sosehr ich David liebte, meine Gefühle für ihn verwirrten und ängstigten mich. Ich hatte in ihm ein anderes Gegenmittel gegen den Lebensstil unserer Familie gefunden – einen netten, unkomplizierten und liebevollen Mann, normal und unbelastet von tieferen Einsichten und Selbstanalyse. Daß ich mich so zu ihm hingezogen fühlte, irritierte mich: Warf es ein schlechtes Licht auf mich, daß ich mir einen großen, dunkelhaarigen, etwas einfältigen und unintellektuellen Freund zugelegt hatte? Stimmte etwas nicht mit mir, weil ich offenbar jemanden brauchte, der so ganz anders war als die Menschen, mit denen ich aufgewachsen war? War mein eigenes Verlangen – nach Umarmungen, Sex, Alkohol – ungehörig?

Lange Zeit schützte mich die Geographie vor diesen Fragen, denn im Sommer nach unserer ersten Begegnung begann ich mein Studium an der Brown University in Providence, Rhode Island, während er weiterhin in Santa Fe studierte. Die nächsten drei Jahre hielten wir unsere Beziehung über eine Entfernung von fast fünftausend Kilometern hinweg aufrecht und tobten unsere intimen Bedürfnisse bei regelmäßigen Besuchen aus. Doch in meinem letzten Studienjahr ging diese Strategie zu Bruch, denn David, der inzwischen sein Studium abgeschlossen hatte, zog zu mir nach Rhode Island. Die Dynamik änderte sich schlagartig – und mit ihr mein Verhältnis zum Alkohol.

David und ich lebten in einer Wohnung abseits des Campus, und ich empfand seine Gegenwart fast unmittelbar als problematisch. Es war, als passe er einfach nicht hierher und als stimme mit mir irgend etwas nicht, weil ich versuchte, meine beiden Leben, das Universitätsleben und mein Leben mit David, auf einen Nenner zu bringen. Ohne daß ich mir dessen bewußt war, teilte ich mein Leben in jenem Jahr in zwei auf. Tagsüber besuchte ich Seminare und Vorlesungen und arbeitete wie besessen in der Bibliothek; abends kehrte ich zu David zurück, der einen Job bei einer kleinen Marketingfirma gefunden hatte. Abends tranken wir – jeden Abend, soweit ich mich entsinne. Das ganze Jahr über fühlte ich mich angespannt, als koste es mich große Mühe, die beiden Welten auseinanderzuhalten. Wir gingen nicht mit meinen Collegefreunden aus, sondern blieben weitgehend unter uns.

Alkoholiker teilen auf: Es war eine klassische Verhaltensweise, obwohl ich das damals nicht wußte. Immer wieder kommt es auf AA-Treffen zur Sprache: Alkoholiker führen am Ende Doppelleben, ja manchmal sogar Drei- und Vierfachleben, weil sie nie gelernt haben, ein Einzelleben zu führen, ein einziges, ehrliches Leben, das auf einem klaren Selbstverständnis und dem Wissen um die eigenen Bedürfnisse beruht.

Auf einer AA-Versammlung definierte eine Frau den Alkoholismus als fundamentale Unfähigkeit zur Aufrichtigkeit, weniger gegenüber anderen als gegenüber dem eigenen Ich. Sie berichtete, wie sie sich während der Schul- und Universitätszeit immer Liebhaber suchte, um sich nicht mit dem chaotischen, furchterregenden Problem des Erwachsenwerdens herumschlagen zu müssen. Stück für Stück gab sie ihr Innerstes preis, indem sie es einfach anderen aushändigte und es ihnen überließ, den eigenen Kern zu bestimmen. Ein solches Verhalten ist weit verbreitet. Man muß kein Alkoholiker sein, um sein Ich an jemand anderen abzutreten – doch Alkoholiker tun es mit besonderer Begeisterung und Präzision. Wir sind großartige Chamäleons! Mit allerlei Verrenkungen verwandeln wir uns in zwei, drei, vier verschiedene Versionen von uns selbst, und der Alkohol dient uns dabei als Gleitmittel. Sag *du* mir, wer ich sein soll. Und dann *du*, dann *du*, dann *du* ...

Als ich das hörte, mußte ich unwillkürlich an das Jahr mit David denken, in dem ich mich in zwei separate Personen aufspaltete und in beiden Leben klar voneinander geschiedene Rollen übernahm: Das Leben mit David war ein gemeinschaftliches, sexuelles Leben, überspült vom Alkohol und befrachtet mit verborgenen Konflikten. Das andere war das akademische Leben, diszipliniert, kopflastig und beherrscht.

Es paßte nur allzu gut, daß auch das akademische Leben von einem Mann bestimmt wurde. Die Brown University war dafür bekannt, daß sie keinen bestimmten Lehrplan vorschrieb. In den beiden ersten Jahren kam ich damit überhaupt nicht zurecht und belegte willkürlich Kurse und Seminare, die miteinander nicht das geringste zu tun hatten. Als ich mich endlich für die Kombination Englisch und Geschichte entschied, geschah dies nicht, weil ein in mir verborgenes Reservoir intellektueller Neugier für diese Fächer angezapft worden war, sondern weil es ein kleiner, neuer Studiengang war, in dem ich mich auszeichnen konnte. Seminarleiter war Roger, ein Mann in den Vierzigern und einer der beliebtesten Dozenten an der anglistischen Fakultät. Er besaß einen messerscharfen Intellekt und war der erste Professor an der Brown, der mir das Gefühl vermittelte, etwas Besonderes zu sein.

Daß ich mich nach diesem Gefühl schon fast verzweifelt gesehnt hatte, war ein Impuls, der ebenfalls zum klassischen Verhalten des Alkoholikers gehört: die Suche nach Bestätigung von außen. An der Uni hatte ich sie nicht gefunden. Sie war mir zu groß, und mir fehlte das instinktive Gefühl für das, was zu mir paßte. Anfangs hatte ich keine Ahnung, was ich überhaupt studieren sollte. Akademische Erfolge hatte ich immer als eine Art Belohnung angestrebt: Gute Noten erfreuten meine Eltern und gefielen meinen Lehrern; man bekam sie, um anerkannt zu werden.

Von Roger, den ich bereits während des Grundstudiums kennenlernte, erhielt ich genau diese Art Anerkennung, die mir vertraut war und mich beruhigte. Roger gab mir ein Ziel, war jemand, dem ich gefällig sein konnte. Im Abschlußjahr konzentrierte ich mich auf englische Geschichte und Literatur des achtzehnten Jahrhunderts, weil dies auch seine Spezialgebiete waren. Er wurde mein Studienberater. Unter seiner Anleitung schrieb ich eine Magisterarbeit, für die ich einen Preis erhielt, und bestand mein Examen mit Auszeichnung.

Zwei Tage nach der Abschlußfeier ging ich mit Roger zum Essen. Es war eine persönliche Geste aus gegebenem Anlaß. «Darf ich dich zum Essen einladen?» hatte er nach der Feier gefragt und am nächsten Tag angerufen und gesagt, er wolle mich in meiner Wohnung abholen.

Wir fuhren zu einem kleinen Restaurant in sonniger Lage, vielleicht zehn Minuten vom Campus entfernt, und er bestellte Martinis als Aperitif und Wein zum Essen. Wir aßen Hummersalat und sprachen über das Schreiben als Beruf.

Nach dem Essen – wir saßen in seinem Wagen – beugte sich Roger plötzlich über mich und küßte mich auf den Mund. Ich war verblüfft und erschrocken, aber auch betrunken, und so ließ ich ihn gewähren. Ich ließ mich von ihm küssen, ließ zu, daß er seine Hand auf meine Brüste legte, und als er mich ein paar Tage später wieder anrief und mich neuerlich zum Mittagessen einlud, sagte ich ja, weil ich nicht wußte, was ich sonst hätte sagen sollen.

Sechs- oder siebenmal muß ich mich mit Roger betrunken haben. Wir aßen jedesmal in einem anderen Restaurant und tranken ziemlich viel – normalerweise Martinis, wie ich sie ja schon mit meinem Vater getrunken hatte. Volltrunken am helllichten Tag, saßen wir danach wieder in seinem Auto, und ich ließ mich wieder von ihm küssen. Ich schloß die Augen, geriet innerlich in Panik, blieb dabei aber abgestumpft und empfindungslos. Ich spürte seinen Atem an meinem Hals und seine Zunge in meinem Mund und saß einfach da und wußte nicht, wie ich in diese Situation geraten war und wie ich je wieder aus ihr herauskommen sollte.

Ohne den Alkohol hätte ich mich nie darauf eingelassen. David ging morgens zur Arbeit – und ich ging mittags mit Roger zum Essen, hockte mit ihm im Wagen und ließ mich küssen, wobei ich mir in meinem benebelten Zustand den Kopf darüber zerbrach, wie ich vor David nach Hause kommen sollte, wie ich rechtzeitig wieder nüchtern werden und die Angst und Beklemmung aus meinen Augen bekommen wollte. Einmal fragte Roger mich über David aus, und ich erzählte ihm, daß dieser Ende des Sommers zum Studium nach Chicago ziehen wolle, um dort weiterzustudieren. Roger lächelte, als er das hörte. «Oh, gut», sagte er, «dann können wir ja endlich ein richtiges Pärchen werden.»

Ein Pärchen? Ich hatte mein Studium in jenem Frühjahr vorläufig abgeschlossen, ohne die geringste Ahnung zu haben, wie es mit mir weitergehen sollte. Schreiben als Beruf war eine vage, eher angsterweckende Perspektive, genauso wie ein mögliches Medizin- oder Psychiatriestudium. Um ehrlich zu sein, ich hatte noch keine Bewerbung verschickt, denn ich wußte, wie gesagt, noch gar nicht, was ich wollte.

*Oh, gut, dann können wir endlich ein richtiges Pärchen werden ...* Wir saßen in einem Gartenrestaurant in Newport, Rhode Island, als Roger dies sagte, und ich erinnere mich noch lebhaft daran, daß ich mein Glas ergriff und es in einem Zug leertrank. Ein frischer Wind wehte, und die Sonne blendete mich. Ich hatte das Gefühl, ich müsse mich übergeben.

In den kommenden zehn Jahren erwähnte ich meine Beziehung zu Roger im Freundeskreis nur sehr selten, und wenn, dann machte ich es mir leicht: Er war der Bösewicht, ich das Opfer. Diese Darstellung ist sicher nicht ganz unrichtig, doch läßt sich auch nicht bestreiten, daß ihr entgegengekommen war, daß ich mich selbst als leicht erreichbares Ziel präsentiert und die Trinkerei das alles noch einfacher gemacht hatte.

Wir waren bereits einige Wochen vor meiner Abschlußfeier einmal gemeinsam beim Essen gewesen. Zu Fuß waren wir ins *Pot au Feu* gegangen, ein kleines, gemütliches Kellerlokal in der Innenstadt mit Ziegelmauern und Holztischen. Schon damals hatten wir Martini getrunken, und ich erkannte bald, daß Roger mich attraktiv fand.

Ich begriff damals auch, wenngleich nur in abstraktem Sinne, daß die Martinis es mir erlaubten, mir dieses Gefühl des Begehrtseins auch zu gönnen, mit ihm zu flirten, eine Art Machtgefühl zu kosten, von dem ich ansonsten vor lauter Hemmungen und Beklemmungen nichts wissen wollte. Ich wußte, daß ich mich nach dem zweiten oder dritten Glas über den Tisch beugen, Roger mit aufmerksamem Blick Fragen stellen und versuchen würde, mehr und mehr aus ihm herauszubekommen. Ich fragte ihn über das Schreiben aus, über seine Karriere und seine Herkunft. Ich wußte jeweils im richtigen Augenblick zu lächeln, sorgte für das richtige Maß an Blickkontakten und kultivierte jene bestimmte, das Ego streichelnde Mischung aus Verletzlichkeit, Verehrung und Distanziertheit.

Ich kann mich nicht mehr entsinnen, was ich ihm gegenüber damals wirklich empfand. War er, rein objektiv gesehen, ein netter Mensch? War er ein Arschloch? Ich weiß es nicht. Ich kann mich auch nicht mehr entsinnen, ob ich ihn in irgendeiner realen Weise körperlich anziehend fand. Auf jeden Fall hätte ich mich irgendwelcher Lustgefühle – so ich denn welche hatte – geschämt, ja sie als inzestuös empfunden: Roger war für mich eine *Vater*figur, und ich wünschte mir von ihm jene Bewunderung und Achtung, die sich ein kleines Mädchen von seinem Vater wünscht. Wenn man eine junge Frau ist, die über den Durst getrunken hat, wird dieser Wunsch freilich problematisch. Ich kann mich noch gut daran erinnern, daß ich Roger bei diesem Essen unbedingt gefallen wollte, daß ich seine Anerkennung ersehnte – und daß ich zu diesem Zweck unsere Beziehung ein wenig sexualisierte, weil ich gar nicht wußte, wie ich es sonst hätte anstellen sollen.

Es ist dies eine instinktive Reaktion auf jemanden, dessen Zuneigung und Bestätigung man begehrt. Ich hatte im College jahrelang beobachten können, wie Frauen ihre Professoren oder auch ältere Studenten in den Verbindungen kokett anlächelten; ich hatte es schon immer im Kino und in Fernsehfilmen sehen können. In einem kaum näher zu benennenden Winkel meiner Seele hatte ich – wie übrigens die meisten Frauen, die ich kenne – Sexualität als unklar definierten, aber höchst realen Weg zur weiblichen Macht einzuschätzen gelernt, und ich handelte nun ganz in diesem Sinne, ohne daß es mir wirklich bewußt gewesen wäre. Ich konnte es *fühlen*.

So war ich dann, als Roger mich ein paar Wochen später wieder zum Essen einlud und mich danach im Wagen küßte, zwar einerseits schockiert, verwirrt und entsetzt, empfand aber andererseits auch ein merkwürdiges Triumphgefühl, das soviel besagte wie: *Ich habe bekommen, was ich wollte. Ich habe gewonnen.* Und da mir klar war, daß ich mich auf das Spielchen eingelassen und unbewußt sogar darauf hingearbeitet hatte, Roger an mich zu binden, hatte ich mir die Möglichkeit, sauber aus der Geschichte herauszukommen, irgendwie selbst verbaut. Wie kann man nein sagen, wenn man zuvor alles darangesetzt hat, einen anderen zum Ja zu bewegen?

Der Alkohol stellt dich einfach in eine bestimmte Ecke und konfrontiert dich mit einer unmöglichen Gleichung: Du mußt die Beziehung sexualisieren, um dich stark zu fühlen, und du mußt trinken, um zur Sexualität bereit zu sein. Dabei ist dir auf einer bestimmten Ebene durchaus klar, daß es sich nur um Spiegelfechterei handelt, daß die Stärke chemischer Natur ist und nicht aus dir selbst heraus kommt. Also saß ich bei Roger im Wagen, ließ mich von ihm anfassen, fühlte mich total eingeklemmt – und tief in mir köchelte auf kleinster Flamme eine nicht artikulierbare Wut auf ihn und mich selbst.

Der trügerische Trunk: Alkohol verleiht einem nicht nur Kraft, er raubt sie einem gleichermaßen.

Obwohl ich David nie etwas von den Begegnungen mit Roger erzählte, schlichen sie sich in unsere Beziehung ein und schufen eine andere Art von Distanz. Wenn er abends nach Hause kam und mich fragte, wie mein Tag verlaufen war, sagte ich nur «Ach, gut, danke» und verstummte. Ich hatte das Gefühl, ein riesiges Geheimnis mit mir herumzuschleppen (was ja auch stimmte), und sprang jedesmal, wenn das Telefon klingelte, auf, weil ich fürchtete, Roger wäre am Apparat und wollte das nächste gemeinsame Mittagessen vereinbaren.

In jenem Sommer tranken David und ich sehr viel. Wir gingen dazu über, den Wodka gleich gallonenweise zu kaufen und Tequila in großen Flaschen. Wir tranken einen Aperitif vor dem Abendessen, tranken zum Essen Wein, tranken nach dem Essen weiter: Wodka-Tonic, Tequila-Sunrise. An den Tagen, an denen ich mich mit Roger traf, befiel mich ein unerträglich schlechtes Gewissen – teils, *weil* ich ihn traf, teils, weil ich bei der Fortführung dieser Beziehung Komplizin war, teils, weil ich begriff, daß mein ambivalentes Verhältnis zu David ebenfalls ein Faktor in dieser Gleichung war. In Providence, die eigene noch völlig unklare Zukunft drohend vor Augen, kam ich mit unserer Verschiedenheit schlecht zurecht. Beim Abendessen betrachtete ich ihn und verglich ihn mit den anderen Männern in meinem Leben, namentlich mit Roger und meinem Vater. War David klug genug? Besaß er genug Selbsterkenntnis? War er ehrgeizig genug? Reichte es, daß ich ihn einfach liebte, oder sollte ich mich lieber an jemanden halten, der mir ein gutes Stück voraus war, der klüger und ehrgeiziger war als ich und mir bestimmt zu der Version des Erwachsenenlebens verhelfen würde, die ich mir wünschte?

Das waren schwierige Fragen und verworrene Gefühle, über die ich jedoch mit David niemals sprach. Statt dessen trank ich, und die Fragen, die mir im Hinterkopf herumspukten, verhallten und schwanden schließlich aus meinem Bewußtsein.

Alkoholiker sind Meister darin, jegliche Schuld von sich zu weisen: Die Art und Weise, wie wir unsere eigenen Gefühle an außenstehenden Personen oder Dingen festmachen, ist ebenso ein Persönlichkeitsmerkmal wie die Weigerung, für unseren Part in gestörten Beziehungen Verantwortung zu übernehmen, und dies nicht einmal zu merken. Den ganzen Sommer über saß ich immer wieder dort am Eßtisch, musterte David mit kritischem Blick, spürte, daß irgend etwas fehlte, daß irgend etwas nicht stimmte. Nicht ein einziges Mal kam ich auf die Idee, daß etwas *mit mir* nicht stimmen könnte, mit meiner Fähigkeit, die Grenzen anderer zu akzeptieren, mit meinen eigenen Bedürfnissen, mit meinem eigenen Wunsch nach Bestätigung.

Doch jene Art von Aufrichtigkeit – sich selbst und anderen gegenüber – ist unmöglich, wenn man trinkt. Der Alkohol betäubt die echten Gefühle, die echten Ängste, die echten Zweifel. Er nimmt einem den Mut zur Aufrichtigkeit. So stolpert man von einer üblen Situation in die andere: Man sitzt im Auto eines Professors und läßt sich abgrapschen; man sitzt am Tisch mit seinem Freund und verschweigt ihm etwas. Man wird zum Geheimniskrämer.

Auch mein Vater hatte seine Geheimnisse.

Als der Sommer, der Roger-Sommer, zu Ende ging, rief mich meine Mutter an und sagte, daß sie mich unter vier Augen sprechen wolle. Es war an einem Vormittag, an einem Samstag oder Sonntag Ende August. Ich weiß noch, wie ich mich am Küchentisch niederließ, das rotweiße Karomuster der Tischdecke anstarrte und dachte: *Irgendwer ist gestorben*. Meine Mutter hatte noch nie angerufen, um etwas Ernstes mit mir zu besprechen, und ihre Stimme klang ungewohnt angespannt.

«Ich denke darüber nach, ob ich deinen Vater verlassen soll.»

«Was tust du?»

Sie klang verlegen und gereizt. «Ach, meine Gute», sagte sie, «das ist alles so furchtbar kompliziert.» Ich erfuhr von ihr, daß mein Vater ein Verhältnis hatte. Die Angelegenheit zog sich nun schon seit sieben Jahren hin, und Mutter konnte den Ehebruch nicht länger ertragen. Sie wollte sich für ein paar Tage nach Martha's Vineyard zurückziehen, um über alles gründlich nachzudenken.

Das waren atemberaubende Neuigkeiten. Nie, niemals wäre ich von allein auf so etwas gekommen. Als ich am Nachmittag jenes Tages über meine Eltern nachdachte, konnte ich mich an keinen Streit, an keine Vorfälle erinnern, die Rückschlüsse auf etwas so Dramatisches wie einen Ehebruch zugelassen hätten. Als ich später weitere Einzelheiten erfuhr, war ich verblüfft, wie sehr sich meine Eltern bemüht hatten, uns mit ihren Problemen zu verschonen. In meiner Collegezeit war mein Vater einmal sogar für ein paar Wochen ausgezogen, jedoch für das Wochenende, das ich daheim verbrachte, extra zurückgekehrt, damit ich von alldem nichts mitbekam.

Ich sah in meinen Eltern mustergültige Erwachsene. Ihr Verhalten und ihre Diskretion prägten mein Bild vom Erwachsenenleben. Erwachsene verhielten sich vernünftig und ruhig. Erwachsene gingen tagsüber ihrem Beruf nach, kamen nach getaner Arbeit nach Hause, setzten sich, tranken etwas miteinander und verbrachten anschließend einen ruhigen Abend. Nach dem Abendessen verschwand mein Vater normalerweise noch für ein paar Stunden in seinem Büro, während meine Mutter im Wohnzimmer saß und strickte, fernsah oder telefonierte. Für mich waren die beiden über jeden Konflikt erhaben – und mir und dem chaotischen Leben, das ich in jenem Sommer führte, weit, weit voraus. Ich hatte immer geglaubt, daß sie schon vor vielen Jahren in der Diskretion der Behandlungszimmer ihrer Therapeuten solche Dinge überwunden hatten.

Meine erster Impuls war, mich auf die Seite meiner Mutter zu schlagen und ebenso erschrocken wie entsetzt zu reagieren. Ich kann mich aber auch daran erinnern, daß mir ein kleiner Seufzer der Erleichterung entfuhr. Die Nachricht entmystifizierte meinen Vater ein wenig, erklärte zumindest teilweise seine Zurückgezogenheit und Distanziertheit. Ich hatte damals immer geglaubt, irgendeine Unzulänglichkeit meinerseits sei für das drückende Schweigen verantwortlich, das stets dann einsetzte, wenn wir im Wohnzimmer beieinandersaßen und das Gespräch zum Erliegen gekommen war. Mein Leben lang hatte ich ihn in dieser epischen Dimension gesehen – verloren in seinen großartigen Gedanken, weit über mich und meine kleinen Sorgen erhaben – und es immer für möglich gehalten, daß ich ihn nur langweile. Die Eröffnung, daß er eine Geliebte hatte, befreite mich erstmals von dieser Last. Kein Wunder, daß er mit seinen Gedanken ständig woanders gewesen war – er führte ein Doppelleben. Und natürlich hing er an dem allabendlichen Martini: Das Nachhausekommen kostete ihn Überwindung, das schlechte Gewissen und der Verrat bedurften täglich der Besänftigung. Die Neuigkeit mochte schockierend sein – aber sie machte meinen Vater auch menschlich.

Ein paar Tage nach Mutters Anruf fuhr ich nach Cambridge und unterhielt mich mit meinem Vater. Er wirkte extrem angespannt und kreuzunglücklich und unternahm einen Erklärungsversuch, der ihm äußerst peinlich war. Wir saßen draußen im Patio. Er mixte uns Martinis und stürzte gleich den ersten herunter. Als er endlich sprach, waren seine Worte so doppeldeutig und abstrakt, daß es fast unmöglich war, ihm dazu irgendwelche Fragen zu stellen. «Es hat eine Menge Schwierigkeiten gegeben», sagte er. An den Rest kann ich mich kaum noch erinnern.

Der Abend war klar und still; außer dem Flüstern der Bäume rund ums Haus war kaum etwas zu hören. Ich erinnere mich, daß mein Vater plötzlich alt, sorgenvoll und geistesabwesend aussah. Ich weiß auch noch, daß er «sexuelle Probleme» zwischen meiner Mutter und ihm erwähnte, das «komplizierte Verhältnis» zu seiner eigenen Mutter ansprach und mehrfach auf starke Strömungen von Wut und Ambivalenz hinwies. Doch am besten entsinne ich mich, daß mich, als ich ihn ansah, ein Gefühl beschlich, das mir schon seit meiner Kindheit vertraut war: Mir war, als verberge dieser Mann in seinem Innern eine dunkle, konfliktreiche, unbegreifliche Seite, etwas, das ich mit ihm teilte, aber einfach nicht in Worte fassen konnte. Ich spürte, daß er mir bis zu seinem Tod ein Rätsel bleiben würde.

Mein Vater war schon einige Jahre tot, als ich Gelegenheit erhielt, mich mit einem der wenigen Menschen zu unterhalten, die ihn wirklich gut gekannt hatten. Mein Gesprächspartner, ein Psychologe namens Jack, klärte mich ein wenig über die Hintergründe des Konflikts auf: So, wie es aussah, hatte auch meines Vaters Vater Liebschaften gehabt, und zwar eine ganze Menge. Er hatte es sich zur Gewohnheit gemacht, seine Ehefrau in aller Öffentlichkeit zu demütigen, indem er vor anderen Leuten über seine Geliebten sprach. Seine Frau revanchierte sich nicht mit eigenen Affären, sondern indem sie bei allen Männern, derer sie habhaft werden konnte, so tat, als wolle sie sie verführen, und heftig mit ihnen flirtete, darunter auch mit meinem Vater. Jack erzählte mir dies alles, weil er mir erklären wollte, wie konfliktbelastet mein Vater gewesen war, wie Auffassungen von Sexualität und Demütigung schon in sehr jungen Jahren in seiner Seele miteinander verschmolzen und wie es gekommen war, daß er sexuelle Liebe für andere in seinem tiefsten Innern nur in Verbindung mit Scham empfinden konnte. Mein Vater, der ein freundlicher, sehr einfühlsamer und hochsensibler Mann war, geriet durch das Vorbild seiner Eltern in eine furchtbare Zwickmühle: Identifizierte er sich mit seiner Mutter, so bedeutete dies, ihrer Verführung nachzugeben; identifizierte er sich mit seinem Vater, so hieß das, über dessen Sadismus hinwegzusehen.

Wie Jack mir erläuterte, erniedrigte mein Vater meine Mutter nicht, indem er sich in aller Öffentlichkeit seines Seitensprungs brüstete, sondern setzte alles daran, die Angelegenheit vor ihr geheimzuhalten. Nach ein oder zwei Jahren war die Affäre vorbei, und er beichtete sie meiner Mutter. Doch es dauerte nicht lange, und sie begann von neuem, ging neuerlich zu Ende, führte wiederum zu einem Bekenntnis. Soweit ich es beurteilen kann, setzte sich diese Kette fort: Die Affäre lief weiter, brach ab, Versprechungen wurden gemacht und nicht eingehalten. In jenem Sommer, nach der letzten Beichte, hatte meine Mutter genug.

Nachdem ich von der Affäre meines Vaters erfahren hatte, war mir einiges klarer, obwohl ich damals noch nicht genau sagen konnte, warum. Ein wichtiges Teil in dem stillen Puzzle, das unser Familienleben darstellte, war gefunden. Ich saß mit ihm im Patio und dachte bei mir: *Daher* also immer dieses Schweigen, *daher* dieser Hauch von Traurigkeit und Anspannung, *deshalb* nie eine Umarmung zwischen meinen Eltern, kein Wutausbruch, keine Emotionen, keine Leidenschaft! Alle Energien wurden darauf verwandt, die Dinge zu vertuschen und die Gefühle unter Kontrolle zu halten. Daß mein Vater eine Geliebte hatte, kam für mich äußerst überraschend, war mir aber gleichzeitig eine große Bestätigung. Ich weiß noch, wie ich an meinem Drink nippte und einfach sagte: «Oh!»

Ehrlich gesagt, mir fiel auch nicht viel anderes ein. Sexuelle Probleme? Lust und Ehebruch? *Meine Eltern?*

«Oh!» Es erklärte einiges. Aber zu weiteren Reaktionen war ich nicht fähig.

Meine Eltern trennten sich für drei Tage. Meine Mutter fuhr nach Martha's Vineyard, und mein Vater zog zu der anderen Frau. Doch dann schlug irgend etwas um. Mein Vater kam zu dem Schluß, daß er nicht imstande war, die Sache durchzuziehen, daß er meine Mutter nicht verlassen konnte. Er rief sie an, und im Verlauf der nächsten Woche flickten sie ihre Ehe wieder zusammen.

Jahre später erzählte er meiner Schwester, daß er fast die ganze Zeit, die er bei seiner Freundin verbracht hatte, getrunken hätte: Wodka, Gin. Er hatte getrunken und getrunken. Der Alkohol war seine Lösung, sein Heilmittel für sexuelle Konflikte.

Das verblüffende dabei ist natürlich, daß man all dies tut – all dieses Trinken, diese Heimlichtuerei, Informationsunterdrükkung und Selbstheilerei –, ohne die Verbindung zwischen dem Trinken und dessen Folgen herzustellen. Mein Vater trank und geriet in lauter Sackgassen: Er konnte sich nicht aus der Beziehung mit der anderen Frau lösen, hatte sich in seine Geheimniskrämerei und seine Ambivalenz verrannt. Erst als es längst viel zu spät war, erkannte er, daß zwischen all diesen Aktivitäten ein Zusammenhang bestand, daß Alkohol die Geheimniskrämerei begünstigte, die Geheimniskrämerei das Gefühl, in der Sackgasse zu stecken; daß Trinken, Unaufrichtigkeit und ein getrübtes Blickfeld miteinander verwoben waren wie die Fäden eines Gobelins und letztlich ein und dasselbe darstellten. Ich nahm in jenem Sommer mit Roger und David die Fäden des gleichen Gobelins auf, trank und verstrickte mich in ein Leben, das mir in bedrückender Weise überkompliziert vorkam, und durchschaute die Verbindung ebenfalls nicht. Es sollte noch Jahre dauern.

Die schweren Dinge des Lebens, aus denen man wirkliche Lehren zieht, geschehen mit klarem Kopf. Ungefähr sechs Wochen nach dem ersten Mittagessen mit Roger war ich am Ende. Ich konnte es einfach nicht mehr ertragen, neben ihm im Wagen zu sitzen und mich von ihm abfingern zu lassen. Also nahm ich eines Tages all meinen Mut zusammen und ging in sein Büro. Zögernd, aber vollkommen nüchtern, teilte ich ihm mit, daß ich mich nicht mehr mit ihm treffen könne, und damit war dann auch Schluß.

«Ich fühle mich einfach nicht wohl dabei», sagte ich. Er saß an seinem Schreibtisch und starrte mich nur an. Ich stotterte. «Ich hoffe ... ich meine, wir können ja trotzdem einfach Freunde bleiben ...»

Schweigen.

Schließlich sah er mich an und sagte: «So so. Wenn wir uns nicht richtig lieben können, sehe ich dazu eigentlich keine Veranlassung.»

Ich traf mich nie wieder mit ihm, ja es war auch unser letztes Gespräch. Doch von jenem Zeitpunkt an konnte ich ihn hassen, anstatt ihn bloß zu fürchten. Jahre später erfuhr ich von seinem Tod. Er hatte beim Joggen einen Herzinfarkt erlitten und war tot zusammengebrochen. Es ließ mich völlig kalt.

# ALLEIN TRINKEN

Im Herbst des Jahres, in dem David nach Chicago gezogen war, meine Eltern sich beinahe getrennt hätten und ich mich von Roger verabschiedet hatte, lernte ich solo zu trinken. Im gleichen Jahr begann sich meine Schwester wegen meiner Trinkerei Sorgen um mich zu machen – mehr als ein Jahrzehnt bevor ich endlich aufhörte. Eines Tages besuchte sie mich in meiner Wohnung, öffnete den Kühlschrank und entdeckte dort einen großen Krug Weißwein, der nahezu leer war. «Hast du das alles selbst getrunken?» fragte sie mich. Ich sah sie verblüfft an, weil ich nicht wußte, was daran so schlimm sein sollte. «Ja, natürlich», sagte ich. «Warum auch nicht?»

Mit fortschreitender Trunksucht lernte ich, mich diskreter zu verhalten. Den meisten Alkoholikern, die ich kenne, erging es so: Wir verheimlichten, was wir tranken, wann wir tranken, wieviel wir tranken und unter welchen Umständen wir tranken. Wir verbargen es nicht nur vor unseren Freunden und Angehörigen, sondern bemühten uns oft auch, es vor wildfremden Menschen geheimzuhalten.

Mein Freund Max erklärte den Angestellten im Spirituosenladen, er wolle Grand-Marnier-Soufflés backen und brauche dazu Brandy. Dies geschah mehrmals wöchentlich. Er deutete auf ein Brandyfläschchen in dem Regal mit den Kleinigkeiten gleich neben der Kasse und fragte: «Sind das zwei Teelöffel voll, was meinen Sie? Ich brauche sie für ein Soufflé.» Dann steckte er drei oder vier Fläschchen in einen Beutel und ging. Als Max mir diese Geschichte erzählte, fühlte ich mich gleich mit ihm verbunden, denn ich verhielt mich genauso. Gegen Ende meiner Trinkerlaufbahn besorgte ich mir oft kleine Hennessyfläschchen, um sie in den Taschen meines Bademantels zu verstecken. Beim Einkaufen tat ich dann immer so, als fiele mir im letzten Augenblick ein, daß ich noch ein paar Tropfen zum Kochen benötigte, für ein bestimmtes Gericht. «Ach ja», sagte ich, «ich ... äh ... ich bräuchte noch ein paar von diesen kleinen Cognacs ... Hennessy, nicht wahr? Ja, zwei genügen, danke ...»

Auf zahllosen AA-Versammlungen habe ich unzählige Versionen dieser Geschichte gehört. Meine Freundin Meg gab immer vor, sie müsse für eine Dinnerparty einkaufen. Sie ging zum Weinhändler, fragte ihn nachdenklich: «Welchen Wein würden Sie zur Ente empfehlen?» und verließ den Laden dann mit einer großen Kiste plus Wodka, Scotch und Softdrinks zum Auffüllen. Viele von uns kauften jeden Tag woanders ein und nahmen mitunter meilenweite Umwege in Kauf, weil sie nicht wollten, daß die Verkäufer erfuhren, wie hoch ihr Bedarf war.

Ein weiteres Problem für den Gewohnheitstrinker ist das Recycling: Wenn der Müll schon zu Hause getrennt wird, *sieht man* die Flaschenberge dauernd, und das kann ein ganz schön beunruhigender Anblick sein. Ich hatte das Glück, während der Zeit, in der ich allein trank, vorwiegend in Gemeinden zu leben, in denen es noch kein Recycling gab. Also stopfte ich die Flaschen in schwere Müllbeutel aus Plastik, schleppte sie an den Straßenrand oder kippte sie in der Hoffnung, daß niemandem unterwegs das Scheppern und Klirren der Flaschen auffiel, in einen Abfallcontainer. Manchmal vergingen zwei oder drei Wochen, bis ich mich wieder des Beweismaterials entledigte. Ich verstaute die Flaschen solange in leeren Kisten, die in einem Schrank unter der Spüle standen. Wenn der Platz dort nicht mehr ausreichte, schlich ich mich nachts mit zwei großen, schweren Säcken aus der Wohnung.

Das Trinkverhalten des Alkoholikers ist von Natur aus einsam. Seine eigentliche Natur wird vor der Außenwelt verborgen gehalten und in mancher Hinsicht sogar vor dem Trinker selbst.

Du bildest dir ein, du trinkst, weil es dir Spaß macht, weil du gesellig wirst oder dich besser entspannst. Aber du trinkst auch, um dich abzuschotten und dich zurückzuziehen.

Auf einem AA-Treffen schilderte einmal eine junge Frau, wie verärgert und gereizt sie bei den seltenen Gelegenheiten, bei denen sie nicht trank, auf andere Leute reagierte. Sie war erst seit ganz kurzer Zeit abstinent, erst seit ein paar Tagen. Sobald sie trank, berichtete sie, verschwand diese Gereiztheit, und es war ihr egal, wie sich die Leute um sie herum benahmen und was sie dachten. «Wenn ich meine Flasche habe, dann ist das so, als könne ich mich in einen Kokon zurückziehen.»

Viele im Raum nickten bei diesen Worten. Sie hatte ihnen aus dem Herzen gesprochen. Nicht selten hört man bei AA-Versammlungen, daß jemand den Alkohol als seinen besten Freund bezeichnet und darunter eine durchaus innige Verbindung versteht. Wenn du trinkst, besetzt der Alkohol die Rolle eines Liebhabers oder eines festen Begleiters. Da sitzt er wie eine reale Person in seinem Kühlschrankfach, auf dem Bord oder im Schrank, präsent und verläßlich wie der beste Freund. Als ich anfing, überall im Haus Scotchflaschen zu verstecken und Brandyfläschchen in den Taschen meines Bademantels zu verstauen, da tat ich es wie ein Kind, das sich davor fürchtet, seine Schmusedecke oder seinen Teddybär zu verlieren. *Schütze mich. Bewahre mich davor, daß ich in meinem eigenen Kopf allein bin.*

Alkohol ist oft ein Mehrfachpartner: Da ist einmal deine wahre Liebe, nämlich das Getränk, zu dem du dich am häufigsten und mit größter Zuverlässigkeit hingezogen fühlst. Außerdem hast du eine Reihe von Nebenlieben, ehemaligen Lieben, Bekannten und gelegentlich – nicht oft! – sogar einen oder zwei Feinde. Mein Freund Kenny war ein strenger Bourbon-Mann, zumindest gegen Ende seiner Sucht: Er kaufte den Whisky kistenweise und trank allein bei sich zu Hause zu den Klängen von Opernmusik. Es gibt Bier-Alkoholiker, Scotch-Alkoholiker, Bourbon-Alkoholiker und Alkoholiker, die ausschließlich teuren Rotwein trinken. Viele von uns wechselten den Partner mit den Jahreszeiten, wobei wir im Winter zu dunklen, wärmenden Likören tendieren und im Sommer zu hellen Drinks mit Zitrus, zu Gin Tonics oder Rum on the rocks mit Limone.

Ich war ein Weißweinjunkie. Zum Schluß schluckte ich fast alles, doch wenn ich die Wahl hatte, trank ich einen frischen, kühlen, trockenen Weißwein, einen französischen Sauvignon Blanc oder einen Chardonnay aus den Tälern Nordkaliforniens. Der Anblick einer Flasche Weißwein im Kühlschrank hatte für mich immer etwas Beruhigendes an sich: Schon wie sie da im Fach stand, mit perlenden Tröpfchen überzogen und mit Etiketten, die strenge, farbige Rechtecke vor der blaßgoldenen Flüssigkeit bilden. Wenn ich heutzutage in ein Restaurant gehe und sehe, wie die Gäste kaltes Bier aus dunklen Flaschen trinken und Gin oder Wodka aus kleinen, gedrungenen Gläsern schlürfen, dann läßt mich das ziemlich kalt. Doch wenn die Kellnerin mit einem Viertelchen flüssigen Trosts im hochstieligen Weinglas vorbeigeht, beschleunigt sich mein Puls, und ich merke, daß ich es voller Wehmut betrachte wie das Foto eines Menschen, den man innig und schmerzhaft geliebt und dann verloren hat.

Nach meinem Studienabschluß im Sommer 1981 zog ich in ein winziges Studio auf der East Side von Providence, ein sonniges Plätzchen mit hohen Decken und einem echten Kamin, und dort geschah es, daß ich mich in den Weißwein verliebte, echt verliebte. Ich kam mir fast erwachsen vor in dieser Wohnung, da ich zum erstenmal allein lebte, doch dies war größtenteils nur ein oberflächliches Gefühl, resultierend aus einfachen physischen Tätigkeiten wie dem Aufsperren der Wohnungstür, dem Tippeln über den Holzboden in meinen Erwachsenenschuhen, wie dem Absetzen der Einkaufstasche mit den Lebensmitteln auf der Anrichte. Oder, um zur Sache zu kommen, in Handlungen wie dem Herausnehmen der Chardonnay-Flasche aus dem Kühlschrank, wie dem Entkorken und dem Eingießen der Flüssigkeit in einen Sektkelch. Es kam mir alles so schick vor – Wein einschenken, Feuer machen, sich auf dem Sofa niederlassen, eine

Zeitschrift durchblättern ... Es war ein scheinbar verheißungsvolles, scheinbar Sicherheit bietendes Ritual, ein Verhaltenskodex.

In Wirklichkeit spielte ich meine Rolle keineswegs besonders gut. Ich war dauernd pleite, jobbte als Kellnerin in einem Restaurant in der Innenstadt und fing an, den Wein in großen Gallonenkrügen zu kaufen. Anstatt einen Korken herauszuziehen, der sich mit einem wohlklingenden, erwachsenen *Plop!* verabschiedete, drehte ich, wenn der Tag zur Neige ging, nur noch den Schraubverschluß ab. Ich machte selten Feuer im Kamin und war viel zu unruhig, um mit Muße oder wenigstens halbwegs konzentriert Zeitschriften durchzublättern. Die meisten Abende saß ich auf meinem Futon, den ich mir, bevor ich mich zum Schlafen legte, zu einem Sofa zusammengerollt hatte, hörte immer wieder dieselbe Kenny-Loggins-Platte, weil sie mich an David erinnerte, der ja inzwischen fortgezogen war, betrank mich und weinte.

Alkoholiker auf dem Weg der Besserung sprechen oft davon, daß sie, wenn sie allein waren, «so tranken, wie sie wollten», ohne das Gefühl sozialer Restriktion, das sie auf Partys oder in Restaurants befiel. Dieses Bedürfnis und die Worte, mit denen wir es beschreiben, hat fast etwas Kindliches: Wir wollen unsere Fläschchen, wollen in diesen abgedunkelten Raum in unseren Köpfen krabbeln, uns dort zusammenrollen und mit unserem Kuscheltier allein sein.

Einsames Trinken dient dem Selbstschutz – zumindest theoretisch. Die Einsamkeit befreit einen von menschlichen Kontakten, die selbst dem geselligsten Alkoholiker manchmal lästig werden können, und der Alkohol befreit einen von den eigenen Gedanken, vom dunklen Druck der eigenen Gegenwart. Man trinkt allein, wenn man es in seiner eigenen Haut nicht mehr aushält. Boswell beschreibt das in seinem *Life of Johnson*. «Ich trinke allein», erklärt Johnson, «um mich selbst loszuwerden, um mich selbst fortzuschicken. Wein macht einen Mann zufriedener mit sich selbst.»

An einem Dezembernachmittag in jenem Jahr saß ich in meiner Wohnung und sah zum Fenster hinaus. Draußen schneite es. Schneeflocken fielen in spiralförmigen Kurven, und ich drehte mich mit ihnen immer tiefer hinunter. Allmählich versank ich in Selbstmitleid, bis ich völlig davon verschüttet war. Den Tag hatte ich wie üblich verbracht – mit der wenig erfolgreichen Bemühung, mir selbst aus dem Weg zu gehen. Ich hatte mir fest vorgenommen, jeden Morgen zu joggen oder zu schwimmen, um energiegeladen in den Tag zu gehen, hatte aber nichts davon getan. Ich hatte die Mittagsschicht gearbeitet – also von elf bis fünfzehn Uhr –, war dann nach Hause gekommen und hatte mich mit meiner Prioritätenliste in der Hand aufs Sofa gesetzt: *X anrufen wg. Schreib-Workshop. Y anrufen wg. freiberufl. Tätigkeit. Fa. Brown Career Service anrufen und Termin vereinbaren wg. Lebenslauf-Kritik.*

All diese Aufgaben waren mir ein Horror – ich kam mir innerlich so klein und unzureichend vor und hatte furchtbare Versagensängste. Keinen Punkt auf meiner Liste hatte ich abgehakt. Ich weiß noch, daß ich passiv, wie gelähmt und voller Selbstverachtung dasaß. Gegen sechs Uhr rang ich mich zu der Erkenntnis durch, daß ich frische Luft brauchte, zog mir den Mantel an und stapfte durch den Schnee zum Getränkeladen, um mir eine Flasche Wein zu kaufen, die ich im Laufe der Nacht auf dem Futonsofa weitgehend leerte. Bevor ich mich schlafen legte, kritzelte ich noch in mein Tagebuch: *Ich bin so deprimiert. Bitte macht, daß dieses Gefühl verschwindet.*

Ich weiß nicht, an wen diese Bitte gerichtet war – an irgendeine externe Kraft, nehme ich an, eine abstrakte Vorstellung von einem irgendwo in der Ferne dräuenden Schicksal, oder an eine Energie mit der Kraft, die Umstände mir gewogen zu machen und mich von außen her zu *ändern*. Immer wieder schrieb ich, daß ich einen «Lebenssinn» bräuchte, und glaubte – oder hoffte –, dieses Gefühl würde einfach *kommen,* in Form des richtigen Berufs, des richtigen Freundeskreises oder der geeigneten Beziehung.

Die Wörtchen *Wenn doch nur* ... bestimmten mein Leben – und sollten es die nächsten zehn Jahre lang auch weiterhin tun. In meinen Zwanzigern sehnte ich mich vor allem nach guten Jobs und schlanken Oberschenkeln: Wenn es mir doch nur gelänge, mit dem Schreiben Geld zu verdienen, wäre ich glücklich; wenn ich doch nur fünf oder zehn Pfund weniger auf die Waage brächte, wäre mein Leben ganz anders ... In meinen Dreißigern rückten die Männer in den Mittelpunkt: Wenn ich doch nur eine Beziehung hätte ... Und dann, ein paar Monate, nachdem ich meinen Freund Julian kennengelernt hatte: Wenn doch nur die Beziehung anders wäre. *Wenn doch nur* ...

Das Leben ohne Alkohol, das Denken in nüchternem Zustand, die langen Nachmittage ohne Aussicht auf betäubende Ablenkung – dies alles befreit einen vom Glauben an äußere Einwirkungen. Man erkennt, daß Kraft und Hoffnung nicht von den Umständen und dem Erwerb bestimmter Dinge abhängig sind, sondern lediglich aus der Akkumulation aktiver Erfahrungen resultieren, daraus, daß man die Zähne zusammenbeißt und – auch wenn's schwerfällt und man sich davor fürchtet – Punkt für Punkt die Liste abhakt.

Wer trinkt, ist dazu nicht imstande. Man ist unfähig, zwischen der *Überwindung* schmerzhafter Gefühle und dem *Davonlaufen* vor ihnen zu unterscheiden. Man kann nur noch dasitzen und abgestumpft vor sich hin süffeln, trunken und empfindungslos.

Ein anderer Tagebucheintrag stammt vom 28. September 1981, dreizehn Jahre bevor ich das Trinken aufgab. Die Schrift ist ein wirres Gekritzel. *Völlig ausgeflippt. Fürchte, ich bin Alkoholikerin.*

Heute finde ich es erstaunlich, wie früh ein Teil von mir bereits das Problem erkannte. Aber das gehört wohl zur Funktionsweise des Alkoholismus: Du weißt es, und du weißt es nicht. Oder genauer: Du weißt, wie es um dich steht, doch der Teil von dir, der mit dieser Erkenntnis nichts zu tun haben will, schaltet sich sofort ein und legt die Bedenken in ein anderes Fach: Du wachst morgens auf und alles ist – bitteschön! – neu geordnet: *ein kleines Problem mit dem Trinken*. Du wirst dich darum kümmern, sobald du nicht mehr so niedergeschlagen bist.

Ich fühlte mich in jenem Jahr sehr deprimiert und verloren und hielt mich wohl genau an diese Logik: Zu irgendeinem nicht näher bezeichneten künftigen Termin, wenn ich nicht mehr soviel Trost brauchte, wollte ich die Trinkerei einschränken. Im nachhinein kann ich sagen, daß ich damals auch sehr zornig war und obendrein furchtsam wie ein frischgeschlüpftes Vögelchen: Ich fand keine Arbeit; die ganze Welt erschien mir unfreundlich und gemein. Ich kam mir klein, unbedeutend und schlecht vorbereitet vor, nachdem ich die relativ sichere, begreifbare Welt der Universität hinter mir gelassen hatte, und sah mich stärker als zuvor den speziellen Unannehmlichkeiten ausgesetzt die einfach daher rührten, daß ich eine Frau war. Mein Haus-Wirt war damals ein großer, aufgeblasener Immobilienmakler. Er lebte im zweiten Stock und starrte mir, wenn er mit mir sprach, immer auf den Busen. Ein Bursche namens Tom arbeitete in dem Gebäude als eine Art Mädchen für alles. Immer wenn ich das Haus verließ und zu meinem Wagen ging, pfiff oder grölte er mir nach. Ich hatte damals lange Haare, die mir fast bis zur Taille reichten. Wenn ich an ihm vorbeiging, packte er meinen Zopf und zog daran, als gäbe ihm allein dessen Länge das Recht dazu. Ich fing in jenem Jahr mit dem Joggen an, und immer wieder kam es vor, daß sich ein Mann aus dem Fenster eines vorbeifahrenden Autos lehnte und mir nachpfiff. Mich ergriff in solchen Augenblicken eine tiefe Wut, die aus meinem Innersten zu kommen schien, doch sie verschwand jedesmal wieder ebenso schnell, wie sie gekommen war.

Es mochte sich bei all dem um Trivialereignisse handeln, die kaum der Rede wert sind. Doch diese Dinge summieren sich mit der Zeit und prägen das Gespür für die Umgebung, in der man lebt. Auf einer bestimmten Ebene muß ich damals vor Wut gekocht haben, doch schien mir die Wut – wie so oft bei Frauen, denen man beibringt, daß weibliche Wut tabu ist – unzugänglich und vergeblich. Ich nehme an, daß ich damals trank, weil ich nicht wußte, was ich sonst hätte tun sollen; ich wußte einfach nicht, wie ich meine Furcht und meine Wut besser hätte umgehen sollen.

Ungefähr ein Jahr nachdem ich das Trinken aufgegeben hatte, saß ich mit einer Frau namens Jeanette in einem kleinen Café. Es war ein grauer Tag Anfang März, ungefähr gegen 17.30 Uhr. Von unseren Fensterplätzen aus sahen wir, wie im Laufe der Zeit vier Frauen in den Dreißigern, alle offenbar berufstätig, in einem Spirituosenladen auf der gegenüberliegenden Straßenseite verschwanden und eine Weile später wieder mit großen braunen Papiertüten herauskamen.

Genesende Alkoholiker spekulieren mit Vergnügen über die Trinkgewohnheiten anderer Menschen – vor allem, wenn diese Gewohnheiten krankhaft erscheinen. Es liegt einfach in der Natur der Sache. Da saßen wir also, Jeanette und ich, und dachten bei uns: *Ha! Schon wieder eine. Ha! Wieder eine Säuferin in Aktion.* Doch hinter dieser Selbstgefälligkeit verbargen sich eine gewisse Traurigkeit und sehr lebhafte Erinnerungen daran, wie es war, als wir uns selbst noch jeden Abend auf dem Heimweg mit Alkoholika eindeckten und uns in der Abgeschiedenheit unserer vier Wände betranken.

Später kamen wir dann darauf zu sprechen, wie wir vor vielen Jahren selbst zu einsamen Trinkerinnen geworden waren. Jeanette, inzwischen Rechtsanwältin, war damals juristische Assistentin in einem großen, von Männern beherrschten Anwaltsbüro in New York. Dort hatte sie sich wohl gefühlt, solange sie allein in ihrem Büro arbeiten und sich auf bestimmte Aufgaben konzentrieren konnte.

«Das Problem war der Umgang mit den anderen», sagte sie.

Damals, in den frühen achtziger Jahren, trug Jeanette immer Nadelstreifenkostüme mit kurzem Rock und Halsschleife, die Standarduniform der arbeitenden Frau. Wie sie erzählte, hatte sie immer, wenn sie durch den Flur ging oder unterwegs zu einer Besprechung war, das furchtbare Gefühl der «kognitiven Dissonanz», wie ein elfjähriges Mädchen, das sich Mutters Pumps angezogen hat und ihren Perlenschmuck trägt. Gleichzeitig starrten die männlichen Kollegen sie an wie ein Ausstellungsstück – auf ihre unter dem anthrazitgrauen oder marineblauen Rock gekreuzten Beine, auf ihre Brust, auf ihre Lippen.

Nach einiger Zeit fiel Jeanette auf, daß sie sich immer weniger darüber im klaren war, woher ihr Selbstwertgefühl kam: Zum Teil beruhte es wohl auf ihrer Leistung; sie arbeitete effizient und produktiv und wurde dafür auch gelobt. Aber da war auch noch eine andere Quelle, und zwar die, daß sie auf die Männer im Büro physisch attraktiv wirkte. Sie war, wie sie es formulierte, «die Süße vom Dienst, das frische junge Ding in der Ecke».

Was hinzukam und die Angelegenheit noch verkomplizierte, war die Tatsache, daß Jeanette es gewohnt war, ihr Selbstwertgefühl vom Zuspruch anderer Personen speisen zu lassen – von ihrem Vater zum Beispiel und ihren Lehrern. Sie hatte auf einmal den Eindruck, das ganze System sei zusammengebrochen. Ihr war, als müsse sie bei einem Spiel mitspielen, dessen Regeln man ihr nie gezeigt hatte. Es war das Hochstapler-Syndrom: Jeanette leistete gute Arbeit, kam sich aber wie eine Betrügerin vor, eine Pseudo-Erwachsene, eine unfertige Person, die in ihrem tiefsten Innern kein Selbstwertgefühl entwickeln kann. Es ist dies eine bei Frauen weitverbreitete Empfindung: der Mangel an Selbstwert und die siedende Wut dahinter. Wir beide schüttelten den Kopf.

«Ich kam mir so haltlos vor, so ...» Ihre Stimme erstarb, und Hunderte von Eigenschaftswörtern hingen unausgesprochen in der Luft: fehlentwickelt, unzureichend, unsicher, einsam, *wütend* ...

Jeanette lächelte. «Ich hatte als Kind nie eine Schmusedecke», sagte sie. «Schon als ganz kleines Mädchen war da diese Art von Stolz, daß ich nicht so war wie meine Schwester, die dauernd irgendwelche Stofftiere mit sich herumschleppte und nachts mit ihnen schlief. Komisch, daß ich als Erwachsene diese andere Sorte von Schmusedecke brauche.»

Alkohol: die flüssige Schmusedecke. Der Stoff, der Leere und Wut erstickt wie kalter Schnee.

Jeanette ist so alt wie ich. Wenn ich ihr zuhörte, war mir, als hätten wir uns im jeweils gleichen Lebensalter ganz identisch verhalten, mit einundzwanzig, zweiundzwanzig, dreiundzwanzig Jahren. Und nicht nur wir, sondern Dutzende von Frauen unseres Alters, die am Nachmittag ihre Arbeitsstelle verlassen und nach irgend etwas greifen, das ihre verwundeten Gefühle heilt und die dahintersteckende Leere füllt.

Nach jenem ersten Jahr in Providence bekam ich einen Job in einer Zeitungsredaktion. Wie Jeanette war ich imstande, in eine andere Person zu schlüpfen, in deren Haut ich mich tagsüber relativ bequem und sicher fühlte: die arbeitende Reporterin, eine junge Frau am Schreibtisch, bewaffnet mit Telefon und Schreibblock. Meine Tätigkeit hatte einen meßbaren Wert: Ich schrieb Artikel, die von meinem Chef gelobt wurden wie Aufsätze und Examensarbeiten in der Schule. Ich hielt Termine ein und behandelte meine Mitarbeiter rücksichtsvoll und großzügig. Ich war gut in meinem Job. Doch außerhalb der Redaktion hatten die Erfolgserlebnisse keinerlei Gültigkeit mehr. Wenn ich abends nach Hause ging, löste sich mein berufliches Selbstverständnis auf oder blieb im Büro zurück. Da stieß ich auf der Treppe zu meiner Wohnung mit dem Vermieter zusammen, oder auf der Straße johlte mir irgendwer hinterher – sofort war ich wieder verschreckt und unsicher. Die alles überragende Frage nach dem Selbstwert lag wie ein Raubtier auf der Lauer, sobald ich das Redaktionsgebäude verließ.

Ich tat also das gleiche, was Jeanette tat und was so viele von uns taten: Ich kuschelte mich daheim mit meiner Flasche zusammen und blendete mich aus.

In dem Film *Sturz in die Nacht,* einer insgesamt etwas simplifizierten Darstellung von Alkoholismus und Entwöhnung, gibt es eine sehr lebendige Szene: Michael Keaton kommt aus dem Entzug nach Hause und verbringt die erste Nacht allein. Er schrubbt und wienert seine Wohnung, bis alles glänzt und funkelt. Die verchromten Möbel reflektieren den Schein der Halogenlampen. Und da sitzt er dann, sitzt ein paar Minuten auf einem Stuhl, steht auf, setzt sich auf einen anderen Stuhl. Er ist rastlos und gereizt. Aus der Art, wie er immer wieder aufsteht und sich wieder hinsetzt, ist unschwer zu erkennen, daß er sich verloren fühlt. Er hat nicht die geringste Ahnung, wie er sich trösten oder beschäftigen soll. Unvorstellbar, daß er einfach sitzen bleibt, mit sich und seiner Welt zufrieden.

Ich sah den Film 1989, gleich nachdem er in die Kinos gekommen war. Die geschilderte Szene versetzte mich in meine eigene Situation zurück. Mich schauderte. *Eines Tages geht es dir genauso, dachte ich. Eines Tages wirst auch du gezwungen sein, allein zu leben, ohne deine Rüstung.*

Die Rüstung ist natürlich der Schutz vor allen Gefühlen, die uns möglicherweise beschleichen könnten, sofern wir uns überhaupt Gefühle gestatten. William Styron beschreibt 1990 in *Sturz in die Nacht,* seinen Lebenserinnerungen, eine Depression, die, auch wenn er nicht direkt behauptet, daß Alkoholverzicht ihr unmittelbarer Anlaß war, sehr lebhaft schildert, was geschieht, wenn ein Trinker plötzlich ohne seine Rüstung dasteht, ohne jene selbsterrichtete Mauer zwischen dem Ich und dem aktuellen Selbstverständnis. «Plötzlich war er verschwunden», schreibt Styron. «Der große Verbündete, der meine Dämonen so lange in Schach gehalten und verhindert hat, daß sie mein Unterbewußtsein stürmten, war auf einmal nicht mehr da. Ich war emotional so nackt und verletzlich wie nie zuvor in meinem Leben.» Ohne Alkohol, der plötzlich sein Gegner geworden war, kam sich Styron empfindungslos, entnervt und labil vor und «furchtbaren, pochenden Angstzuständen» ausgesetzt.

Während der letzten Jahre meiner Trinkerlaufbahn lebte ich in einer Studiowohnung in Bostons North End, der Neuengland-Version von «Little Italy». Wenn ich abends nichts vorhatte, fuhr ich auf dem Heimweg bei der Prince Pantry, einem kleinen Laden um die Ecke, vorbei und kaufte eine Flasche Weißwein.

Der Laden hatte so gut wie gar keine Auswahl, es gab lediglich einen billigen italienischen Soave und ein paar überteuerte kalifornische Chardonnays. Trotzdem war es etwas anderes, sich dort anstatt in einem großen Alkoholladen einzudecken. Ich konnte mir einreden, daß ich nicht extra zum Alkoholkaufen fuhr, sondern bloß auf dem Heimweg noch ein paar Kleinigkeiten besorgte, so wie man schnell noch einen halben Liter Milch oder eine Schachtel Frühstücksflocken kauft. Der Wein war dann mein abendliches Hauptnahrungsmittel. Allerdings sah ich in jenen letzten Jahren bald ein, daß eine Flasche nicht ganz ausreichen würde, und so nahm ich dann gewöhnlich immer noch zwei Bier mit – nicht etwa gleich einen Sechserpack, sondern zwei einsame Flaschen Molson Golden, die beim Bezahlen immer so unschuldig neben dem Wein auf der Ladentheke standen.

Sobald ich heimkam, öffnete ich das erste Bier und trank es mit großer Erleichterung. In gewisser Weise sah ich meinen kleinen Alkoholvorrat, so wie Styron es beschreibt, als Verbündeten: eine Abwehr gegen mein eigenes Unterbewußtsein, gegen die Dämonen, die heraufgeschwemmt zu werden drohten, wo immer sie sich auch verborgen halten mochten. Manchmal dachte ich ganz bewußt an die Szene aus *Sturz in die Nacht*, dachte daran, wie Michael Keaton rastlos und mit starrem Blick in seiner Wohnung sitzt. Meine eigenen vier Wände waren sehr modern und *high tech* eingerichtet, genauso wie die seinen, mit Halogenlampen und einem kühlen grauen Teppichboden. Ich begriff, daß das erste Bier, das zweite und die Weinflasche danach einem ganz bestimmten Zweck dienten: Sie blockierten dieses bohrende Gefühl der Unzulänglichkeit und verhinderten, daß ich endlich lernte, meine eigene Gesellschaft zu ertragen.

Ohne Alkohol kam ich mir vor wie ein in der Falle sitzendes Tier, und deshalb trank ich. Ohne Alkohol wußte ich nichts mit mir anzufangen, und zwar im wahrsten Sinne des Wortes: Mir war dann, als gehörten meine Glieder und Gedanken gar nicht zu mir und ich hätte ihre Gebrauchsanleitung verloren. So erging es mir zum Beispiel an Sonntagvormittagen, wenn ich in meiner Wohnung erwachte und nur unverplante Zeit vor mir hatte. *Hier bin ich in meiner Wohnung. Hier bin ich und hantiere in der Küche herum. Hier bin ich, wasche einen Teller ab und stelle ihn zum Abtropfen. Hier bin ich ... allein und mir dessen bewußt, bin mir bewußt, daß ich atme, bin mir meiner Haut bewußt, meiner Gedanken. Hier bin ich und warte, warte und warte, und wenn ich so weitermache und nicht herausfinde aus meinem eigenen Kopf, dann sterbe ich an Langeweile, werde verrückt oder explodiere jeden Augenblick.*

Der Alkohol entschärfte dieses explosive Gefühl, stoppte dieses Kreisen um mich selbst. Ich wußte das seit meiner Zeit in Providence und schleppte das Wissen seither bei jedem Umzug mit wie ein Möbelstück, für das es offenbar keinen Ersatz gab. Manchmal reichten auch die beiden Molsons und die Weinflasche nicht aus. Dann ging ich zur *Pizzeria Regina* gegenüber, bestellte mir eine kleine Pizza mit Champignons und kanadischem Speck und setzte mich, während die Pizza im Ofen war, an die Bar und bestellte mir einen Chianti, der dort in hohen Coke-Gläsern serviert wurde. Dann trank ich, sah fern oder plauderte mit dem Barkeeper. Manchmal stürzte ich den Chianti eilig herunter und bestellte mir gleich noch einen. Der Barkeeper bekam von mir immer ein dickes Trinkgeld. Er behielt mein Glas ständig im Auge; ein Nicken genügte, und es war wieder voll. Es bestand stillschweigendes Einvernehmen zwischen uns – erstaunlich, wie viele Gefährten der Trinker finden kann, selbst wenn er allein trinkt.

Meine Freundin Janet – sie ist inzwischen trocken – war damals Gewohnheitstrinkerin und lebte ganz in meiner Nähe. Es war daher kein Wunder, daß wir uns ab und zu über den Weg liefen. Auch sie trank allein im *Regina,* und heute frage ich mich manchmal, ob wir uns dort überhaupt wahrnahmen oder einfach nur dasaßen, auf unsere Pizzas warteten und unsere Gläser anstarrten. Wahrscheinlich eher das letztere. Die Rituale, die kleinen Routinehandlungen, mit deren Hilfe Alkoholiker ihr Trinkverhalten einteilen und verhindern, daß man sie als Alkoholiker entlarvt, lassen einem nicht viel Zeit für anderes. Du kaufst ein, du zockelst mit deiner großen braunen Tüte nach Hause, du schließt die Tür hinter dir – und dann, nur dann, kannst du endlich entspannen. Die Planung zehrt deine gesamte Energie auf.

Nachts riefen wir andere Leute an. Die Zahl derer, die es tat, war Legion – ich kenne kaum einen Alkoholiker, der darauf verzichtete. Wir kamen nach einem langen Trinkgelage nach Hause, oder wir hatten zuvor zu lange auf dem Sofa gesessen und waren schließlich so rastlos und mißgelaunt, daß wir es einfach nicht mehr aushielten und in einem Anfall von Verzweiflung zum Telefon griffen. *Okay, es ist ein Uhr nachts. In Kalifornien wird ja wohl noch jemand wach sein. Also ran an die Strippe, probier's!* Das Phänomen ist so weit verbreitet, daß es sogar eine eigene Bezeichnung hat: Alkoholiker nennen es *drink-and-dial*.

Einige Jahre nach ihrer Entwöhnung rief meine Freundin Ginny eine Bekannte in Seattle an, um ihr mitzuteilen, daß sie auf dem Weg der Besserung sei.

«Da, das hab ich kommen sehen», antwortete die Bekannte und fügte auf Ginnys überraschte Reaktion hinzu: «Ja, erinnerst du dich denn nicht mehr? Du hast mich doch mindestens einmal im Monat sturzbetrunken angerufen und darüber geschwafelt, daß du wahrscheinlich ein ‹Alkoholproblem› hättest.»

«Hab ich das wirklich?» Ginny war völlig verblüfft. Sie konnte sich an diese Anrufe nicht erinnern.

Ginny erzählte uns diese Geschichte eines Abends im kleinen Kreis. Wir saßen in einem Restaurant und rollten die Augen, als wir das hörten. Jede von uns wurde von persönlichen Erinnerungen heimgesucht: Da kramst du das Adreßbuch heraus und suchst die eine Person in der geeigneten Zeitzone, der es nichts ausmacht, wenn sie von einer leicht lallenden Stimme angerufen wird. Du kneifst ein Auge zu, um die verschwommenen Zahlen auf der Tastatur des Telefons einigermaßen lesen zu können, wartest auf das Freizeichen, gibst die Nummer ein, hörst die nüchterne Stimme am anderen Ende der Leitung, hörst deine eigene Stimme, weißt gar nicht richtig, was du tust und was du willst und warum du überhaupt anrufst – bist du deprimiert, einsam, verrückt? Du tust es einfach. *Drink-and-dial*. Du trinkst, du langst zum Telefon, du trinkst, du suchst irgendeinen menschlichen Kontakt.

Das Paradoxe am einsamen Trinken, das eigentlich Heimtückische daran, besteht darin, daß es eine Illusion echter Gefühle hervorruft, die du nur im nachhinein als falsch erkennen kannst. Als ich allein trank, sah ich im Alkohol den einzigen Schlüssel zu meinen ureigensten Empfindungen, den einzigen Weg zur echten Emotion. Trinken und dahinschmelzen; trinken und weinen, trinken und den Kummer dann telefonisch mit einem anderen Menschen teilen. *Ich bin deprimiert. Ich bin einsam. Hilf mir.* Aber Alkohol ist trügerisch, und die Gefühle, die er hervorruft, sind illusorisch: Schon am nächsten Tag kannst du dich nicht mehr daran erinnern, welches Ereignis oder welches Gefühl dich ans Telefon getrieben hat, denn wenn du morgens aufwachst, hast du nur noch Kopfschmerzen.

Einmal, vier oder fünf Jahre bevor ich aufhörte, ging ich am Freitagabend mit Freunden zum Trinken und danach zum Essen, was mit weiteren Drinks verbunden war. Schließlich landeten wir in einer Bar in der Newbury Street, einer Einkaufsstraße in Bostons Back Bay mit zahlreichen Restaurants, Friseursalons und kleinen Boutiquen. Es war eine laue Sommernacht. Wir drei – zwei Arbeitskollegen und ich – schnappten uns eines der begehrten Tischchen auf dem Bürgersteig und tranken viele Gläser Cognac. Es gibt Abende, da weiß man schon vorher, daß man sich sternhagelvoll betrinken wird; man legt es einfach darauf an. Ein solcher Abend war es damals. An den auslösenden Faktor kann ich mich nicht mehr erinnern, wie mir überhaupt nicht mehr viel von jenem Abend im Gedächtnis geblieben ist. Jedenfalls trank ich. Ich trank und trank und trank. Irgendwann muß sich dann doch noch ein tiefsitzender Selbsterhaltungstrieb gemeldet haben: Ich wußte, daß ich nach Hause mußte und landete in einem Taxi.

Ich war damals schon mit Michael zusammen, weshalb ich

mich zu ihm bringen ließ. An die Fahrt selbst kann ich mich nicht mehr erinnern, auch nicht daran, daß ich den Fahrer bezahlte. Ich weiß auch nicht, ob ich auf dem Rücksitz einfach das Bewußtsein verlor oder ob ich dem armen Mann auf der ganzen Strecke von Boston nach Cambridge irgend etwas vorbrabbelte. Michael war mit Freunden unterwegs. Ganz vage entsinne ich mich noch, daß ich in sein Schlafzimmer kam, das Telefon am Fußende seines Bettes ergriff und meine Mutter anrief. Es muß gegen ein oder zwei Uhr morgens gewesen sein. Ich erinnere mich noch düster daran, ihre Stimme gehört zu haben. Und dann fing ich an zu heulen.

Es war ein für mich absolut klassisches Verhalten. Das Trinken öffnete meinem Selbstmitleid Tür und Tor. Ich geriet in ein Gefühlschaos und fing an zu jammern. Meine Mutter war ganz anders – vielleicht rief ich sie deshalb an. Sie verfügte über eine Art innerer Reserve, wurde mit Problemen in verblüffender Weise selbst fertig und konnte auch mit der Einsamkeit besser umgehen als die meisten anderen. Sie konnte sich tagelang selbst beschäftigen: mit Malen, Stricken, Lesen. Sie ging dann ganz in ihrer Kunst auf, ihrer Handarbeit oder ihren geistigen Interessen. In meinen Zwanzigern, als ich bereits regelmäßig trank, beobachtete ich sie manchmal: Mit angezogenen Füßen saß sie auf dem Sofa, strickte an einem Pullover, die Nadeln klapperten leise. Mutter wirkte auf eine stille Weise heiter, und es wollte mir einfach nicht in den Kopf, daß es ihr nicht langweilig oder unbequem wurde, daß sie keine Rastlosigkeit befiel. Ich saß dabei, sah ihr zu – und hielt mein Weinglas vor mich hin wie ein Amulett. Ich selbst schaffte es einfach nicht, ohne Wein allein zu sein.

Ich wußte damals am Telefon auch nicht, was ich zu meiner Mutter sagen sollte. Ich brach bloß in Tränen aus. An ihre Antwort kann ich mich noch erinnern: «Was ist denn los, mein Liebes?»

Ich lallte die Worte, trunken und verheult: «Mama ... Ich glaube, ich ... ich trinke zuviel.»

Der Rest unseres Gesprächs ist mir entfallen. Ich weiß nur

noch, daß ich lange ins Telefon weinte und mich dann allmählich beruhigte. Irgendwann müssen wir dann aufgehört haben; jedenfalls legte ich den Hörer auf – und dann riß der Film. Michael, der irgendwann nach zwei zurückkam, fand die Tür seiner Wohnung sperrangelweit offen. Alle Lichter brannten. Ich lag in meinen Kleidern auf dem Bett. Er zog mich aus und steckte mich unter die Decke (auch daran kann ich mich nicht erinnern). Als ich am nächsten Morgen aufwachte, beherrschte mich ein entsetzliches, unbestimmtes Angstgefühl. Ich wußte, daß ich mich furchtbar danebenbenommen hatte, konnte mich aber nur noch schattenhaft an das erinnern, was vorgefallen war. Als ich einigermaßen bei Sinnen war, stand ich auf und rief wieder meine Mutter an.

«Entschuldige, daß ich dich letzte Nacht aus dem Schlaf gerissen habe», sagte ich.

«Weißt du noch, worüber wir miteinander gesprochen haben?» fragte sie.

Ich bejahte und versprach ihr, etwas zu unternehmen. Ich müsse meine Trinkerei unter Kontrolle bekommen.

«Glaubst du, daß du das schaffst?» fragte sie, und ich sagte ja. Ich sei echt deprimiert gewesen, fügte ich hinzu, aber ich würde es schon schaffen, Ehrenwort ... «Ich verspreche es dir, Mama. Ich kümmere mich drum.»

Das war drei Jahre, bevor ich auf jenem Strandspaziergang auf Martha's Vineyard genau das gleiche Versprechen ablegte und ebenfalls nicht einhielt. Wie groß die Sorgen waren, die sich meine Mutter in der Zeit zwischen dem nächtlichen Anruf und unserem Spaziergang am Menemsha Pond wegen meiner Trinkerei machte, weiß ich nicht, und ich habe auch keine Ahnung, ob sie meinen Vater über den Inhalt der beiden Gespräche informierte. Mein Vater selbst sprach nicht ein einziges Mal mit mir über meine Alkoholprobleme.

An jenem Morgen legte ich den Telefonhörer wieder auf und dachte über meine Mutter nach. Wie schlimm mußte es für sie gewesen sein, ihre Tochter in diesem Zustand zu hören – mitten in der Nacht, heulend, Unzusammenhängendes brabbelnd. Sekundenlang empfand ich tiefe Schuld und schämte mich erbärmlich, doch das ging bald vorüber. Wie schon gesagt: Nach solchen Nächten beherrscht der Kater alles. Der Kopf dröhnt. Ja, vielleicht zwackt dich ein wenig das Gewissen, dir ist dein Verhalten ein bißchen peinlich, ein bißchen Verzweiflung kommt hinzu. Was dich jedoch an solchen Vormittagen am meisten plagt, ist der körperliche Schmerz, also konzentrierst du dich weitgehend darauf. *Bring mir 'n Alka Seltzer. Mir geht's beschissen. Du drehst dich um. Laß mich noch 'ne Runde schlafen. Ich kümmere mich nachher drum ...*

Alkoholiker neigen selbst dann, wenn sie gerne in Gemeinschaft trinken, dazu, auch allein zur Flasche zu greifen. Was dahintersteckt, begriff ich in vollem Umfange erst, nachdem ich selbst aufgehört hatte. Ab und zu blitzte jedoch schon damals die Erkenntnis in mir auf, wie es geschehen konnte, daß der Alkohol mich von anderen Menschen isolierte, während ich doch scheinbar mittendrin im Getümmel war.

Als ich an jenem Vormittag mit einem furchtbaren Brummschädel im Bett lag, fiel mir auf einmal ein, daß ich zwar den ganzen Abend mit Freunden zusammengewesen war, in Wirklichkeit jedoch keinem von ihnen auch nur ein einziges Mal richtig in die Augen gesehen und nicht einmal das Gefühl gehabt hatte, ein wirklich sinnvolles oder verbindliches Gespräch zu führen. Die Erkenntnis traf mich wie ein kleiner Blitz, und sie blieb mir sogar erhalten und meldete sich ab und zu wieder. Es wollte mir einfach nicht in den Kopf, wie man den ganzen Abend im engen Freundeskreis verbringen konnte und schließlich an einem Cafétischchen landete – mit zwei anderen Menschen und gleichzeitig mutterseelenallein.

Meine Freundin Jane sagte, daß der Alkohol nach einer gewissen Zeit zu einem Schleier wird, der den Trinker abschirmt und jede Vertrautheit oder Intimität verhindert.

Meine Freundin Mary drückte sich deutlicher aus: «Ein emotionaler Luftschutzkeller – für alle Fälle.»

# SUCHT

Der folgende, vom *National Council on Alcoholism and Drug Dependence* zusammengestellte Fragenkatalog dient als Entscheidungshilfe für Personen, die wissen wollen, ob sie alkoholgefährdet sind. Ich habe ihn einige Wochen bevor ich mit dem Trinken aufhörte, folgendermaßen beantwortet:

Ja  Nein

x       1. Trinken Sie manchmal nach Enttäuschungen, nach einem Streit oder wenn der Chef Ihnen das Leben schwermacht, besonders viel?

x       2. Trinken Sie mehr als sonst, wenn Sie Probleme haben oder unter Druck stehen?

x       3. Ist Ihnen aufgefallen, daß Sie mehr Alkohol vertragen können als zu jener Zeit, da sie mit dem Trinken anfingen?

x       4. Ist es jemals vorgekommen, daß Sie sich am Morgen danach nicht mehr an Ereignisse vom vergangenen Abend erinnern können, obwohl Freunde Ihnen bestätigen, daß Sie nicht das Bewußtsein verloren haben?

x       5. Versuchen Sie, wenn Sie mit anderen zusammen sind, ohne deren Wissen ein paar Gläser zusätzlich zu trinken?

x       6. Gibt es Situationen, in denen Sie sich unwohl fühlen, wenn kein Alkohol verfügbar ist?

x       7. Ist Ihnen in jüngster Zeit aufgefallen, daß Sie,

|   |     | wenn Sie mit dem Trinken anfangen, ungeduldiger auf den ersten Drink warten als früher? |
|---|-----|---|
| x | 8.  | Haben Sie wegen Ihres Alkoholkonsums manchmal ein schlechtes Gewissen? |
| x | 9.  | Sind Sie innerlich gereizt, wenn in Ihrem Familien- oder Freundeskreis über Ihr Trinkverhalten gesprochen wird? |
| x | 10. | Haben Sie in jüngster Zeit nach dem Trinken öfter Gedächtnisausfälle gehabt? |
| x | 11. | Geschieht es öfter, daß Sie, wenn Ihre Freunde sagen, sie hätten genug, weitertrinken möchten? |
| x | 12. | Können Sie für Situationen, in denen Sie stark trinken, normalerweise eine Begründung geben? |
| x | 13. | Bedauern Sie, wenn Sie nüchtern sind, oft Dinge, die Sie in betrunkenem Zustand gesagt oder getan haben? |
| x | 14. | Haben Sie schon einmal versucht, Ihr Trinkverhalten zu kontrollieren, indem Sie zu anderen Marken übergingen oder bestimmten Anleitungen folgten? |
| x | 15. | Haben Sie schon öfter versprochen, Ihren Alkoholkonsum zu kontrollieren oder zu reduzieren, und sich danach nicht daran gehalten? |
| x | 16. | Haben Sie jemals versucht, Ihr Trinkverhalten durch eine berufliche Veränderung oder einen Umzug in Griff zu bekommen? |
| x | 17. | Versuchen Sie, wenn Sie trinken, Familienmitgliedern und guten Freunden aus dem Weg zu gehen? |
| x | 18. | Haben Sie zunehmend Geld- oder Arbeitsprobleme? |
| x | 19. | Haben Sie den Eindruck, daß immer mehr Leute Sie ohne ersichtlichen Grund unfair behandeln? |
| x | 20. | Essen Sie sehr wenig oder nur unregelmäßig, wenn Sie trinken? |

| | |
|---|---|
| x | 21. Sind Sie morgens manchmal von starkem Zittern befallen und bekämpfen es mit einem kleinen Drink? |
| x | 22. Haben Sie in jüngster Zeit festgestellt, daß Sie nicht mehr so viel trinken können wie früher? |
| x | 23. Sind Sie manchmal mehrere Tage hintereinander ununterbrochen betrunken? |
| x | 24. Sind Sie manchmal stark deprimiert und fragen sich, ob es sich überhaupt noch lohnt weiterzuleben? |
| x | 25. Hören oder sehen Sie bisweilen, wenn Sie längere Zeit getrunken haben, Dinge, die gar nicht da sind? |
| x | 26. Bekommen Sie, wenn Sie stark getrunken haben, schlimme Angstzustände? |

Wenn Sie auch nur eine einzige der oben genannten Fragen mit ja beantworten, haben Sie nach Auskunft des Councils Symptome, die möglicherweise auf Alkoholismus hindeuten. Personen, die die Fragen 1–8 mit ja beantworten, befinden sich demnach im Frühstadium des Alkoholismus, das im Normalfall zehn bis fünfzehn Jahre dauert. Ja zu den Fragen 9–21 bedeutet Alkoholismus im mittleren Stadium, das normalerweise zwei bis fünf Jahre lang dauert. Die Fragen 22–26 deuten bei positiver Beantwortung auf das beginnende Endstadium hin.

In seinem letzten Stadium kann der Alkoholismus tödlich sein: Schwere, chronische Alkoholiker können praktisch jedes Organ oder körpereigene System schädigen. Alkoholismus ist die Hauptursache für tödlich verlaufende Lebererkrankungen in den Vereinigten Staaten; er kann darüber hinaus das Krebsrisiko sowie die Gefahr von Herz- und Gefäßerkrankungen und Infektionskrankheiten wie Lungenentzündung und Tuberkulose erhöhen. Alkoholmißbrauch kann die Funktion der Gehirnzellen verändern, eine Schrumpfung der Großhirnrinde hervorrufen, das Hormonsystem des Körpers aus dem Gleichgewicht bringen sowie zu sexuellen Funktionsstörungen und Unfruchtbarkeit führen.

Aus dem Kongreßreport 1993 des Gesundheitsministeriums zum Alkoholismus und seinen Folgen geht hervor, daß 1988 15,3 Millionen Amerikaner die Kriterien für Alkoholmißbrauch (problematisches Trinkverhalten mit gesundheitlichen und sozialen Folgen) oder Alkoholabhängigkeit (Alkoholismus) erfüllten (nach der Definition des *American Psychiatric Association's Diagnostic and Statistical Manual of Mental Disorders*). Alkohol ist mitverantwortlich für annähernd 100 000 Todesfälle pro Jahr und somit die drittgrößte vermeidbare Todesursache (nach Tabak sowie falscher Ernährung und Bewegungsmangel). Alkoholiker und Patienten mit alkoholbedingten Krankheiten belegen an jedem beliebigen Tag bis zu fünfzig Prozent aller Krankenhausbetten in den Vereinigten Staaten. Schätzungen zufolge ist Alkohol auch bei fünfzig Prozent aller Tötungsdelikte und bei dreißig Prozent aller Selbstmorde im Spiel.

Auf den Fragenkatalog stieß ich erstmals in Nan Robertsons Buch *Getting Better*. Damals beantwortete ich die ersten dreizehn Fragen mit ja. Ich weiß noch, wie ich damals dachte, daß mir ja noch ungefähr fünf Jahre Zeit blieben. Wer bis über alle Ohren in den Alkohol verliebt ist, ahnt nichts von dem Feuer, mit dem er spielt.

Wenn ich darüber nachdenke, was ich damals meinem Gehirn antat, überfällt mich manchmal das blanke Entsetzen. Ich stelle mir vor, wie all dieser Alkohol sich in meine Blutbahn und die lebenswichtigen Organe einschlich und von Anfang an nichts als Unheil anrichtete.

Normale Alkoholkonsumenten scheinen über eine Art eingebautes Alarmsystem zu verfügen, welches ihnen sagt, wann es an der Zeit ist aufzuhören. Der Alkohol, den sie verdauen, dringt durch die Magenwände und den Dünndarm ins Blut. Durch Zellmembranen vermischt er sich mit sämtlichen wasserhaltigen Teilen des Körpers und erreicht das Gehirn, die Leber, das Herz, die Bauchspeicheldrüse, die Lunge, die Nieren und sämtliche andere Organe und Gewebeteile. Im Prinzip führt Alkohol zu einer Depression des Zentralen Nervensystems, obwohl er, in geringen Dosen genossen, die Stimmung des Betroffenen hebt: Anfangs beschleunigt er nämlich Kreislauf und Herzschlag und stimuliert die Gehirnzellen. Der Trinker fühlt sich daher beschwingt, redselig und unternehmungslustig. Bei höheren Dosen macht sich dann die depressive Wirkung bemerkbar, der Trinker verliert seine Koordination, sein Sehvermögen wird getrübt, Reflexe werden verlangsamt, die Sprache verschleift. Der normale Trinker hört im Normalfall auf, lange bevor er diesen Punkt erreicht. Sein schwer definierbares inneres Warnsystem klingelt und sagt ihm *Schluß jetzt*. Unter Asiaten – sie haben im Durchschnitt die niedrigsten Alkoholismusraten – tritt bisweilen das sogenannte *Asian Flush Syndrome* auf: Bei zuviel Alkohol wird ihnen heiß und übel. Der Herzschlag beschleunigt sich, und der Blutdruck sinkt. Das Gefühl ist unangenehm und führt dazu, daß der natürliche Selbstschutzmechanismus des Trinkers ein Weitertrinken unterbindet.

Der meine tat das nicht. Bis heute kann niemand genau sagen, warum manche Menschen Alkoholiker werden und andere nicht. Die Wissenschaft ist den Gründen allerdings auf der Spur. Wahrscheinlich ist Alkoholismus ererbt – immer mehr Forschungen in den letzten dreißig Jahren bestätigten, daß er ganze Familien durchzieht. Äußere Einflüsse können zwar zur Entwicklung der Krankheit beitragen, doch liegt bei den meisten Alkoholikern wahrscheinlich auch eine genetische Veranlagung vor.

Alkoholsucht ist auch ein neurologisches Phänomen, das Ergebnis einer komplexen Folge molekularer Veränderungen, denen das Gehirn bei übermäßigem, wiederholtem Konsum der Droge Alkohol unterworfen ist. Der wissenschaftliche Hintergrund der Sucht ist kompliziert, doch der Grundgedanke ist ziemlich klar: Alkohol scheint den natürlichen Umgang des Gehirns mit Begriffen wie Verlangen und Belohnung zu zerstören, indem er das Funktionieren der verschiedenen Neurotransmitter und Proteine, die für die Erzeugung von Wohlbehagen zuständig sind, beeinträchtigt.

Unter dem Strich führt der Alkoholkonsum zu einer künstlichen «Aktivierung» des Belohnungssystems im Gehirn: Man trinkt einen Martini oder zwei, worauf der Alkohol auf jene Teile des Gehirns einwirkt, die einen in eine angenehme Stimmung versetzen. Dies geschieht durch eine verstärkte Ausschüttung des für Lust und Belohnung entscheidenden Neurotransmitters Dopamin. Mit der Zeit (und unter der Voraussetzung, daß eine entsprechende Anfälligkeit für Alkoholismus in Verbindung mit tatsächlichem Alkoholgenuß vorliegt) reagiert das Gehirn auf dieses künstliche Aufgeputscht werden: In der Bemühung, seine Chemie wieder in sein natürliches Gleichgewicht zurückzuversetzen, legt es Sonderschichten ein, um die Dopaminausschüttung zu *reduzieren*, was am Ende zu einer völligen Brachlegung des besagten Lust-Belohnungs-Systems führt.

Und damit beginnt ein Teufelskreis: Wer zuviel trinkt verringert die Fähigkeit des Gehirns, von sich aus Gefühle der Zufriedenheit und der Ruhe zu produzieren. Um diese Gefühle dennoch hervorzurufen, gerät man in zunehmende Abhängigkeit von einem künstlichen Stimulus – dem Alkohol. Daher kommt es vor, daß ein Alkoholiker am Morgen nach einem schweren Rausch aufwacht und mit zwei konkurrierenden Motivationen zu kämpfen hat. Der logische, denkende Teil des Gehirns, der den Kater und die Reuegefühle registriert, schaltet sich ein und stellt entschlossen fest: *Zuviel Trinken ist schlecht. Ich werde meinen Alkoholkonsum stark einschränken.* Der andere, weniger rationale Teil, dieser weitaus geheimnisvollere, ursprünglichere und machtvolle Kreislauf von Lust und Verlangen, spricht in einem drängenderen, zwingenden Ton: *Nein*, sagt er, *mir geht es schlecht. Und damit es mir wieder besser geht, brauche ich jetzt etwas ganz Bestimmtes: Alkohol.*

Der Gedanke, daß Alkoholismus eine physische Krankheit ist, wurde in unserem Land erstmals 1960 mit der Veröffentlichung von Elvin Morton Jellineks Buch *The Disease Concept of Alcoholism* propagiert. Jellineks Ideen sind in Medizinerkreisen heute die Regel. Umstritten ist die Krankheitstheorie noch bei einigen Ärzten, die entweder die genetische oder biologische Herkunft des Alkoholismus für noch nicht ausreichend belegt halten oder aber der Meinung sind, das medizinische Modell lege zu große Betonung auf die körperlichen Aspekte des Alkoholismus und vernachlässige darüber eine Reihe seiner sozialen, kulturellen und psychologischen Wurzeln.

Unbeschadet dieser Debatten ist die Vorstellung, der Alkoholismus sei mit anderen Krankheiten – wie beispielsweise Diabetes – vergleichbar, für den aktiven Alkoholiker nur schwer nachzuvollziehen. Schließlich *empfindet* man ihn nicht als Krankheit. Gewiß, es treten manchmal fühlbare körperliche Symptome wie Kater und Tremor in den Händen auf, aber die gehen auch wieder vorüber, lassen sich leicht ignorieren und neigen im allgemeinen nicht dazu, den Trinker in klarer und für jedermann erkennbarer Weise zu behindern. Ein Beispiel: An dem Morgen nach dem nächtlichen Rauschtelefonat mit meiner Mutter wachte ich zwar mit furchtbaren Kopfschmerzen auf, mein Organismus funktionierte jedoch weiter. Soweit ich mich entsinne, ging ich an dem Tag segeln, und obwohl ich mich miserabel *fühlte* – als der Seegang einige Male etwas zunahm, stand ich kurz davor, über die Reling zu spucken –, hätte mich doch niemand, und am allerwenigsten ich selbst, als «krank» bezeichnet. Gegen 17 Uhr, nach einem Bier und etwas zu essen, war mir nicht einmal mehr übel. Und trotz aller wissenschaftlichen Fortschritte bei der Erforschung der Krankheit hätte ich an jenem Tag nicht mir nichts, dir nichts in eine Arztpraxis marschieren, mein Blut untersuchen lassen und mit einer verbindlichen Diagnose in der Tasche wieder gehen können: Ja, Sie sind krank – oder: Nein, Sie sind es nicht.

Die meisten Alkoholiker (nicht alle) müssen sich früher oder später mit dem Gedanken auseinandersetzen, daß sie krank sind. Es gibt Menschen, die schon bei ihrer ersten Begegnung mit alkoholischen Getränken trinken wie ein alter Säufer. Bei ihnen reißt sofort der Faden, sie verlieren die Kontrolle über sich selbst und werden gewalttätig. Solchen Trinkern fällt es wahrscheinlich leichter als vielen anderen von uns zu erkennen, daß starke physische Kräfte freigesetzt werden und daß ihre Gehirne auf Alkohol nicht so reagieren wie die anderer Trinker. Dafür müssen die unter uns, die am eigenen Leibe erfahren haben, wie sie allmählich und heimtückisch in den Alkoholismus abglitten, sich immer wieder und über längere Zeiträume hinweg mit der Krankheitsthese beschäftigen, bis sie sie akzeptieren können.

Damals, in jenen Jahren meiner einsamen Trinkerei in Providence – und noch mehr als zehn Jahre später –, hätte ich nicht im Traum daran gedacht, daß ich krank sein könnte. Ich war damals noch zutiefst überzeugt, daß ich mich, wenn ich getrunken hatte, besser *fühlte*.

Hinzu kam, daß mir Alkoholismus bis zur Entziehung eher als moralisches denn als physisches Problem erschien. In unserer Gesellschaft gehen wir davon aus, daß das Über-den-Durst-Trinken ein Zeichen von Schwäche und fehlender Selbstbeherrschung ist; daß es «schlecht» ist; daß es mit Willenskraft überwunden werden kann. Als Analytikertochter habe ich immer nach Gründen gesucht, nach verborgenen Ängsten und Ärgernissen, den psychologischen Wurzeln meine Trunksucht. *Denk dich seelisch gesund, übergib dein Problem der Couch des Psychiaters*, so, dachte ich, würde ich alles regeln.

Diese Einstellung ist in Wirklichkeit selbstzerstörerisch. Als ich endlich in den Entzug ging, hörte ich in Vorträgen über den Alkoholismus zu meiner großen Verblüffung, daß mein Trinkverhalten körperliche Ursachen hatte. Ich erfuhr, daß ich an manchen Abenden deshalb die Selbstkontrolle verlor und mich betrank, weil eine Reihe starker physischer Mechanismen auf mich einwirkten. «Die Fähigkeit Ihres Gehirns, jenen Stoff herzustellen, den Sie brauchen, um sich wohl zu fühlen, ist beeinträchtigt», sagte mir ein Arzt während der ersten Woche und erklärte mir einige Aspekte der modernen neurologischen Forschung. «Wenn Sie nicht mehr trinken, kehrt das alte Gleichgewicht wieder zurück.» Ich saß da und war schier überwältigt. Zum erstenmal dachte ich: *Also war es gar nicht allein deine Schuld. Es war nicht nur eine Frage von Einsicht und Willenskraft.*

Die Neurologie mag auch zur Klärung der Frage beitragen, warum traditionelle «Gesprächstherapien» bei der Bekämpfung der Alkoholsucht immer so wenig Wirkung zeitigen. Man kann einen Alkoholiker bis zum Rand mit einer «Einsichtsdiät» füttern – doch der Körper spricht eine direktere Sprache als der Geist. Wenn das Gehirn nach Alkohol schreit, können noch so viele Enthüllungen über Hintergründe und Ursachen dem nichts entgegensetzen.

Die Wissenschaft bietet auch eine Erklärung für die hohen Rückfallraten: Die neurologischen «Belohnungskreisläufe» haben eine extrem lange und starke Erinnerung. Wenn sich die simple Gleichung *Alkohol* ist *Lust* dem Trinkerhirn erst einmal eingeprägt hat, bleibt sie auch dort, vielleicht lebenslang. Umweltreize – der Anblick eines Weinglases, der Geruch von Gin, das Vorübergehen an der Lieblingsbar – können schlagartig den Wunsch nach einem Drink auslösen. Eine der am häufigsten zitierten Statistiken zur Rückfallproblematik stammt aus dem im Januar 1980 erschienenen Bericht *The Course of Alcoholism: Four Years after Treatment* der *Rand Corporation*. In dieser bisher größten und umfangreichsten Studie zu dem Thema wurde der Lebensweg von neunhundert alkoholkranken Männern über einen Zeitraum von vier Jahren verfolgt. Nur achtundzwanzig Prozent der Testpersonen hatten sowohl achtzehn Monate als auch vier Jahre nach dem Entzug keine Alkoholprobleme mehr; nur fünfzehn Prozent waren die ganze Zeit über vollkommen trocken geblieben. Wer erst einmal den Rubikon zum Alkoholismus überschritten hat, findet keinen sicheren Weg zurück zum normalen, kontrollierten Trinken.

Viele Alkoholiker beschreiben dies mit dem Bild der Gurke: Ein echter Alkoholiker ist jemand, der sich aus einer Gurke in eine Essiggurke verwandelt hat. Man kann versuchen, eine

Gurke daran zu hindern, zur Essiggurke zu werden – aber es ist unmöglich, eine Essiggurke wieder in eine normale Gurke zurückzuverwandeln.

Mit zwanzig, einundzwanzig, fünfundzwanzig Jahren und darüber hinaus wurde ich also, um im Bild zu bleiben, «eingelegt». Ob der Prozeß in jenen frühen Stadien hätte gestoppt werden können, ist bis heute umstritten. In den letzten Jahren sind einige Selbsthilfegruppen entstanden, deren Ziel es ist, Trinkern dabei zu helfen, daß ihr Alkoholkonsum nicht außer Kontrolle gerät. Diese sogenannte «Mäßigungsbewegung» geht davon aus, daß es eine klare Trennungslinie zwischen einem Alkoholproblem und echtem Alkoholismus gibt, und stellt damit die Philosophie der Anonymen Alkoholiker in Frage, der zufolge nur die totale Abstinenz weiterhilft. Bei entsprechender Unterweisung, so heißt es, ist verantwortliches Trinken erlernbar. In meinen Ohren klingt die Vorstellung, einem beginnenden Alkoholiker könne «maßvolles» Trinken beigebracht werden, wie ein Widerspruch in sich (was mich betrifft, so habe ich kaum je «maßvoll» getrunken, auch nicht am Anfang). Die Theorie scheint den tief verwurzelten, zwanghaften Drang zum Alkohol, dem ein Trinker ständig ausgesetzt ist, zu verkennen. Bedürfnissen dieser Art ist mit einem «Mäßigungsprogramm» kaum beizukommen.

Mehr noch: Die Mäßigungsphilosophie scheint einer der wichtigsten Lebenserfahrungen des Alkoholikers zu widersprechen, die darin besteht, daß wir alle ja schon von uns aus versucht haben, unseren Alkoholkonsum einzuschränken, und dabei immer wieder gescheitert sind. Ich kenne einen Mann, der in AA-Versammlungen erzählt, wie es dazu kam, daß er nach drei Jahren Nüchternheit wieder mit dem Trinken anfing. Er wollte es einfach mal mit dem «kontrollierten Trinken» probieren – «ein kleines Experiment», wie er sich ausdrückte. Also kaufte er sich eine Flasche Scotch und genehmigte sich ein Glas. Nichts «Schlimmes» geschah – weder fiel er auf der Stelle tot um, noch bekam er einen Tobsuchtsanfall oder drehte durch. Also genehmigte er sich ein zweites Glas. Und dann ein drittes. Am späten Abend erhob er sich und verkündete ohne unmittelbaren Ansprechpartner: «Das Experiment ist fehlgeschlagen.» Die Whiskyflasche war leer.

Eine klassische Geschichte. Zu den am weitesten verbreiteten und typischsten Verhaltensweisen des Alkoholikers gehört der ständige Kampf um die Kontrolle und Reduzierung seines Alkoholkonsums. Er bedient sich dabei Hunderter verschiedener Strategien. Wir schwören den harten Sachen ab und beschließen, nur noch Bier zu trinken. Wir erfinden dauernd neue Regeln: Wir werden nie wieder allein trinken; wir trinken nie wieder am Vormittag; wir trinken nicht am Arbeitsplatz; wir trinken nur am Wochenende oder nachmittags nach 17 Uhr; wir kleiden unseren Magen mit Milch oder Olivenöl aus, bevor wir ausgehen, damit sich der Rausch in Grenzen hält; wir trinken pro Glas Wein jeweils ein Glas Wasser; wir tun alles – *alles!* –, um uns zu beweisen, daß wir verantwortlich trinken können.

In früheren Zeiten gingen wir, wenn wir tief genug in der Misere steckten, in ein Trinkerheim, jahrzehntelang die einzige offizielle Alternative für den heruntergekommenen Säufer. Rehabilitationskliniken für Alkoholiker, wie wir sie heute kennen, sind eine relativ junge Erscheinung. Zu den bekanntesten und angesehensten in den Vereinigten Staaten gehört die Smithers-Klinik in New York. Bei ihrer Eröffnung 1973 war sie eine von insgesamt nur etwa einem Dutzend.

Die Phase davor wird heute gemeinhin als die «Schlangengrubenzeit» der Alkoholismusbehandlung bezeichnet. Alkoholiker galten als «Berauschte» und landeten, wenn sie sich in ärztliche Behandlung begaben, meist unter geistig Behinderten in geschlossenen Anstalten. Als Bill Wilson, 1935 einer der Begründer der Anonymen Alkoholiker, im Jahre 1933 wegen seiner Sucht erstmals ins Krankenhaus kam, wurde er ins Charles B. Towns Hospital in Manhattan eingewiesen. Nan Robertson zufolge wurden die Patienten dort nach der Devise «kacken und kotzen lassen» behandelt: Der Betroffene wurde ausgenüchtert, mit Abführmitteln wie Belladonna und Rizinusöl vollgestopft und wieder fortgeschickt. Wilson unterzog sich dieser Prozedur dreimal ohne dauerhaften Erfolg.

Später stieß Bill Wilson dann bekanntlich auf das einzige Hilfsmittel, das zu funktionieren schien: Er suchte das Gespräch mit anderen Alkoholikern. Die Gründe für den Erfolg dieser Methode sind vielschichtig und kaum faßbar. Es sind schon viele umfangreiche Bücher darüber geschrieben worden, und laufend kommen neue hinzu. Einige preisen die Anonymen Alkoholiker in den höchsten Tönen, andere sind eher kritisch. Alkoholiker haben notorisch selektive Gedächtnisse. Wie grauenhaft der Kater, wie erniedrigend und peinlich das eigene Verhalten im Suff und wie gefährlich die Heimfahrt im sturzbetrunkenen Zustand auch gewesen sein mochten – wir sind offenbar nicht imstande, uns über einen längeren Zeitraum hinweg klar und deutlich vor Augen zu halten, was alles passiert, wenn wir uns betrinken. Trinker sprechen davon, daß sie beim Alkohol ihre Wahlfreiheit verlieren. Wenn die Gier zu stark wird, verflüchtigen sich die Erinnerungen. Die Willenskraft schwindet, gute Vorsätze lösen sich in Wohlgefallen auf, die inneren Schranken brechen zusammen.

Die Anonymen Alkoholiker bieten einen Ausweg. Die Gemeinschaft, bestehend aus Versammlungen, Erfahrungsberichten und sich entwickelnden Freundschaften, hilft unserem Gedächtnis auf die Sprünge: Wir erinnern uns, wie es war und was mit uns geschah, als wir tranken. Wir sehen, wie andere in vergleichbaren Situationen sich verändert haben, nachdem sie mit dem Trinken aufhörten. Die Versammlungen und die zwölf Schritte zur Heilung, wie sie in der AA-Literatur beschrieben werden, wirken dem gewachsenen Leidensdruck und der Demütigung entgegen und bieten eine Lebensperspektive, die etwas mit Ehrlichkeit, Selbsterkenntnis und Heilung zu tun hat und die Ängste, die stille Wut und die anderen Gefühle, die uns ursprünglich zum Trinken veranlaßt haben, nicht betäubt, sondern unmittelbar anspricht.

# ERSATZ- UND MEHRFACHABHÄNGIGKEITEN

Ungefähr ein Jahr nachdem ich das Trinken aufgegeben hatte, saß ich mit drei anderen Frauen, die ebenfalls den Entzug hinter sich hatten, in einem Restaurant. Wir kamen auf einen bestimmten Abend im Juni 1983 zu sprechen. Da hatte die eine von uns gehungert, die zweite gekotzt, die dritte geklaut und die vierte sich mit Valium vollgestopft. – Ach ja, getrunken hatten wir auch.

Janet war die Kotzerin. Während ihres Studiums hatte sie sich über Jahre hinaus vier- bis fünfmal in der Woche erbrochen, und zwar nicht, weil sie über den Durst getrunken hat (was durchaus zutraf). Sie hatte sich den Finger in den Hals gesteckt. Während Janet sich über die Toilettenschüssel beugte, klaute Sarah im Supermarkt ein Sweatshirt, und zwar nicht, weil sie es unbedingt haben wollte, sondern weil ein tiefsitzender Drang in regelmäßigen Abständen von ihr verlangte, daß sie sich besonders schlecht und schäbig vorkam. Also schlich sie sich ein paarmal im Jahr in einen Supermarkt und stibitzte irgendeine dumme Kleinigkeit. Auch Amy stahl, und zwar Valium aus dem Arzneischränkchen ihrer Kusine. An jenem Abend, als Sarah gerade das Sweatshirt vom Bügel zupfte und in ihrem Rucksack verschwinden ließ, griff Amy in die Tylenolflasche, in der sie ihre Valiumbeute versteckt hatte, und holte sich zwei Pillen heraus. Und ich? Ich hatte mich in mein Zimmer verkrochen, schnitt mir einen Apfel und einen zweieinhalb Zentimeter dicken Käsewürfel in kleine, symmetrische Scheibchen und verspeiste sie eines nach dem anderen. Es war ein Einhundertzwanzig-Kalorien-Ritual, das nahezu drei Jahre lang mein Abendessen bildete.

Janet sah uns eine nach der anderen an und sagte: «Kinder, waren wir vielleicht ein komischer Haufen!» Wir lachten schallend.

In den meisten AA-Versammlungen, an denen ich teilnehme, stellen sich ungefähr drei Viertel der Anwesenden als Alkoholiker vor («Mein Name ist Joe, und ich bin Alkoholiker»). Der Rest bekennt, daß er nicht nur Alkoholiker, sondern auch noch einer anderen Sucht verfallen ist. Manchmal hört man den Satz: «Ich bin alkohol- und drogenabhängig.» Manchmal heißt es unbestimmt: «Ich bin suchtkrank.»; und manchmal erfährt man Genaueres: «Ich bin Alkoholikerin und freßsüchtig.» Oder: «Ich bin Alkoholiker und Coke-süchtig.» Manche Teilnehmer haben mit diesen Bekenntnissen Schwierigkeiten, weil sie der Meinung sind, die AA-Gruppen sollten sich auf die Alkoholabhängigkeit konzentrieren. Meistens jedoch – zumindest auf den Versammlungen, die ich bisher miterlebt habe – wird Leuten mit wechselseitigen und mehrfachen Abhängigkeiten großes Verständnis entgegengebracht. Viele Menschen, die zu den Anonymen Alkoholikern kommen, haben bereits Erfahrungen mit anderen suchterregenden Stoffen oder Verhaltensweisen. Die generelle Einstellung lautet: Woran man letztlich gerät, ist bloß eine Frage der Wahl. Im Grunde stehen hinter allen Süchten die gleichen Triebkräfte, und die meisten Abhängigkeiten führen zu den gleichen Ergebnissen. Man benutzt lediglich unterschiedliche Substanzen und manchmal eine etwas andere Route.

Bei Frauen ist die Route oft vom Alkohol gesäumt und führt geradewegs über die Ernährung. Immer wieder hört man von Frauen, die während der Schulzeit oder am College an Bulimie oder Anorexie (Freß- oder Magersucht) erkrankten. Dann fangen sie an zu trinken und schaffen es gleichzeitig oder etwas später, die Eßprobleme einigermaßen auszutarieren. Bei Männern sind es normalerweise andere Drogen wie Marihuana, Kokain oder krankhafte Spielsucht. Obskurer sind Verhaltensweisen wie der Drang zur Selbstverstümmelung. Bekanntlich gibt es Menschen, die unter dem Zwang leiden, sich immer wieder Schnittwunden zuzufügen. Solche Dinge klingen so lange abwegig und entsetzlich, bis man in der Selbstverstümmelung eine Art suchthafter Schmerzerzeugung erkennt, wie sie auch bei vielen anderen Abhängigkeiten auftritt: Anorexie erzeugt ein quälendes Hungergefühl, Alkoholismus den quälenden Kater am Tag danach. Nach meiner Erfahrung gehören Süchtige, die nicht mindestens mit einer anderen Form der Abhängigkeit geliebäugelt haben oder sich nicht vorstellen können, die eine durch die andere zu ersetzen, zu den Seltenheiten.

Nach Schätzungen des *Harvard University Eating Disorder Center* leiden fünfundzwanzig Prozent aller Frauen mit auf bestimmte Substanzen bezogenen Drogenproblemen auch an Eßstörungen, und manchmal habe ich den Eindruck, daß ich jede einzelne von ihnen kenne. Es sind Frauen, die eine Form des Schmerzes oder der Obsession gegen eine andere eingetauscht haben oder um zwei solche goldenen Kälber gleichzeitig herumtanzten; Frauen, die nicht nur jahrelang darum gekämpft haben, allein mit ihren Gedanken leben zu können, sondern auch bis zu einem gewissen Maße Frieden in ihrem eigenen Körper zu finden.

Aus dem Mund dieser Frauen hört man immer wieder das Wort *Ernährungsprobleme:* «Ich hatte damals eine Menge Ernährungsprobleme.» Oder: «Ich hab zur Zeit echt wieder Ernährungsprobleme.» Jede Frau, die schon einmal mit einer gestörten Einstellung zu ihrem Aussehen oder einer Fixierung auf Gewichtsprobleme zu tun gehabt hat (und dazu gehören die meisten Frauen in meiner Bekanntschaft), weiß, was dieses Wort zu bedeuten hat: Es ist ein Kürzel für Selbsthaß und Selbstsabotage, für Kontrollverlust oder die Furcht davor sowie für all die anderen frauenspezifischen Ängste und Ärgernisse, die laut *New York Times* die Hälfte der Bevölkerung dazu treiben, geschätzte 33 Milliarden Dollar pro Jahr für Diät- und Abmagerungsprogramme auszugeben.

Und nebenbei fallen auch immer ein paar Dollar für Alkoholika ab.

Janet ist siebenunddreißig, eine große, eindrucksvolle Erscheinung mit kurzgeschnittenen blonden Haaren und rotgeschminkten Lippen. Sie ist sensibel, kann sich hervorragend ausdrücken und gehört zu jenen Menschen, die wirklich zuhören, wenn andere reden. Sagt man etwas, das ihr zu Herzen geht, so füllen sich ihre Augen mit Tränen. Spricht man sie auf die Zeit an, in der sie sich dauernd übergeben mußte, schließt sie die Augen und verzieht das Gesicht zu einer Grimasse, als wäre ihr die Erinnerung an das Bild, das sie unter der Doppelbelastung von Magersucht und Alkoholabhängigkeit bot, so entsetzlich, daß sie es nicht viel länger als eine Sekunde lang ertragen kann.

Janet wuchs in einem kleinen, abseits gelegenen Städtchen in Vermont auf, kam mit siebzehn aufs College und wurde dort verrückt – und zwar richtig, nicht im Sinne dieser losgelösten, flatterhaften Partyseligkeit, die man manchmal mit dem Begriff «Campus-Irresein» verbindet. Sie trank jeden Tag. Sie litt an zwanghafter Freßsucht, auf die das ebenso zwanghafte, von ihr selbst hervorgerufene Erbrechen folgte. Es war die nahezu totale Freisetzung aller Suchtimpulse. Ihren Zigarettenkonsum steigerte sie bis zum Ende des ersten Semesters von einer Zigarette in der Woche auf ungefähr ein Päckchen am Tag. Sie trank stark, und sie trank, um sich zu betrinken. Sie nahm rasend schnell zu und ebenso schnell wieder ab, und dies immer wieder, in steter Folge.

Als wir uns vor gar nicht langer Zeit an einem Frühlingstag in meiner Küche darüber unterhielten, sah Janet mich an und sagte: «Ein Wunder, daß ich mein Studium so, wie ich damals gelebt habe, überhaupt zu Ende brachte.» Wir tranken Kräutertee und schüttelten simultan die Köpfe – nicht weil uns die Einzelheiten aus Janets Vorleben so an die Nieren gingen, sondern eher aus allgemeinem Mitgefühl für all die Frauen, die Ähnliches durchgemacht hatten. «Dieser *Schmerz*», sagte Janet. «Es tut so weh, diese Art von Leben.»

Es tut so weh – und ist so außerordentlich typisch. Was uns zum Trinken treibt, kann uns auch zu vielen anderen Scheußlichkeiten gegen uns selbst verleiten. Janet begegnete der Selbstzerstörung in Form der Bulimie, die die ihr eigene Art geisttötender Obsession mit sich brachte. Da saß sie in ihrem Zimmer im College, grübelte und schmiedete Pläne: Was sie essen würde und wieviel, wie sie an das Essen herankommen und wo sie es zu sich nehmen würde. Danach versuchte sie, sich die nächste große Freßorgie auszureden – nur um sich dieselbe am Ende doch wieder zu genehmigen («Nur noch dieses eine Mal, nur noch einmal, dann höre ich auf...»). Und dann ging sie aus, um zu essen, genauso wie der Trinker ausgeht, um sich zu betrinken. Sie stopfte sich voll mit Keksen, Chips und Kuchen, oder sie verband die beiden Obsessionen einfach – ging aus, betrank sich hoffnungslos und vergaß auf diese Weise die guten Vorsätze bezüglich des Essens, die sie zuvor vielleicht gehegt hatte. Und dann aß sie mit jener besonderen, panikartigen Hemmungslosigkeit, wie sie nur von Frauen nachempfunden werden kann, die selbst schon unter Anfällen unkontrollierter Eßsucht gelitten haben.

Später, wenn sie nicht mehr aß und längst wieder alles erbrochen hatte oder wenn sie am nächsten Morgen aufgedunsen und mit einem furchtbaren Kater erwachte, kannten ihr Selbsthaß und ihre Selbstverachtung keine Grenzen. Die Bühne war frei für die nächste Runde: Jedwedes Selbstwertgefühl war mit dem Alkohol fortgeschwemmt oder die Toilette hinuntergespült, jegliches Restvertrauen, es könne vielleicht doch noch andere, bessere Methoden zur Bewältigung ihrer Ängste und zum Umgang mit ihren Gefühlen geben, neuerlich untergraben und reduziert. Im tiefsten Innern ihrer Seele glaubte sie einfach nicht mehr daran, ein kompetenter, wertvoller Mensch zu sein, eine Frau, die es verdiente, in guter, vernünftiger Weise ernährt zu werden. Und so begann der Teufelskreis unausweichlich von neuem.

Ich bin immer wieder verblüfft, wenn ich Frauen über ihre vielfältigen Beziehungen zu verschiedenen Suchtformen sprechen höre; wenn ich höre, wie sie zwei oder drei Abhängigkeiten miteinander verknüpften und wie sie so natürlich und elegant von einer Obsession zur anderen übergingen, als wechselten sie im Tanz die Partner. Suchthafte Abhängigkeiten verschmelzen so leicht miteinander: Ein Anfall zwanghafter Freßsucht erfüllt einen mit Scham und einem sexuellen Minderwertigkeitsgefühl; beides wiederum erzeugt Selbstverachtung und Zweifel, und dadurch gerät man an die Flasche. Der Alkohol dämmt vorübergehend den Selbsthaß ein und ersetzt ihn durch ein chemisches Selbstvertrauen; also schläft man mit einem Mann, den man nicht liebt, woraufhin man sich wieder schämt – und *voilà*: Der Tanz kann von neuem losgehen. Und er *wird* von neuem losgehen, denn die Musik dazu ist, oft mit Untertönen von Angst und Wut, in den Köpfen der Frauen stets präsent und drängt uns immer wieder in dieselben traurigen Kreisläufe von Zurückhaltung und Maßlosigkeit, Werbung und Flucht.

Ich sage ganz bewußt *in den Köpfen der Frauen* und nicht *in den Köpfen von Alkoholikerinnen,* ist mir doch, soweit ich es sehe, keine einzige Frau bekannt – sei sie nun Alkoholikerin oder nicht –, die sich an diesem Tanz nicht zumindest sporadisch bis zu einem gewissen Grade beteiligt hat, beflügelt durch bestimmte Substanzen und vorwärtsgetrieben von verschiedenen Abstufungen der Selbstzerstörung. Wer Frauen auf einer Cocktailparty beobachtet, weiß sofort, was ich damit meine. Er merkt es an der Art, wie eine Frau, in der freien Hand ein Glas Wein, das Tablett mit den Hors d'œuvres herumreicht, wie sie über einem gefüllten Champignon oder einem Käsewürfel kurz zögert und dann mit etwas zu hoher Stimme sagt: «Ach, ich glaube, ich nehme mir noch einen ...» oder auch: «Ach nein, lieber nicht!» Alkoholiker und Süchtige beherrschen vielleicht die Mitte der Tanzfläche, doch viele andere Männer und Frauen stehen am Rand, schieben immer wieder mal den Zeh über die Abgrenzung – und ziehen ihn wieder zurück.

Einmal begleitete mich Michael zu einem AA-Treffen, weil er Janet hören wollte. Wir saßen ziemlich weit hinten, und ich machte ihn auf verschiedene Leute aufmerksam, die ich bereits kannte. Jeder einzelne von ihnen hatte an einer zweiten oder gar dritten Sucht gelitten: *Das ist Elizabeth – sie hatte ungefähr sieben Jahre lang Bulimie. Und dort sitzt Jamie – Alkoholiker aber seine Lieblingsdroge ist Marihuana. Getrunken hat er schon lange nicht mehr, aber beim Pot wird er immer wieder rückfällig. Bobby ist alkohol- und tablettenabhängig. Er war bei einem Analytiker in Manhattan in Behandlung, der ihm praktisch alle wesentlichen Beruhigungspillen verschrieben hat, die auf dem Markt sind. Da vorn sitzt Amy – das ist die, die ihrer Kusine immer das Valium geklaut hat. Und das da sind John – Alkohol und Kokain – und Louise – Alkohol und Heroin ...*

Michael unterbrach mich. «Heroin? *Die?*» Louise ist eine sehr kleine Frau mit rotem Bürstenhaarschnitt. Man schätzt sie auf fünfundzwanzig, vielleicht dreißig. In ihrer rechten Augenbraue hat sie ein Piercing, und sie trägt gerne Schwarz, doch abgesehen davon sieht sie aus wie die kleine Schwester von irgendwem oder wie die Bardame in einem Szenecafé, die dir zu Jazzmusik deinen Eiskaffee serviert.

«Genau», sagte ich. «Würde man nie drauf kommen, was?»

Er schüttelte den Kopf. «Unglaublich.»

Unglaublich, ja – es sei denn, man macht sich mit dem Gedanken vertraut, daß die Sucht alle und jeden treffen kann. Als ich zum erstenmal zu den Anonymen Alkoholikern ging, kam ich gerade aus der Rehabilitation. Ich fürchtete mich und war ziemlich wütend, weil ich nicht mehr trinken durfte. Damals fing ich an, die Menschen, denen ich auf der Straße begegnete, mit anderen Augen zu sehen. Ich versuchte herauszufinden, wer von ihnen ein Alkohol- oder Drogenproblem hatte und wer nicht. Bei manchen unglaublich normal aussehenden Mitbürgern – Mann im Anzug, Aktenkoffer in der Hand; Frau in Leggings, Sweater, unauffällige Frisur – dachte ich bei mir: *Nichts da. Die nicht. Der auch nicht. Kein Alkoholproblem.* Doch dann kam ich in eine AA-Versammlung, und vorn in der ersten Reihe sitzt eine Person, die genauso aussieht wie der Mensch, den ich vorhin draußen auf der Straße als völlig ungefährdet eingestuft hatte, und sagt: «Hallo, ich bin alkohol- und coke-abhängig.» Man kann es einfach nie genau sagen. Immun ist keiner.

Mehrfache Abhängigkeiten sind sowohl hilfreich als auch besonders heimtückisch. Hilfreich, weil sie viele Menschen schon in relativ jungen Jahren dazu veranlassen, sich in Behandlung zu begeben (man begegnet bei den Anonymen Alkoholikern zahlreichen Personen zwischen Zwanzig und Dreißig, bei denen der Alkoholkonsum durch die Einnahme von Drogen wie Kokain und Heroin viel früher außer Kontrolle geraten ist, als es sonst der Fall gewesen wäre). Die besondere Heimtücke liegt darin, daß mehrfache Abhängigkeiten sich gegenseitig tarnen und so die Neigung, sie zu verleugnen, über längere Zeit aufrechterhalten wird. In Janets Fall geschah genau dies. Sie beschreibt ihre Collegejahre als eine Phase intensiver seelischer Belastung. Die parallel auftretenden Abhängigkeiten Bulimie und Alkoholismus beanspruchten soviel Energie, daß kaum noch Platz für andere Aktivitäten blieb. Nach Beendigung ihres Studiums zog sie in eine andere Stadt, und allmählich wurden die Abstände zwischen den Bulimie-Anfällen immer größer, so daß sich ihr Verhältnis zum Essen mit der Zeit wieder halbwegs normalisierte. Was Janet nicht bemerkte – oder, genauer gesagt, nicht bemerken wollte –, war, daß ihre Trunksucht die Bulimie lediglich ablöste und in den Schatten stellte; daß sie einfach dort weiterwirkte, wo die Freßsucht aufgehört hatte.

Aber eine schlechte Beziehung kommt einem allemal besser vor als zwei. Janet sitzt in meiner Küche und nippt am Kräutertee. «Damals hielt ich es für einen Fortschritt», sagt sie.

Auch ich wechselte die Abhängigkeiten und machte die gleichen Erfahrungen dabei. Im Herbst 1982, ein Jahr nach dem Abschluß meines Studiums, ließ ich mich auf einen Flirt mit der Magersucht ein. Ich hungerte mit der gleichen Intensität, mit der ich später trank. Meine Besessenheit führte dazu, daß sich mein normales Gewicht von fünfundfünfzig Kilo auf knapp achtunddreißig reduzierte. Wie jedes Suchtverhalten begann die Magersucht langsam und beschleunigte sich dann nur allmählich, so daß ich gar nicht merkte, wie sie mit der Zeit mein ganzes Leben in ihren Würgegriff bekam. Und wie das Trinken war die Magersucht eine Strategie zur Bewältigung starker Emotionen.

Ich gab meine Studio in Providence auf und zog mit zwei Freundinnen in eine Wohngemeinschaft im gleichen Stadtviertel. Bei einer kleinen, alternativen Tageszeitung namens *The Eagle* hatte ich inzwischen meine erste Anstellung als Reporterin gefunden. Nach außen hin schien ich Fortschritte zu machen – ich hatte neue Freunde gefunden und eine berufliche Perspektive –, doch innerlich war ich noch immer so ängstlich, scheu und zornig wie im Jahr zuvor, noch immer das verletzliche kleine Jungvögelchen. In gewisser Hinsicht errichtete ich mir damals einen Käfig, dessen Wände aus meinen eigenen Knochen zu bestehen schienen.

Der Vergleich ist durchaus zutreffend: Ich empfand die Magersucht wie einen Käfig, ein sicheres Plätzchen, an dem ich mir geschützt, abgeschieden und diszipliniert vorkam, in dem ich vor allem aber glaubte, alle Fäden in der Hand zu halten.

Im Sommer 1982 wurde bei meiner Mutter Brustkrebs diagnostiziert, und das Jahr der Chemotherapie begann. David, der im Jahr vorher nach Chicago gezogen war, besuchte mich ungefähr zu dem Zeitpunkt, da meine Mutter ins Krankenhaus mußte. Er hatte vor, die Monate Juli und August bei mir in Providence zu verbringen, entschloß sich aber nach zwei Wochen, den Rest der Ferien mit einem Freund auf Europareise zu gehen. Ich war darüber tief enttäuscht und wütend. Die Wut, die ich so oft spürte und immer wieder erstickte, wallte in mir auf, als er mir seine Pläne eröffnete, doch ich sagte kein Wort. Statt dessen brachte ich ihn zum Bahnhof, verabschiedete mich von ihm, machte kehrt und ging in die Redaktion. Unterwegs dachte ich bei mir: *Ich werde nichts mehr essen.* Es war ein Hungerstreik, so vorsätzlich und überlegt wie ein sorgfältig formuliertes politisches Statement.

Als die Sommerferien vorüber waren, kam David auf dem

Weg nach Chicago wieder in Providence vorbei. Ich hatte in sechs Wochen fast acht Kilo abgenommen und mir obendrein den Kopf scheren lassen. Erst lange, nachdem ich mit dem Trinken aufgehört hatte, wurde mir klar, daß ich wie ein Krebspatient ausgesehen haben muß. Damals war mir überhaupt nichts klar. Ich wußte nicht, wie wütend ich auf David war, und ich hatte keine Ahnung, wie sehr ich mich um die Gesundheit meiner Mutter sorgte.

Im Laufe des nächsten Jahres verfestigte sich das Gefühl, das meinem Beschluß *Ich werde nichts mehr essen* zugrunde lag und mutierte von einem kaum näher zu bezeichnenden Instinkt zu einer Art Eigendefinition. Ich werde nichts mehr essen. *Ich werde meine Triebe beherrschen lernen. Ich werde Macht über meinen Appetit ausüben, und das wird mich stark machen.*

In mancher Hinsicht funktionierte die Strategie. Das Hungern führte dazu, daß ich mich für etwas Besonderes hielt. Mein Redaktionsbüro lag nur ein paar Straßenzüge von meiner Wohnung entfernt. In jenem Sommer machte ich indessen des öfteren einen Umweg durch die Thayer Street, eine lange Einkaufsstraße unweit der Universität mit einer Fülle von Lebensmittelgeschäften und Restaurants. Ich betrachtete die Kuchen im Schaufenster einer Bäckerei und spürte den Duft der Glasur auf den Honigkringeln in meiner Nase. Ich ging an einem Café vorbei und sah ein Pärchen, das sich an einem Tisch im Freien eine Portion Hühnerflügel teilte. Ich beobachtete Hausfrauen, die mit ausgebeulten braunen Papiertüten im Arm die Läden verließen, und stellte sie mir beim Kochen vor: Immer wieder naschten sie etwas aus dem Kochtopf, der vor ihnen auf dem Herd stand. Ich fühlte mich über all diese Leute weit erhaben und hielt mich für etwas Besseres, weil es mir ja gelang, mich zurückzuhalten, während die anderen immer wieder nachgaben. Das Hungern gab mir in einer Zeit, in der ich mir ansonsten unsicher und wertlos vorkam, ein Ziel. Ich hatte etwas, worin ich mich auszeichnen konnte.

Und ich war wirklich sehr, sehr gut im Hungern. Im Herbst

1983 nahm ich an einem Straßenlauf über sechs Meilen teil. Eine meiner Mitbewohnerinnen fotografierte mich beim Überqueren der Ziellinie. Auf dem Foto sind meine Knie breiter als meine Oberschenkel.

Die Magersucht erwies sich in der ihr eigenen verqueren Art als höchst wirksam. Aufgewachsen war ich in dem Glauben, man müsse Kummer und Konflikte bewahren wie Geheimnisse und dürfe sie ja nicht nach außen tragen. Indem ich bis auf die Knochen abmagerte, bot sich mir die Chance, buchstäblich jeden Kummer auf mich zu nehmen, der mir zu schaffen machte, anstatt ihn mir von der Seele zu reden. Ich fürchtete mich inzwischen vor der Sexualität, hatte – nach den Erfahrungen mit Roger, dem lüsternen Vermieter und dem Hausmeister in meiner alten Wohnung – Angst vor den Blicken und Nachstellungen der Männer in meiner Umgebung. Mit dem Hungern schrumpften und welkten alle Teile von mir dahin, die sexuelle Ausstrahlung besaßen und diese mich auch spüren ließen: meine Brüste, meine Hüften, meine Kurven. Meine Periode setzte aus. Mein Körper wurde hart und eckig wie der eines zwölfjährigen Jungen.

Heute bin ich erstaunt, wie eng Magersucht und Alkoholismus miteinander verwandt sind. Beide dienen dazu, Emotionen zu brechen und zwischen mir und meinen eigenen Gefühlen Distanz zu schaffen – die eine durchs Essen, die andere durchs Trinken. Als ich damals hungerte, war ich nicht imstande, mir über die tieferen Beweggründe für mein Tun Gedanken zu machen und mich mit der Tatsache auseinanderzusetzen, daß ich jung, ängstlich und zornig war und mir sexuell bedroht vorkam. Alles, woran ich denken konnte, war Essen: Wann ich etwas zu mir nahm, wo ich es zu mir nahm, welche Rationen ich mir zubilligte und unter welchen Umständen ich sie aß. Ich dachte mir ausgeklügelte Eßrituale, Dutzende von Vorschriften und Tabus aus. Die wenigen Dinge, die ich mir zugestand, entwickelten sich zu wahren Kultgegenständen, so wie später ein Glas Weißwein oder der erste Schuß Johnnie Walker nach der Arbeit.

Wie bei den meisten Abhängigkeiten wurde das Leben immer einförmiger. Jeder Tag war ritualisiert und unterschied sich kaum von seinem Vorgänger. Morgens erschien ich vor allen anderen in der Redaktion und aß am Schreibtisch einen trockenen Sesamkringel (150 Kalorien). Dabei folgte ich einer ganz bestimmten Reihenfolge: Ich zerpflückte den Kringel in lauter kleine Bröckchen und aß den ersten Bissen bei der Lektüre der ersten Zeitungsseite. Zu den Kommentaren gab es einen zweiten, für Ann Landers einen dritten. Zum Mittagessen gab es einen Joghurt mit Kaffeegeschmack (200 Kalorien). Oft löffelte ich ihn langsam und bedächtig zur Lektüre von Restauranttests in einem Stapel alternativer Wochenzeitschriften, die jede Woche per Post auf meinem Schreibtisch landeten. Abends schloß ich mich in meinem Zimmer ein und nahm das am sorgfältigsten geplante und zubereitete Gericht zu mir – besagten Apfel und den Käsewürfel (zusammen 120 Kalorien). Mit chirurgischer Präzision waren beide in je zweiunddreißig identische Scheibchen aufgeteilt. Ich drapierte die Apfelschnitze rundum auf den Rand einer Untertasse, belegte jeden mit seinem Käsependant, ließ mich vor dem Fernsehapparat nieder und aß die Happen mit kleinen, methodischen Bissen. Dies geschah so langsam, daß bis zur Beendigung des Rituals zwei Stunden ins Land gingen.

Als ich mit dem Trinken aufhörte, sah ich meine magersüchtigen Jahre zunächst als eine enthaltsame Epoche, eine Zeit also, in der ich, wenn überhaupt, nur sehr wenig trank. In Wirklichkeit trank ich auch damals schon eine ganze Menge. Ich zwängte das Trinken lediglich in kürzere Zeitabschnitte mit längeren Zwischenräumen. Doch wenn ich trank, dann richtig. Ungefähr alle vier bis sechs Wochen konnte ich die Hungerei einfach nicht mehr ertragen, brauchte unbedingt eine Erholung von der absoluten Rigorosität. Ich ging dann aus und fraß und soff mich dumm und dämlich. Normalerweise ging diesen Ausbrüchen ein Schimmer von Selbsterkenntnis voraus: Ich erkannte meine Einsamkeit und hatte das nagende Gefühl, daß mein Hunger nicht nur körperliche Ursachen hatte.

An eine Episode erinnere ich mich noch gut: Als ich abends nach Hause kam, saßen meine Mitbewohnerinnen unter dem Schein der Lampe am Küchentisch, rauchten Zigaretten und tranken Heineken-Bier. Sie hatten sich chinesisches Essen bestellt. Die eine der beiden saß zurückgelehnt auf ihrem Stuhl, lächelte aus irgendeinem Grund und schob gedankenlos mit der Gabel das letzte auf ihrem Teller verbliebene kleine Klößchen vor und zurück, immer wieder vor und zurück. Ich weiß noch, wie mich dieser Anblick verblüffte. Welch ein Mangel an Ehrfurcht vor dem Essen! Aber da war auch eine melancholische Note, eine gewisse Traurigkeit, die sich als so stark erwies, daß sie mich ebenfalls überraschte. Ich beneidete meine Mitbewohnerin. Ich wünschte mir diese Leichtigkeit im Umgang mit dem Essen und die damit offensichtlich verbundene Atmosphäre von Freundschaft und Geselligkeit. Ich wollte wie ein ganz normaler Mensch mit den anderen am Küchentisch sitzen können, ein Bier trinken, chinesisch essen und mein eigenes Leben leben. Aber ich konnte es nicht. Auf die unvermeidliche Frage der beiden, ob ich mich nicht zu ihnen setzen wolle, lächelte ich daher nur und lehnte ab: «Oh, nein. Danke. Ich habe auf dem Heimweg ein Brötchen gegessen.» Dann entschuldigte ich mich, verschwand in meinem Zimmer, zog mich um und ging joggen.

Doch ab und zu ließ ich die Sau raus. Ich trank mit Kollegen, ich betrank mich in einer Bar in der Innenstadt von Providence, futterte eine große Schüssel Chili con carne leer und schob ein Stück Kuchen nach. Betrunken und benebelt torkelte ich dann nach Hause, plünderte den Kühlschrank und aß die Vorräte meiner Mitbewohnerinnen auf. Manchmal veranstaltete ich auch ein großes Dinner. Dann riß ich mir Rezepte aus dem *Gourmet* und kochte ein ausgeklügeltes, erlesenes Mahl. Es gab dann zum Beispiel eine Pasta mit vier verschiedenen Käsesorten; geröstetes Brot mit Knoblauchbutter; eine Haselnußtorte mit Buttercreme und Schokoladenüberzug. Manchmal kochte ich für meine Mitbewohnerinnen, manchmal fuhr ich aber auch nach Cambridge und kochte in meinem Elternhaus. Es war ein mir nur halb bewußter Versuch, uns zusammenzubringen – genau wie bei Mrs. Ramsey in *Die Fahrt zum Leuchtturm*.

Alle diese Bemühungen hatten eines gemeinsam: Sie schlugen sämtlich fehl. Man spricht bei einem solchen Verhalten von «Heißhungerattacken» und «Dipsomanie» (Quartalssauferei). Jedesmal, wenn ich mich darauf einließ, fühlte ich mich entsetzlich. Ich trank zuviel (ich trank beim Essen immer zuviel), und ich aß zuviel. Die schiere Kraft meines eigenen Appetits überwältigte mich ein ums andere Mal, und am Ende bereute ich es und war deprimiert. Aufgebläht und voller Selbstverachtung wachte ich am nächsten Morgen auf und war fest entschlossen, meine Bemühungen künftig zu verdoppeln und noch weniger zu essen als vorher. Ich glaube, daß diese Dinner-Schlemmereien auch meine innere Wut verstärkten. Außer meiner Schwester verlor niemand in meiner Familie jemals auch nur ein einziges Wort darüber, daß ich so stark abgemagert war, und auch das steigerte meine stille Wut. Da stand ich armes Kind, das ich nicht einmal mehr vierzig Kilo auf die Waage brachte, in der Küche, kochte ein Achttausend-Kalorien-Gericht, und niemand hinderte mich daran. Ich ließ mich auch bei Familienfeiern blicken, am Thanksgiving Day und zu Weihnachten, stocherte lustlos an meinem Truthahn herum und fragte mich, ob denn wirklich niemand mitbekam, wie es um mich stand. Mein Hungerstreik erzielte nicht die erwünschte Wirkung.

Zweieinhalb Jahre vergingen. Ich wurde zweiundzwanzig, dreiundzwanzig, vierundzwanzig. Ich hatte keine nennenswerten Freundinnen und Freunde und kein Sexualleben. Das einzige, was entfernt etwas mit Vergnügen zu tun hatte, erreichte mich durch die Flasche, in den seltenen Augenblicken, wenn ich mit einem Arbeitskollegen an der Bar saß und mich der Entspannung hingab, die ein Glas Weißwein in mir hervorrief. Wenn mir in jenen Jahren irgend etwas zu helfen schien, dann war es der Alkohol, der mich regelmäßig aus meiner Hungerisolation herausholte. Verglichen mit dem Leben, das ich sonst meist führte, fand ich das gut, ja gesund.

Im Herbst 1984 zog ich von Providence nach Boston. Nun begann der langsame, mühevolle Prozeß der Befreiung von der Magersucht. Ganz allmählich entwickelte ich wieder ein normaleres Verhältnis zum Essen und zur Welt allgemein. Der Wandel war alles andere als klar und einfach: Man kann sich nicht des Hungers «enthalten», so wie man mit dem Trinken aufhören kann. Die meisten Betroffenen schildern die Heilung von der Magersucht als langen, qualvollen Prozeß, der sich aus einer Vielzahl von Experimenten und Risiken, Fortschritten und Rückschlägen zusammensetzt. Man muß lernen, welchen Funktionen das Hungern dient, und versuchen, die gleichen Ziele mit besseren Methoden zu erreichen.

Ich glaube, daß man sich von der Magersucht (oder auch von einer anderen Sucht) erst dann richtig befreien kann, wenn man schlichtweg keine andere Wahl mehr hat; erst, wenn das Gefühl, mit dem Rücken zur Wand zu stehen, zu stark und einfach nicht mehr zu ignorieren ist; erst, wenn der Leidensdruck, die Verzweiflung, die Öde und das Elend so überhand genommen haben, daß man nicht mehr weiß, wie es weitergehen soll. Ich suchte einen Therapeuten auf (zu dem ich auch heute noch gehe), und der arbeitete darauf hin, daß ich ganz langsam und in kleinen Schritten von meiner starren Einstellung abwich. Durch gezielte Veränderungen sollte ich Unbehagen ertragen lernen. Es waren Kleinigkeiten – zwei Sesamkringel zum Frühstück statt einem und ab und zu ein Streichkäse –, aber auch schon mal größere Dinge: Anstatt daheim zu bleiben und meinen Ritualen zu frönen, sollte ich mit anderen Leuten zum Dinner ausgehen.

Was ich damals noch nicht sehen konnte – ich erkannte es erst, nachdem ich das Trinken aufgegeben hatte –, war die entscheidende Rolle des Alkohols in diesem Prozeß. Wer mein Eß- und Trinkverhalten in den ersten paar Jahren nach meinem Fortzug aus Providence auf einer Graphik dargestellt hätte, dem wäre sofort aufgefallen, daß beide Linien gleichzeitig steigende Tendenz zeigten. Lange Zeit überlappten sich die beiden Gewohnheiten. Ich fing wieder an, mit Männern auszugehen. Die meisten von ihnen waren viel zu alt für mich, frisch geschieden, irgendwie kaputt oder paßten aus anderen Gründen nicht zu mir. Ich ging also mit einem von ihnen aus und nahm ein halbwegs vernünftiges Mahl zu mir. Auf der Heimfahrt hielt ich dann bei einem Laden und kaufte mir Süßigkeiten: Snickers-Riegel und cremegefüllte Schokoladeneier, die ich im Wagen in großer Hast auswickelte und hinunterschlang. Ich versuchte damit ein tiefes Hungergefühl zu besänftigen, das mir großes Unbehagen bereitete. Ich konnte es nicht identifizieren und wußte keinen anderen Weg, damit umzugehen. Getrieben von genau dem gleichen Impuls, hielt ich manchmal auch am Alkoholladen und besorgte mir ein Fläschchen Brandy – oder zwei oder drei.

Und doch kam mir das Trinken wie ein Fortschritt vor, genauso wie es Janet ergangen war. Die Magersucht hatte soviel Einsamkeit und Isolation von mir gefordert – jetzt konnte ich zumindest mein Leben ansehen und miterleben, wie ich langsam aus dem Käfig kroch. Die Isolation hatte mir gutgetan: Solange ich auf mein Essen fixiert war, brauchte ich mich nicht auf Menschen und das komplizierte Sammelsurium von Bedürfnissen und Ängsten zu fixieren, das mit ihnen verbunden war. Solange ich mich mit meinen Ritualen in meinem Zimmer einschließen konnte, fühlte ich mich sicher. Schmerzhaft wie die Abkehr von dieser Selbstisolierung war, ließ es sich wahrscheinlich kaum vermeiden, daß die Rückkehr ins Weltgeschehen und die Wiederaufnahme zwischenmenschlicher Beziehungen auch den neuerlichen Griff zu meiner Rüstung, meinem Schutz bedeutete. Ich machte also dort weiter, wo ich aufgehört hatte: Ich trank.

Im nachhinein könnte man sagen, daß das Trinken seinen Zweck erfüllte, zumindest oberflächlich. Ich nahm wieder zu, ich besuchte Partys, Restaurants und Bars. Doch in Wirklichkeit hatte ich nichts anderes getan, als die Drogen zu wechseln.

1987, drei Jahre nach meinem Umzug nach Boston, schloß ich mich einer Gruppe an, deren Ziel es war, Frauen mit Eßstörungen zu helfen. Wir waren zu viert. Kurze Zeit später wurde eine der Teilnehmerinnen, eine hochgewachsene, dünne Frau Ende Zwanzig namens Dora, wegen Alkohol am Steuer festgenommen. Sie hatte jahrelang an Bulimie und Anorexie gelitten und immer zwischen den beiden Verhaltensweisen hin und her geschwankt. Die Gruppe war ihr erster Therapieversuch. Er war ihr alles andere als angenehm. Man sah ihrem Blick an, daß sie ständig auf der Hut war, und wenn eine von uns etwas sagte, das ihr zu direkt vorkam, lief ein schmerzliches Zucken über ihr Gesicht. Kurz nach ihrer vorübergehenden Festnahme ließ sie uns wissen, daß sie die Gruppe verlassen wolle. Stocksteif saß sie auf ihrem Stuhl. «Mir bringt das einfach nichts», sagte sie. «Mir kommt das so vor, als säßen wir hier nur herum und jammerten.»

Niemand von uns sagte etwas.

Nach ungefähr einer Minute sprach Dora weiter: «Außerdem geht es mir zur Zeit echt gut. Ich glaube, ich brauche das hier gar nicht mehr.»

Sie hatte einen neuen Job, der ihr gefiel, und sie erzählte uns davon. Auch von einigen neuen Bekanntschaften berichtete sie, doch klang ihre Stimme bei allem, was sie sagte, ein bißchen angespannt und gereizt, als versuche sie, sich selbst von ihrer neuen Gelassenheit zu überzeugen und nicht nur uns. Schließlich unterbrach eine von uns ihren Redefluß und fragte: «Und wie war das mit dem Alkohol am Steuer?»

Dora blickte abrupt auf, als habe man sie ertappt. Dann warf sie ruckartig ihr Haar zurück und sagte abwiegelnd: «Keine große Sache, ehrlich. Ich muß jetzt eben ein paarmal zum Verkehrsunterricht. Was soll die Frage?»

Wieder herrschte Schweigen.

«Kennt ihr diesen Aufkleber», fuhr Dora schließlich fort, «*SHIT HAPPENS*. Manche kleben sich den an die Stoßstange. Der bringt das für mich auf den kleinsten Nenner. Manchmal hat man halt Pech. Also was soll's? Was gibt's da noch lange zu analysieren? Ich will darüber einfach nicht mehr reden.»

Sie verließ die Gruppe, und wir sahen sie nie wieder. Doch in den Jahren, die seither vergangen sind – und besonders oft, wenn ich morgens erwachte und wußte, daß ich am Abend zuvor betrunken nach Hause gefahren war –, habe ich oft an Dora denken müssen und mich gefragt, was damals vorgefallen war. *Sie muß Alkoholprobleme gehabt haben*, dachte ich dann. *Sie muß irgendwie umgestiegen sein und die Eßstörung gegen den Alkoholismus eingetauscht haben* ...

*Sie* muß es getan haben. Nicht ich.

# VERLEUGNUNG

Oft hört man in AA-Versammlungen, daß Verleugnung die Alkoholkrankheit ist – und nicht nur ihr Hauptsymptom. Der Grund dafür ist leicht ersichtlich. Das Verleugnen sorgt dafür, daß man gefangen bleibt, nicht rauskommt aus dem Schlamassel, daß die Füße wie festgeklebt sind. Das Trinken wird zur Hydra, wenn man es verleugnet: nicht faßbar, wandelbar, vielköpfig. Ehe man sich's versieht, hat es sich wieder verändert. Jedesmal, wenn sich der aktive Alkoholiker mit seinem Trinken auseinandersetzt, verwandelt sich die Sucht in etwas anderes, in etwas, das sie akzeptabel erscheinen läßt.

Es ist noch nicht lange her, da hörte ich auf einem AA-Treffen den Bericht einer jungen Frau. Sie erzählte, daß sie auf der Heimfahrt nach der Arbeit in ihrem Wagen ein Bier getrunken habe. Keine große Affäre, ein Bier im Wagen – nur verstieß es eben gegen ihren Vorsatz, beim Fahren nicht zu trinken. Trank sie dennoch im Auto, so bedeutete dies, daß sie ein Problem hatte. «Ich hielt das immer für etwas ganz Schlimmes», berichtete sie, «doch dann sagte ich mir: Wenn ich im Auto ein Bier trinke, dann kann es gar nicht so schlimm sein. Und so änderte ich meinen Vorsatz eben wieder.»

Zustimmendes Nicken im Kreis der Zuhörer. Wir alle machten es so. Jeder von uns kannte seine eigene Version vom geänderten Vorsatz. Es waren viele Versionen, unzählige.

In der Entzugsklinik saßen wir eines Abends in einer kleinen Gruppe in der Cafeteria beisammen und sprachen über unser jeweils schlimmstes Trunkenheitserlebnis – das allerschlimmste, an das wir uns erinnern konnten. Tess, eine blendend aussehende Frau Ende Dreißig mit schönem, blondem Haar, blauen Augen und glatter, leicht sommersprossiger Haut, begann. Sie hatte sich einmal in der Bostoner Innenstadt stark betrunken, fast bis zur Besinnungslosigkeit. In einer Bar – sie wußte nicht mehr, in welcher – hatte sie einen Typen aufgegabelt und war mit ihm in ein Hotel gegangen. Am nächsten Morgen – der Tremor in ihren Händen war so heftig, daß sie kaum imstande war, eine Zigarette zu halten – hatte der Mann ihr Geld angeboten. Entsetzt und gedemütigt ließ Tess ihn stehen, verließ das Hotel und suchte ihren Wagen, wußte aber nicht mehr genau, wo sie ihn geparkt hatte. Als sie ihn endlich fand und einstieg, merkte sie, daß sie blutete. Das Blut lief ihr zwischen den Beinen hinunter, und sie hatte Unterleibskrämpfe. *Oh, mein Gott, ich habe eine Fehlgeburt,* dachte sie. Sie war im dritten Monat schwanger.

In der Cafeteria war es still. Außer uns befand sich niemand in dem trüb beleuchteten Raum. Wir hörten ihr gebannt zu. Tess sprach mit leiser Stimme. Sie hatte den Blick gesenkt und starrte auf ihre Zigarette.

Tess war losgefahren und hatte zunächst den Weg nach Cambridge eingeschlagen. Sie wollte ins Mount Auburn Hospital zu ihrem Gynäkologen. Doch ehe sie recht wußte, wie ihr geschah, parkte sie schon vor einem Spirituosenladen: Sie wurde mit der Situation nicht fertig. Sie schaffte es einfach nicht, im Auto sitzen zu bleiben und zum Krankenhaus zu fahren. Ohne Drink war es unmöglich. Ihre Hände zitterten noch immer fürchterlich. Sie raffte ihren Rock zusammen, so daß die Blutflecken zwischen den Falten verborgen blieben. Dann stieg sie aus, kaufte ein Sechserpack Bier und eine kleine Flasche Wodka, kehrte zu ihrem Wagen zurück und fuhr los. Unterwegs öffnete sie das erste Bier, trank es rasch aus, öffnete das nächste – und dann den Wodka.

Tess machte eine Pause und drückte ihre Zigarette aus. An die folgenden Ereignisse konnte sie sich nicht mehr genau erinnern: «Irgend etwas passierte ... Ich weiß nicht mehr, was. Ich war in

Cambridge, und da wurde ich dann irgendwo angehalten und stand am Straßenrand. Überall im Wagen kullerten diese Bierflaschen herum. Ich heulte. Und dann war da dieser Polizist, und ...» Ihre Stimme erstarb. Einer der Männer bei uns am Tisch fragte, ob dieses Erlebnis sie in den Entzug gebracht hatte, ob es das Ende war.

Tess sah auf. «Nein», sagte sie ganz gelassen. «Am nächsten Tag ging es mir wieder gut, und ich trank weiter.»

So funktioniert die Verleugnung. Man trinkt einfach weiter.

Auch ich trank weiter, und das mag der Grund dafür sein, daß meine Erinnerung an die mittleren Jahre meines dritten Lebensjahrzehnts – nach der Magersucht, aber zunehmend der Trunksucht verfallen – arg verschwommen ist. Irgendwann bezog ich eine Wohnung in Newton, westlich von Boston, wo ich dann oft mit meiner neuen Nachbarin Elaine zusammenhockte. Ich bekam einen Job bei einer kleinen, wirtschaftlich orientierten Wochenzeitung. Ich lernte – bezeichnenderweise auf einer Cocktailparty – meinen Freund Sam kennen, mit dem ich dann immer im *Ritz* zu trinken pflegte. Ich tat sogar ein paar ganz vernünftige Dinge: So schloß ich mich zum Beispiel der Frauenselbsthilfegruppe an und begann, auf dem Charles River zu rudern. Das Rudern ist eine schwierige, anspruchsvolle Sportart, für mich neben der Beherrschung meiner Sucht eine echte Herausforderung.

Ich weiß, daß ich einmal pro Woche ins Krankenhaus trottete und den Analytiker aufsuchte. Da saß ich dann wie ein Klotz auf dem blauen Sofa, verstockt, traurig und oft nicht imstande, auch nur ein Wort hervorzubringen. Irgendwo auf halbem Wege zwischen Magersucht und Alkoholismus gab es eine Phase, in der ich beim besten Willen nicht wußte, warum ich so unglücklich und oft so fürchterlich träge war. Ungefähr um die gleiche Zeit, mit Mitte Zwanzig, rauchte ich vorübergehend eine Menge Pot. Mehrmals in der Woche schloß ich mich abends in meiner Wohnung ein, rauchte einen Joint und hörte dazu Musik. Dabei spukten mir die vom Marihuana hervorgerufenen Erleuchtungen durch den Kopf, die einem, wenn man bekifft ist, ungeheuer bedeutend vorkommen und am nächsten Morgen grauenhaft banal. Gelegentlich blitzten im Rausch auch Einsichten über meinen Drogen- und Alkoholkonsum auf, doch schrieb ich sie niemals auf, geschweige denn, daß ich daraus Konsequenzen zog. Meistens beherrschte mich das chronische Gefühl, daß ich tatenlos herumsaß und darauf wartete, daß mein Leben endlich anfinge. Und jede Woche saß ich einmal beim Therapeuten und wand mich, weinerlich und auf mich selbst fixiert wie ein sechsjähriges Kind, in Selbstmitleid: «Ich weiß einfach nicht, was ich *tun* soll!» Ich wundere mich noch heute, warum ich den Mann nicht an Ort und Stelle zu Tode gelangweilt habe.

In regelmäßigen Abständen traf ich mich in jenen Jahren mit meinem Vater zum Mittagessen. Die Redaktion, in der ich arbeitete, lag in der Nähe seiner Klinik, und so kam er alle sechs oder acht Wochen vorbei, holte mich ab und lud mich in ein Restaurant ein, wo wir dann ähnlich beschwerliche Gespräche führten wie in meiner Teenagerzeit. Mein Vater fragte mich, wie ich mich fühlte, was es Neues gäbe, und ich bemühte mich nach Kräften, meine Befangenheit hinter einer entspannten Fassade zu verbergen. Manchmal tranken wir auch ein Glas Wein oder deren zwei, was die Sache dann immer erheblich leichter machte. Unsere Begegnungen dauerten immer genau fünfzig Minuten – Analytikerstunden –, was mich insgeheim amüsierte, aber auch etwas wurmte. Von diesen gemeinsamen Mittagessen und gelegentlichen Besuchen in meinem Cambridger Elternhaus abgesehen, hielt ich mich von der Familie weitgehend fern, ohne genau zu wissen, warum. Es war ein instinktives Gefühl des Losgelöstseins, das mich Distanz halten ließ.

Die einzige Konstante war das Trinken. Das Trinken und die Bedenken gegen das Trinken. Das Trinken, das Infragestellen der Trinkerei und das Abwürgen aller Fragen.

An einem Sommerabend des Jahres 1986 lief ich am Harvard Square über die Straße und sah mein Spiegelbild in einer Schaufensterscheibe. Zuerst erkannte ich es gar nicht. Ich hatte nach der Arbeit in einer Bar mit einer Freundin etwas getrunken und war auf dem Weg zu Sam. Ich rannte auf meinen Wagen zu und sah das Spiegelbild nur aus dem Augenwinkel: eine gutgekleidete junge Frau in kurzem, weißem Rock, übergroßem Baumwollpulli, modischen schwarzen Pumps, die schulterlangen Haare schlicht frisiert. Ich war leicht angetrunken – es war noch früh am Abend, und die Straßenbeleuchtung brannte noch nicht. Nach zwei Gläsern Wein war ich beschwipst, ein wenig verwirrt und überdreht, als ich über die Straße lief, und ich erinnere mich, daß sich in meinem Kopf eine Frage bildete: *Bin ich tatsächlich noch so beisammen, wie ich aussehe, oder werde ich langsam verrückt?*

Ich hatte das Gefühl, daß ich wirklich nicht wußte, wer das war, diese sechsundzwanzigjährige Frau in Rock und Pumps, und ob ich mir darüber Gedanken machen sollte, daß ich es nicht wußte, oder sie einfach links liegenlassen. Paßte dieses Herumrennen auf dem Harvard Square um 17.30 Uhr in beschwipstem Zustand zu einer schicken Yuppie-Frau? Oder war es ein Hinweis auf Probleme?

Die Frage beschäftigte mich nicht lange. Ich setzte mich in meinen Wagen, fuhr nach Back Bay, suchte hastig einen Parkplatz und steuerte auf das *Ritz* zu, wo ich die nächsten paar Stunden mit Sam zusammensitzen und teuren Weißwein trinken konnte. Fürs erste hatte ich meine Antwort: schick und beisammen. Fein. Kein Grund zur Sorge.

Manchmal jedoch torkelte ich am Ende eines Abends wie diesem in die Damentoilette und dachte bei mir: *Irgend etwas an diesem Bild stimmt nicht.*

Wer im *Ritz* auf die Toilette wollte, mußte die Halle durchqueren und eine Treppe hinuntergehen. Ich erinnere mich noch daran, wie ich diese Strecke einmal bewältigte, in hochhackigen Schuhen über den weichen Teppich wankend: Es war spät am Abend, und ich hatte an die sieben oder acht Gläser Wein intus, vielleicht auch schon mehr. Ich torkelte durch die Halle und stieß am oberen Ende der Treppe gegen die Wand. Unten schloß ich mich in der Kabine ein, beugte mich vor und steckte meinen Kopf zwischen die Knie. Ich war betrunken und völlig benommen und war mir dessen vollauf bewußt. In solchen Momenten erkannte ich die beiden Erscheinungen von mir, die miteinander konkurrierten und immer schwerer zu versöhnen waren, so wie noch an jenem Abend auf dem Harvard Square. Da war auf der einen Seite die Intellektuelle an der Bar, die an einem teuren Fumé Blanc nippt, und auf der anderen die betrunkene junge Frau, die durch die Hotellobby taumelt und sich fragt, ob sie gleich kotzen muß oder nicht.

Manchmal war ich spätabends so betrunken, daß ich auf der Heimfahrt ein Auge zukneifen mußte, weil ich sonst alles doppelt gesehen hätte. Manchmal wachte ich bei Sam zu Hause auf, in seinem Bett, und trug ein T-Shirt von ihm. Ich glaube, wir hatten nie Sex miteinander, aber genau weiß ich es nicht. Es war mir immer zu peinlich, ihn danach zu fragen.

So macht man sich also Sorgen und verleugnet sie wieder. Jean Rhys schildert es in *Guten Morgen, Mitternacht:* «Mitten in der Nacht wachst du auf. Du fängst an zu weinen. Was ist los mit mir? Oh, mein Leben, meine Jugend (...) Es ist noch etwas Wein in der Flasche. Du trinkst ihn. Die Uhr tickt. Schlaf ...»

Rhys beschreibt die Grenzlinie zwischen Problemtrinken und Alkoholismus, die ab und zu ganz kurz sichtbar wird und dann wieder verschwindet. Früher stellte ich mir diese Linie als veränderlichen, sehr dünnen Strich vor, doch inzwischen habe ich meine Meinung geändert: Sie ist unsichtbar, zumindest für den Trinker selbst. Er kann sie buchstäblich nicht sehen. Eine Glühbirne leuchtet auf, und – klick! – schon ist es wieder dunkel, und du kannst nichts mehr erkennen.

*Klick: Scheiße, mit mir stimmt was nicht. Ich stecke ganz tief im Sumpf.*

Klick: Mir geht's gut. Prächtig. Kein Grund zur Sorge.

Meine Freundin Gail, eine Köchin, hatte die Angewohnheit, morgens um fünf aufzustehen und unter der Dusche wie besessen darüber nachzugrübeln, wann sie am Abend zum Trinken kommen, was, wie und wieviel sie trinken und mit wem sie trinken würde. Sie tat das jeden Tag, jeden Morgen um fünf unter der Dusche die gleiche Obsession. Und ab und zu ging ihr ein Licht auf – klick! – und sie merkte, wie *verrückt* das war, daß sie abhängig und außer Kontrolle geraten war. Aber sie hatte dieser Einsicht immer etwas entgegenzusetzen, immer. *Wird ein harter Tag heute – klick! Die Arbeit, der Streß – klick, klick! Mir fehlt nichts. Ich habe einen Job, ich bezahle meine Rechnungen, ich kann doch gar keine Alkoholikerin sein – klick, klick, klick! Ende der Geschichte. Mir geht's prächtig.*

Und das ist der springende Punkt bei der Verleugnung im Zusammenhang mit Alkohol: Hätte unter der Dusche eine, sagen wir, Spargelobsession von Gail Besitz ergriffen – Wie komme ich an ihn heran? Wie werde ich ihn essen? Wie viele Stangen kriege ich? Ob mein Atem wohl nach Spargel riecht? –, so wäre ihr die Einsicht, daß sie drauf und dran war, die Kontrolle zu verlieren, wahrscheinlich leichter gefallen. Doch unter dem Einfluß einer suchterregenden Substanz wie Alkohol, die das Denken verändert, dein Bild von dir und deiner Rolle in der Welt umformt und zum Schlüssel für deinen Umgang mit Alltagsproblemen wird, kann der Geist grenzenlose spielerische Fähigkeiten im Umgang mit harten Fakten entwickeln. *Ich habe meine Gründe, dachte Gail. Ich weiß, daß ich besessen bin, und ich weiß, daß das verrückt ist, aber ich habe meine Gründe.*

O ja, wir alle haben unsere Gründe. Wir langweilen uns, sind unruhig oder deprimiert. Wir haben Sorgen, Angst oder Streß. Wir feiern etwas, oder wir trauern. Morgen. Morgen kümmern wir uns drum. Wir kümmern uns drum, *wenn's wieder besser geht.*

Das war mein Lieblingssatz: *Ich trinke weniger wenn's wieder besser geht.*

Und so verhelt ich mich wie Gail: *Streß,* sagte ich mir auf der Toilette im *Ritz,* mit dem Kopf zwischen den Knien. *Harter Arbeitstag.* Nur halb bewußt hakte ich die Liste meiner nicht-alkoholischen Attribute ab: *jung, weiblich, guter Job, Akademikerin.*

*Kein Problem. Ist ja gar nicht möglich.* Und dann stand ich auf, spritzte mir etwas Wasser ins Gesicht, kämmte mir die Haare und kehrte an die Bar zurück.

William, ein Bekannter, bezeichnet sich selbst als Alkoholiker. Er sagt in regelmäßigen Abständen, daß er mit dem Trinken aufhören muß, hat es aber bisher nicht getan.

Im Frühjahr 1995, ungefähr ein Jahr, nachdem ich trocken geworden war, machte ich mit ihm in Cambridge einen Spaziergang. Den Blick auf seine Füße gerichtet, schlenderte er neben mir her und sagte: «Das ist nicht so, weißt du, daß ich morgens weiß Gott wo aufwache und neben mir im Bett liegt ein wildfremder Mensch.»

«Ich weiß», sagte ich.

«Und es ist auch nicht so, daß ich jeden Morgen nach dem Aufstehen erst einmal ein paar Wodka kippe. Ich trinke *nie* während der Arbeit.»

«Ich weiß.»

William ist neununddreißig Jahre alt und Schriftsteller von Beruf. «Ich weiß, daß ich besser arbeite, wenn ich weniger trinke», fuhr er fort. «Ich weiß, daß ich eine Art *Klarheit* dabei habe. Ich bin *wach,* selbst wenn ich gerade gar nicht schreibe. Ich *sehe* bestimmte Dinge.» Er machte eine Pause. «Meine Logik sagt mir, daß ich ein höheres Niveau bei der Arbeit erst erreiche, wenn ich mit dem Trinken aufhöre. Verstandesmäßig ist mir das völlig klar. Ich weiß, daß es schlicht und einfach *dumm* ist, wenn ich nicht aufhöre. Um so schleierhafter ist mir, warum ich es immer weiter hinauszögere.»

«Weil das Motto ‹Jeder Tag für sich›, das sie dir bei den Anonymen Alkoholikern einbleuen, doppeldeutig ist.»

Er sah mich an und fragte mich, was ich damit meinte, worauf ich ihm eine Geschichte erzählte: Einmal war ich morgens in meiner Wohnung aufgewacht und hatte – wie Tess – nicht mehr die geringste Ahnung, wo ich meinen Wagen geparkt hatte. Das war irgendwann Ausgang der achtziger Jahre gewesen, als ich mit meinem Freund Julian zusammenlebte und mir fast die ganze Zeit über hoffnungslos und elend zumute war. Die Magersucht hatte ich hinter mir, aber noch nicht sehr lange.

Julian verbrachte das Wochenende in New York, und ich war mit meinem Freund Paul zum Essen gegangen. Paul ist Journalist und ein starker Trinker. Er liebt Martini und bestellt ihn immer mit der Floskel: «So kalt wie nach menschlichem Ermessen möglich.» Er sagt zum Barkeeper: «Einen Bombay-Martini pur mit Zitrone, so kalt wie nach menschlichem Ermessen möglich!» Paul und ich betranken uns an jenem Abend – vorher Aperitifs, eine Flasche Wein zum Essen, Brandy danach, und in einem Anfall trunkener Großzügigkeit erklärte ich mich bereit, die Zeche zu übernehmen. Doch dann verstand ich die Rechnung nicht. Ich weiß noch, wie ich dasaß und mich bemühte, die Zahlen zu begreifen. Schließlich gab ich ein unerhörtes Trinkgeld in Höhe von etwa sechzig Prozent, weil ich Angst hatte, es könne zuwenig sein. Klassische Säuferlogik.

Paul und ich fuhren dann in meine Wohnung, wo ich eine Sechzig-Dollar-Flasche Portwein herausholte, die ich für Julian zu Weihnachten gekauft hatte. Sie war noch fast voll. Wir ließen uns im Wohnzimmer nieder und leerten die Flasche bis auf den letzten Tropfen. Um 1.30 Uhr oder zwei Uhr morgens bestellte sich Paul ein Taxi. Ich kann mich düster daran erinnern, wie er sich auf den Weg machte: Wir standen auf dem Treppenabsatz in der Wohnung. Ich befand mich in jener überherzlichen, taumeligen, süßlich-klebrigen Stimmung, in die man gelegentlich gerät, wenn man erheblich über den Durst getrunken hat, fiel ihm um den Hals und sagte ihm, daß ich ihn liebte. Dann ging er, und ich torkelte ins Bett. Und als ich am nächsten Morgen aufwachte, konnte ich mich nicht mehr daran erinnern, wie ich nach Hause gekommen war, wo ich den Wagen geparkt und wie ich vom Wagen aus meine Wohnung erreicht hatte.

William nickte unentwegt während meines Berichts, als wolle er sagen: «O ja, die Geschichte kenne ich. Ist mir auch schon passiert.» Also erzählte ich weiter.

Ungefähr zehn Minuten lang blieb ich an jenem Morgen noch im Bett liegen und versuchte, meine Kopfschmerzen ins Kissen hineinzuwünschen. Meine Schläfen pochten – Kingsley Amis spricht von einem «staubigen Klopfen im Kopf» –, und ich verspürte einen stechenden Schmerz über meinem rechten Augapfel. Endlich raffte ich mich auf und ging hinunter in die Küche, um mir einen Kaffee aufzubrühen. Als ich die leere Portweinflasche auf der Anrichte erblickte, fiel mir wieder das Auto ein. Julian und ich lebten im Bostoner North End, einem nicht sehr großen, aber dichtbewohnten Stadtteil mit zahllosen kreuz und quer verlaufenden Sträßchen und Gäßchen. An guten Tagen dauert die Parkplatzsuche zwanzig Minuten. Paul und ich waren jedoch an einem Freitag unterwegs gewesen, wo man bis zu einer Stunde suchen kann. Der Wagen konnte meilenweit entfernt stehen.

Ungefähr vierzig Minuten lang lief ich in der Umgebung herum, schleppte meinen schweren Kopf die Prince Street hinauf, über die Salem Street und die Hull Street hinunter. Dann endlich fand ich das Auto. Es stand in einer winzigen Parklücke am anderen Ende des Viertels. Wenn ich so stark getrunken hatte wie an jenem Abend und nicht mehr wußte, wie ich nach Hause gekommen war – das kam in jener Zeit wahrscheinlich alle sechs bis acht Wochen vor –, blieb ich immer erst einmal vor dem Wagen stehen und prüfte, ob alles in Ordnung war: Waren die Scheinwerfer ausgeschaltet? Die Türen abgesperrt? Klebten auch bestimmt keine Fleischstücke, Blutflecken, Kleiderfetzen oder sonstige Spuren am Kühlergrill, die Rückschlüsse auf einen grauenhaften Unfall zugelassen hätten?

Ich setzte mich hinters Steuer, fuhr zu dem Spirituosenladen, in dem ich die Portweinflasche gekauft hatte, ersetzte sie durch eine neue, fuhr zurück nach Hause und schüttete vielleicht fünf Zentimeter Port aus der neuen Flasche in ein Glas (ich wollte es später trinken, bevor Julian heimkam). Dann stellte ich die Flasche wieder in den Schrank, in dem schon die alte gestanden hatte. Am Nachmittag brachte ich die alte Flasche zu einem Flaschencontainer auf der Straße. Am Abend, nachdem ich mit einem anderen Freund Essen gegangen war, trank ich das Glas Port, das ich mir bereits abgefüllt hatte.

Ein paar Wochen darauf warf Julian einen Blick auf die Flasche im Schrank und sagte: «Die scheint ja voller geworden zu sein! Hast du eine neue Flasche gekauft oder was?» Ich sah ihn an, als wäre er total durchgedreht, und wechselte das Thema.

«Aber du siehst, was ich damals für Sachen gemacht habe», sagte ich zu William. «Heute erstaunt es mich, wie ich das damals alles gerechtfertigt habe. Es war ja nur ein Abend. Nur ein einziger, isolierter Vorfall. Verstehst du? Jeder Tag für sich. Jedesmal sagst du dir, du tust es nur dieses eine Mal, in dieser einen Nacht, und morgen wird alles ganz anders.»

William nickte. Wir schwiegen eine Weile. Dann sagte er: «Nun, du weißt ja, ich fahre nicht Auto.»

Wenn ich nicht trocken gewesen wäre, hätte ich mit William wahrscheinlich gerne etwas getrunken. Er war, wie ich, ein Meister des Vergleichs und der Verleugnung.

*Ich fahre nicht Auto, also kann es bei mir ja gar nicht so schlimm werden wie bei dir.* Was mich betrifft, so war ich in meiner Zeit als Trinkerin immer motorisiert und fuhr auch oft in alkoholisiertem Zustand. Dieser spezielle Satz stand mir also nicht zur Verfügung, aber ich bediente mich zahlreicher anderer. Meistens hatten sie mit anderen Trinkern zu tun. *Sieh dir doch bloß mal an, wie viele andere Menschen genausoviel trinken wie ich – oder gar noch mehr. Sieh dir doch bloß Elaine an!* Ich sagte mir solche Dinge immer wieder, gestand mir dabei aber niemals ein, daß ich das alles selbst so arrangiert und mich mit lauter Mitverschwörern umgeben hatte.

Trinker und Trinker finden zusammen. Wir scheinen eine Vorliebe für Leute zu haben, die eine ganz bestimmte Sprache sprechen.

*Komm, trinken wir einen.*

*Komm, trinken wir noch einen.*

*Ach, komm, einer geht schon noch ...*

Es ist ja so furchtbar leicht! Lange Zeit trinkt man, weil der Alkohol einfach *da* ist. Sehr viel später trinkt man, weil du *dafür sorgst,* daß er da ist. Ohne daß es einem vollauf bewußt ist, richtet man sein Leben so ein, daß Alkohol stets verfügbar ist: beim Abendessen auf dem Tisch, im Schrank oder Kühlschrank, in den Schränken und Kühlschränken der besten Freundinnen und Freunde. Du hockst immer mit anderen Trinkern zusammen, mit Leuten, die es für absolut wünschenswert und normal halten, sechs Flaschen Wein bei einer einzigen Sitzung zu leeren, und die die Sauferei und die Verleugnung ihrer Folgen vorbehaltlos unterstützen.

Trinker kennen einander. Wir erkennen uns in der Masse, so wie junge Mütter, Armeeveteranen und Angehörige anderer Gruppen mit gemeinsamen Anliegen und Erfahrungen einander erkennen. Wir sind offenbar auf eine bestimmte Melodie eingestimmt, einen Refrain des «Immer mehr», und lernen mit der Zeit, wer diese Melodie ebenfalls hört, wer unsere spezielle flüssige Logik begreift und wer nicht. Der Trinker, der nach dem ersten Glas giert, hört sie mit Sicherheit; er ist derjenige, der zwei Minuten nachdem man sich an den Tisch gesetzt hat, aufschaut und schimpft: «Wo bleibt die verdammte Kellnerin?» Das gleiche gilt für den Trinker, der den ersten Drink herunterstürzt, der kaum, daß die Runde serviert worden ist, ins Glas schaut und feststellt, daß es schon wieder leer ist. In seinem Kopf dreht sich der altbekannte Refrain, immer dieselben flüssigen Reime. Der Trinker, der jederzeit bereit für ein weiteres Glas ist, der lieber bleibt und trinkt als ausgeht und ißt, der den Rest der Tischgemeinschaft zum Weitertrinken ermuntert, der klammheimliche Erleichterung verspürt, wenn die Nichttrinker in der Gruppe ihre Mäntel ergreifen und sich trollen – auch dieser Trinker hört den Refrain. Elf Prozent der Bevölkerung trinken die Hälfte des in den Vereinigten Staaten konsumierten Alkohols: Gemeinsam sind wir ein sehr großer Chor.

Elaine trank, und das war genau der Grund, warum ich sie in

meiner verqueren Art mochte. Sie trank ohne schlechtes Gewissen und Hemmungen. Leute wie sie bringen es im Restaurant fertig, wutentbrannt aufzustehen und zu gehen, wenn sich herausstellt, daß das Etablissement keine Alkohollizenz besitzt. «Komm, gehen wir einen trinken!» Elaine hatte vom jahrelangen Rauchen eine Reibeisenstimme. Wenn sie diesen Satz mit dem ihr eigenen herrischen Unterton aussprach, dann konnte man einfach nicht nein sagen.

Ungefähr ein Jahr, nachdem ich sie kennengelernt hatte, zog Elaine an die Bostoner South Shore, etwa fünfundzwanzig Minuten von der Innenstadt entfernt. Manchmal fuhr ich am Freitagabend nach der Arbeit zu ihr und nahm gleich meinen Schlafsack mit, weil ich genau wußte, daß ich am Ende des Abends zu betrunken sein würde, um noch nach Hause zu fahren. Sie lebte in einem kleinen Häuschen im Kolonialstil und hatte eine große Küche. Dort saßen wir dann am Tisch, aßen Käse und Crackers und tranken. Ich trank Wein. Elaine begann mit Bier, ging dann ebenfalls zum Wein über und später zum Wodka. Ehe wir schließlich ins Bett taumelten, tranken wir beide noch Armagnac. Normalerweise kaufte Elaine ein Hühnchen oder Nudeln, die wir aber regelmäßig zuzubereiten vergaßen.

Eines Morgens wachte ich bei Elaine zu Hause auf und stellte fest, daß ich zwar BH und Sweater trug, aber weder Hosen noch Unterwäsche. *«O je!»* dachte ich. Elaine hatte am Abend vorher eine Dinnerparty veranstaltet. Vier von uns waren aufgekreuzt, außer mir ein schwules Paar namens James und Lance sowie ein alter Freund von Elaine namens Charlie, in den ich heimlich verknallt war. Zu fünft tranken wir elf Flaschen Sekt. Danach beschlossen wir, in eine Bar zu gehen, verfuhren uns und kreuzten zwei Stunden lang ziellos durch die Gegend. Es war einer dieser halb surrealen Ausflüge, die man später gerne als Abenteuer sehen möchte. Wir hatten uns in James' Volvo gequetscht, tranken im Wagen noch mehr Sekt und rauchten ein paar Joints, die uns in hysterisches Kichern ausbrechen ließen. Wie und wann wir nach Hause kamen, weiß ich nicht mehr.

Der Rest der Nacht ist mir nur noch nebelhaft in Erinnerung. Vage entsinne ich mich, daß ich bei Elaine zu Hause weitertrank – Bourbon oder Scotch, etwas Dunkles –, und noch vager, daß ich neben Charlie auf dem Sofa saß und mich irgendwie an ihn lehnte. Mein ganzer Körper lehnte an seinem Arm und seiner Schulter, während ich mich bemühte, die Augen offenzuhalten.

Ich weiß nicht mehr, wie ich vom Wohnzimmer in das kleine Gästezimmer gekommen bin, in dem ich immer übernachtete. Ganz verschwommen erinnere ich mich, daß ich es noch irgendwie schaffte, mich aus meinen Jeans zu winden, die Socken abzustreifen und ins Bett zu klettern. James und Lance schliefen im Wohnzimmer ein. Charlie rief irgendwann ein Taxi und fuhr nach Hause. Und ich wachte am nächsten Morgen in jener halbtrunkenen Benommenheit auf, in der man sich so unkoordiniert fühlt, daß man nicht einmal imstande ist, sich die Zähne zu putzen. Ich brauchte eine gute Minute, bis ich begriff, wo ich war.

Das Zimmer war still und vom Sonnenlicht durchflutet. Ich erinnere mich, daß ich ein merkwürdiges Gefühl kognitiver Dissonanz verspürte, ein Gefühl, das mir in den Folgejahren immer vertrauter werden sollte: strahlendes Sonnenlicht und rasende Kopfschmerzen; draußen Vogelgezwitscher und über meinem rechten Auge ein stetes Pochen. Lange Zeit lag ich, zur Kugel zusammengerollt, da und hielt die Augen geschlossen. Ich hoffte, nichts gesagt oder getan zu haben, was ich später bereuen würde, hoffte, daß ich Charlie nicht zu nahe auf die Pelle gerückt war und mich nicht wie eine Idiotin benommen hatte. Schließlich döste ich wieder ein.

Gegen elf ging ich hinunter. Elaine war in der Küche und machte Kaffee. Es folgte – wie jedesmal am Morgen nach dem Vollrausch – eine subversive Lagebeurteilung:

«Morgen.» Ich brachte das Wort so beiläufig wie möglich über die Lippen, setzte mich an den Tisch und beobachtete Elaine genau. Wie würde sie reagieren? War sie aus irgendeinem Grund böse auf mich? Wirkte sie angewidert? Würde sie mich auslachen?

Sie warf mir nur einen kurzen Blick zu und gab einen stöhnenden Laut von sich: «Uaaagh.»

Ich riskierte eine Frage: «Um wieviel Uhr sind wir eigentlich ins Bett gekommen?»

«O Gott», sagte Elaine. «Du bist ungefähr um halb vier zusammengeklappt. Ein Weilchen später ging dann Charlie. Wir anderen blieben sitzen und rauchten noch einen Joint. Ich glaub, ich sterbe gleich.»

Ein Kater ist einer Art Fitneßtraining für die Muskulatur der Verleugnung, ein Sparringskampf mit der Wirklichkeit, bei dem man sich fleißig darin übt, sich einzureden, daß einem nichts fehlt, daß alles in bester Ordnung ist und die vergangene Nacht völlig normal verlief. Nein, Elaine war mir an jenem Morgen offenbar weder böse, noch war sie von mir angewidert; sie hatte nur furchtbare Kopfschmerzen und war daher vor allem mit sich selbst beschäftigt.

Diese qualvollen Vormittage danach: Jeder Alkoholiker, den ich kenne, hat sie durchgemacht.

Das schlimmste für mich war immer die Frage, was ich gesagt hatte. Welche Vertraulichkeiten hatte ich ausgeplaudert? Welche böse Klatschgeschichte über einen gemeinsamen Bekannten hatte ich weitergetratscht, welche Selbstbeweihräucherungen von mir gegeben? Wenn ich mich betrank, spürte ich manchmal, wie die Umgangsformen, derer ich mich in nüchternem Zustand befleißigte, schlichtweg dahinschmolzen.

Elaine sprach immer von den «Uuh-Oohs», wenn sie das benebelte Aufwachen nach einer durchzechten Nacht, die Gewissensbisse wegen der eigenen Redseligkeit und die Gedächtnisausfälle beschrieb. *Uuh-Ooh, hab ich was echt Schlimmes gesagt? Hatte ich Sex mit jemandem? Hab ich auf der Heimfahrt wen totgefahren?* Ich war froh darüber, daß sie es benennen konnte. Ich denke, daß es allen von uns so erging.

Einmal ging ich tatsächlich mit Charlie aus. Ein paar Wochen nach der Party bei Elaine traf ich ihn zufällig in einem Restaurant. Er kam an meinen Tisch, um hallo zu sagen, und wir wechselten ein paar Worte miteinander – *Na, wie geht's?*, kaum mehr. Ich kam mir vor wie eine Vierzehnjährige und war furchtbar befangen, als hätten wir uns gerade erst kennengelernt.

«Ich habe dich seit Elaines Party gar nicht mehr gesehen», sagte ich. «Hat es dir bei ihr gefallen?» Jetzt kam ich mir richtig blöde vor, als legte ich es direkt darauf an, eine Folge peinlicher Erinnerungen auszulösen. *Hat es dir gefallen? Hast du eine Ahnung, ob ich mich wie eine besoffene Idiotin benommen habe?*

«Ja, sicher», sagte er. «Ich fand es ganz toll.»

«Gut», sagte ich.

Einen Augenblick lang schwiegen wir, nur einen ganz kurzen, angespannten Moment. Dann räusperte sich Charlie, sagte: «Na ja, ich geh mal wieder rüber» und deutete auf seinen Tisch auf der anderen Seite des Lokals.

«Okay», sagte ich. «War nett, dich zu sehen.»

In der Nacht konnte ich lange nicht einschlafen. Ich dachte über meine Schüchternheit nach. Ich kann mich noch flüchtig daran erinnern, daß ich mir damals überlegte, ob das Trinken eine Art Persönlichkeitsfalle erzeugte. Vielleicht bestand meine Schüchternheit, die mich nun schon seit Jahren akut belastete, nur deshalb weiter, weil ich meine wahre Persönlichkeit hinter dem Alkohol versteckte und anderen nur dann die Möglichkeit gab, mich kennenzulernen, wenn ich mich mit ein paar Litern Champagner aufgefüllt hatte. *Charlie hält mich wahrscheinlich für eine dumme Ziege,* dachte ich. Doch ein paar Tage später rief er mich an und lud mich zum Essen ein.

Wir gingen in ein Restaurant in Boston und tranken ziemlich viel. Danach besuchten wir irgendwelche Freunde von ihm, ein Pärchen (die Namen habe ich vergessen). Es gab mehr Alkohol, und es gab Kokain. In jener Nacht trat ein, was mir nur sehr selten passierte: Ich erlitt einen totalen Blackout. Ungefähr um elf Uhr nachts riß der Film; an alles, was danach geschah, habe ich nicht mehr die geringste Erinnerung. Am nächsten Morgen wachte ich im Haus von Charlies Freunden auf. Mir war, als hätte mir jemand mitten in der Nacht das Gehirn herausgerissen, darauf herumgetrampelt und es danach wieder eingesetzt. Charlie verhielt sich distanziert und merkwürdig. Er fuhr mich in seinem Buick nach Hause, einem alten Modell mit einem durchgehenden großen Vordersitz und lederbraunem Vinylbezug. Mir ging es elend, und ich war noch immer ganz benommen, und so rutschte ich auf seine Seite und lehnte meinen Kopf an seine Schulter. Charlie reagierte darauf in keiner Weise; er berührte mich nicht, sah mich nicht an, lächelte nicht. Ungefähr eine Minute ließ ich meinen Kopf, wo er war, dann rutschte ich wieder zurück auf meine Seite. Als Charlie mich aussteigen ließ, sagte er nur: «Paß auf dich auf!» Ich habe niemals wieder etwas von ihm gehört.

In betrunkenem Zustand passieren dir dumme Dinge, die dir, wenn du nüchtern bist und besser aufpaßt, einfach nicht unterlaufen. Ernest Hemingway zog in seinem Badezimmer versehentlich einmal an der falschen Kette, worauf ein großes gläsernes Dachfenster auf ihn herabstürzte. Die Folge war eine dauerhafte Narbe auf der Stirn. Zwischen Fünfundzwanzig und Dreißig, in meinen Sam-und-Elaine-Jahren, passierten mir laufend solche Sachen. Mehr als einmal ließ ich, wenn ich trank, meinen Wagen spät in der Nacht in unsicheren Vierteln stehen und war dann regelrecht schockiert, wenn ich feststellen mußte, daß er aufgebrochen und ausgeraubt war. Und immer wieder verlor ich etwas: meinen Lieblingswintermantel bei einer Weihnachtsfeier im *Bostonian Hotel;* meine Brieftasche in einer Bar; ein Paar Ohrringe, die meine Schwester mir geschenkt hatte, auf dem alkoholseligen Heimweg nach einem Restaurantbesuch. Ich schob diese Dinge immer auf Umstände, die ich nicht kontrollieren konnte: das Leben in der Stadt (der aufgebrochene Wagen); Diebstahl (der verlorene Mantel und die Brieftasche); eine sehr komplizierte dynamische Beziehung zwischen meinem Mantelkragen und der Rückseite des Ohrrings (das Geschenk meiner Schwester). Wie gesagt, einen Grund gab es immer.

Viele von uns machten auch die Hormone verantwortlich,

eine Erklärung die rational genug erschien. Meine Freundin Abby kann sich noch gut daran erinnern. «Ja, richtig», sagte sie, als wir einmal gemeinsam beim Nachmittagskaffee saßen, «du betrinkst dich eines Abends hemmungslos und weißt nicht, warum. Später schiebst du es darauf, daß es kurz vor deiner Periode war.»

«Genau», bestätigte ich. «Oder kurz danach.»

«Oder du hattest einen Eisprung.»

«Oder du hattest nicht genug Schlaf oder nicht genug zu essen ...»

«Oder es war Vollmond.»

Ich glaube, es ist ganz natürlich, daß man nach Gründen sucht, vermutlich geschieht es instinktiv. Abby betrank sich nicht jeden Abend bis zur Besinnungslosigkeit, genausowenig wie Gail oder ich. Wir zerstörten nicht jede Woche eine Beziehung, erniedrigten uns nicht regelmäßig, kotzten nicht dauernd wildfremde Menschen an und fuhren auf dem Heimweg keine Menschen tot. Wenn uns wirklich Übles zustieß, so handelte es sich mehr oder weniger um Einzelfälle, oder jedenfalls kam es uns so vor. Und in den meisten Fällen lief unser Leben – das meine jedenfalls und das vieler anderer Alkoholiker, die ich im Laufe der Zeit kennengelernt habe – trotz solcher Zwischenfälle in halbwegs geordneten Bahnen weiter. Wir behielten unsere Jobs, unsere Wohnungen und unsere Girokonten. Wir hatten wechselnde Beziehungen. Wir hatten ein aktives Sozialleben. Viele von uns hatten Therapeuten. Wenn wir tranken – nun, wir hatten es uns eben verdient. Das Leben ist schwer. Man braucht ab und zu eine kleine Entspannung und eine kleine Belohnung. Braucht das nicht jeder Mensch?

Viele Alkoholiker sagen im nachhinein, daß sie niemals genau wußten und niemals wirklich voraussagen konnten, ob sie sich an einem bestimmten Tag übermäßig betrinken und die Grenzlinie zwischen «normalem» starkem Alkoholgenuß und blindwütigem, unkontrollierbarem Suff überschreiten würden. So etwas geschah einfach, es *stieß uns zu*. In AA-Versammlungen hört man immer wieder den Satz: *Es passierte nicht immer was, wenn ich trank, doch wenn etwas passierte, war Alkohol im Spiel.* Als Gewohnheitstrinker konzentrierst du dich auf jene Besäufnisse, bei denen *nichts* passiert ist: Du bist ausgegangen, hast getrunken, hattest Spaß dabei, bist sicher wieder nach Hause gekommen und morgens in deinem eigenen Bett aufgewacht. Und wenn es dann doch wieder einmal zu destruktiven oder peinlichen Vorfällen kommt, wenn du morgens die Augen öffnest und nicht mehr weißt, was in der vergangenen Nacht geschehen ist, dann suchst du dir eben Ausreden und findest auch welche. Irgend etwas oder irgend jemand wird schon schuld gewesen sein – Streß, das Leben, die Hormone.

Ich höre Tess: *Am nächsten Tag ging es mir wieder gut, und ich trank weiter.*

# KAPITULATION

Alkohol erzeugt Trugbilder. Er kann einem vorgaukeln, das Leben sei voller Risiken und Abenteuer, spritzig und dynamisch wie eine rauhe See im Sonnenlicht. Manchmal genügt ein einziger Drink, und man fühlt sich, als könnte man Bäume ausreißen, hält sich für genial und allen Problemen gewachsen, die einen noch fünf Minuten zuvor schier zu überwältigen drohten. In Wirklichkeit trifft genau das Gegenteil zu: Das Trinken blockiert das Leben und macht es mit der Zeit unbeweglich wie einen Fels.

Ich konnte diese Realität jahrelang bei anderen Menschen sehen, nicht jedoch bei mir. Ich sah sie bei meiner Freundin Elaine: Bei ihr blockierte die Trunksucht offensichtlich alle Möglichkeiten zur Veränderung und Weiterentwicklung sowie die Chance, aus den eigenen Erfahrungen zu lernen. *Sie ist schon zu ausgeflippt, um noch eine gesunde Beziehung zu haben,* dachte ich und fühlte mich dabei sehr wohl. *Sie trinkt zuviel. Sie weiß ja gar nicht mehr, wer sie eigentlich ist.*

Als ich Elaine kennenlernte, war sie seit drei Jahren mit einem verheirateten Mann liiert und redete unentwegt über ihn, Brian hin und Brian her. Sie betete ihn an, oder bildete es sich zumindest ein, und machte ihn gleichzeitig unablässig für ihre ganze Misere verantwortlich, für eine Verzweiflung, die für mich, die ich sie aus der abgehobenen Perspektive der Analytikertochter sah, wesentlich tiefere Wurzeln hatte. Wenn man sich mit Elaine an die Bar setzte und fragte: «Na, wie läuft's denn so mit Brian?», begann ein fünfundzwanzigminütiges Trommelfeuer mit den

Ereignissen ihrer letzten Begegnung: seine Versprechungen, seine Bemerkungen über seine Ehe, die kleinen Hoffnungsbrosamen, die er ihr manchmal zuwarf. Sie trennten sich mindestens einmal pro Monat und fanden immer wieder zusammen. Auch Brian war Trinker.

Daß der Alkohol Elaine in dieser Beziehung festhielt wie in einer Falle und obendrein ihrer Neigung, die Verantwortung für ihre Misere bei Menschen und Dingen in ihrer Umgebung zu suchen, ständig neue Nahrung gab, war mir auf einer bestimmten Bewußtseinsebene durchaus klar. Ich wußte lediglich nicht, *wie* es geschah. «Scheiß auf den Kerl», sagte ich zu ihr, wenn die beiden sich mal wieder getrennt hatten. «Geh doch mal mit anderen aus! Es ist *dein* Leben. Mach was draus!» Elaine saß am Küchentisch, nickte und starrte in ihr Glas. Ich merkte ihr an, daß sie nicht die Absicht hatte, endgültig mit Brian zu brechen. Sie sah in der Trennung keine realistische Alternative.

Elaine war eine stets abwehrbereite Frau, heißblütig und wenig besonnen. Sie gehörte zu jenen Menschen, die das, was sie wollen, immer sofort wollen, hier und jetzt, ohne sich darüber Gedanken zu machen, warum. Ich sah darin lange Zeit den Grund für ihre Unfähigkeit, sich aus der Beziehung mit Brian zu befreien. Egal, wie sehr sie sich stritten und wie oft er das Versprechen, sich von seiner Frau zu trennen, brach – stets fanden sie wieder zueinander und versöhnten sich. In dieser Phase schienen Elaines Phantasien wahr zu werden. Und dafür lebte sie: Sie kurierten die Verzweiflung der Vergangenheit auf genau dieselbe Art, wie Alkohol ein unbehagliches Gefühl kuriert.

Kurz nach einer dieser Wiederversöhnungen traf ich mich einmal mit ihr zu einem Drink. Die beiden hatten eine Woche lang nicht miteinander gesprochen. Dann war Brian mit einer Flasche Sekt bei ihr aufgekreuzt, hatte sich entschuldigt und ihr gestanden, wie arg er sie vermisse und wie sehr er sie *brauche*. Sie hatten die ganze Nacht bei ihr auf den Wohnzimmerdielen verbracht, hatten vor dem Kaminfeuer Sekt getrunken und sich geliebt – zack: die Heilung. All die Kränkungen der vergangenen

Tage, Wochen und Monate waren auf einmal entschwunden, hinweggeblasen wie die Rauchfahne des Kaminfeuers durch den Schornstein. «Ich kann einfach nicht nein sagen zu ihm», sagte Elaine leise und mit einer Art Ehrfurcht in der Stimme, als wäre dieser Brian der stärkste, verführerischste und wunderbarste Mann auf Erden.

Heute weiß ich, daß dies die Worte einer Frau sind, der die Kontrolle über ihr eigenes Leben entglitten ist und die sich vollkommen aufgegeben hat. Das Trinken – nicht nur in dieser einen Nacht, sondern die jahrelange Trinkerei, das chronische, tägliche Trinken zur Bekämpfung von Angst, Unsicherheit und Depression – hatte mit der Zeit ihre Selbstkontrolle beschädigt und ihren Blick getrübt, so daß sie sich inzwischen selbst für eine Person hielt, die keine Wahl mehr hatte.

Meinen eigenen Brian lernte ich kennen, als ich achtundzwanzig war, obwohl ich das damals noch nicht durchschaute. Er hieß Julian. In die Zeit, in der ich mit ihm zusammenlebte, fiel die Sauftour mit meinem Freund Paul, nach der ich meinen Wagen nicht wiederfinden konnte.

Kurz nachdem wir uns kennengelernt hatten, besuchte Julian mich in meinem Büro. Zur Feier des Tages brachte er eine Flasche Champagner mit – und zwar Taitlinger, einen richtig guten. Als er mich eine Woche später anrief und fragte, ob ich mit ihm ausgehen wolle, war ich einverstanden.

Von Anfang an tranken wir miteinander. Wir tranken elegante Rotweine und frische Weißweine, und wir tranken Sachen, von denen ich noch nie etwas gehört hatte, zum Beispiel Ricard, einen französischen Aperitif, den Julian in kleinen Gläsern mit Wasser mischte, bis er ein weiches, wolkiges Gelb annahm. Beim erstenmal kochte er für mich gegrilltes Lammfleisch mit Rosmarin. Danach saßen wir bei ihm auf der Terrasse und tranken Brandy; aus seinem tragbaren Kassettenrecorder erklangen Violinkonzerte von Bach. Als ich zum erstenmal bei ihm übernachtete, stand er morgens auf und machte frische Waffeln, die er mit

Cognac besprenkelte – ein Frühstück, das mir damals wie eine lukullische Delikatesse vorkam.

Ich kenne eine Alkoholikerin namens Louise, die sagt, daß sie die ganze Dekade zwischen Zwanzig und Dreißig damit verbrachte, nach der «großen Verbesserung» Ausschau zu halten, nach dem großen Irgendwas, das eines Tages kommen und sie in eine neue und bessere Version von sich selbst überführen würde. Drogen und Alkohol dienten ihr dabei als Mittel zum Zweck; sie trank und schnupfte sich in einen anderen Seinszustand, trug aber – wie die meisten Alkoholiker, die ich kenne – auch auf andere Weise dazu bei: eine neue Wohnung, ein neuer Job, eine neue Stadt. Wo immer sie sich aufhielt – irgendwann schien alles um sie herum zusammenzubrechen. Wenn es wieder soweit war, packte Louise ihre Siebensachen und zog woandershin. Im Sprachgebrauch der Anonymen Alkoholiker heißen solche Leute «Erdkundler» *(geographics)*. Wenn ihr die neue Stadt nicht genügte, suchte sie sich andere Herausforderungen: ein Ergänzungsstudium an einer anderen Hochschule, eine berufliche Veränderung. Louise ist sehr beredt, was dieses Thema betrifft. Sie schildert, wie sie die äußeren Umstände ihres Lebens wie den Strang eines Brezelteigs hin- und herbog und dabei hoffte, daß sich die inneren Verhältnisse entsprechend verhielten. Als ich sie zum erstenmal hörte, dachte ich: *Waffeln, Cognac, Julian.*

Als ich an jenem Morgen in seine Küche kam, mir der Duft von Waffeln und heißem Kaffee in die Nase stieg und ich sah, wie Julian die Cognacflasche über den Tellern schwenkte, schien mir ein Licht aufzugehen.

Julian war Kunsthändler, ein urbaner Intellektueller und bei aller Kopflastigkeit auch ein sinnlicher Mensch, ein Mann mit dem Sinn fürs Schöne. Ich sah in ihm die neue Lösung für alte Rätsel und eine Person, die mir dabei helfen konnte, daß ich in Zukunft weniger Angst in mich hineinfraß und ein lustbetonteres Leben führte. Er würde mir, so hoffte ich, beibringen, den Intellekt, mit dem ich aufgewachsen war, und die Leidenschaft, die mir fehlte, miteinander zu vereinen. Ich sah ihn an der Anrichte stehen und dachte: *Da ist es. Ein neues Leben.*

Er war also meine «große Verbesserung».

Die Übertragung aller Hoffnungen und Phantasien auf etwas – oder jemanden – außerhalb von sich selbst hat fast immer katastrophale Folgen. Ich hatte es ja nicht nur bei Elaine erlebt, sondern auch bei mir selbst, als ich versuchte, meinen eigenen Körper in etwas Besonderes umzuformen. Ich hatte erlebt, wie ich zur Steigerung meines Selbstgefühls bei Männern Anerkennung suchte, und nun sah ich, daß ich genau dasselbe auch mit Julian tat. Doch diesmal kam mir alles so real vor, und das neue Leben schien auf einmal so unmittelbar vor mir zu stehen, daß ich die unverkennbaren Parallelen ignorierte.

Julian schien ein Mensch zu sein, der zu allen Dingen Zugang hatte, die ich begehrte und von denen ich glaubte, daß sie in meinem Leben fehlten: Weltläufigkeit, Gelassenheit, Selbstvertrauen. Es dauerte nicht lange, und ich klammerte mich verzweifelt an ihn, weil ich fest davon überzeugt war, diese Eigenschaften ohne ihn nie erreichen zu können. Ich weiß noch, wie ich ihm einmal in seinem Wohnzimmer beim Hemdenbügeln zusah und dabei dachte, daß er mein Leben verändern würde, daß er dazu fähig war, es zu verändern, und daß es dann *geschehen* würde, einfach so. Wir würden zusammen in der City leben, ein kreatives junges Paar, würden uns phantastische Mahlzeiten kochen und erlesene Weine trinken, und all sein Selbstvertrauen und seine Weltgewandtheit würden auf mich abfärben oder in einer Art emotionaler Osmose in mich einsickern. Als Julian mir ein paar Monate später beim Abendessen in die Augen sah und sagte: «Wir sollten vielleicht zusammenziehen», kam ich mir vor, als hätte ich eine hohe Auszeichnung gewonnen, eine Art Beziehungsnobelpreis. Ich dachte, jetzt hast du deinen Weg, hast endlich zu dir selbst gefunden.

Zur Feier des Tages gab es Wein.

Und unsere Beziehung ging fast unmittelbar darauf in die Brüche.

Meine Schwester heiratete im Mai 1989, etwa ein Jahr nachdem ich Julian kennengelernt hatte. Ich weinte auf der Hochzeit – nicht etwa, weil ich mich so sehr für sie freute (was ich nicht tat) oder weil mich Hochzeiten grundsätzlich zum Weinen bringen (tun sie nicht), sondern weil ich mich betrank, sentimental wurde und mich am liebsten auf den Rasen im Garten meines Elternhauses gelegt hätte, um zu sterben.

Dies geschah allerdings erst in den allerletzten Minuten des Empfangs. Bis dahin tat ich so, als ginge es mir prächtig, obwohl ich meiner inneren Verfassung nach jemanden hätte umbringen, mir dir Kleider vom Leib reißen oder schreiend auf die Straße hätte laufen können.

Um Julian und mich stand es mittlerweile erbärmlich. Außerdem haßte ich Hochzeiten genauso wie Geburtsanzeigen und die Lektüre kleiner Klatschnotizen über ehemalige Kommilitoninnen im Mitteilungsblättchen meines Colleges. Im stillen verabscheute ich auch Leute, die im Beruf Karriere machten, neue Häuser kauften oder in elegante neue Städte zogen. Solche Ereignisse waren für mich unwiderlegliche Hinweise darauf, daß überall um mich herum die Menschen mit ihrem Leben zurechtkamen, während ich selbst auf der Stelle trat. Die Hochzeit meiner Schwester war ein besonders augenfälliger Hinweis. Sie hatte gerade eine Woche vorher ihr Studium an der Medizinischen Fakultät der Boston University, an der mein Vater lehrte, erfolgreich abgeschlossen. Ich war dabeigewesen und hatte gesehen, wie sich unser Vater auf der Bühne des Festsaals erhob und Becca ihr Diplom überreichte – es war ganz so, als lege er ihr seinen Psychiatermantel um. In unserer Familie gab es zwei Wege zur Anerkennung: Entweder man studierte Medizin – in unserem Clan wimmelt es nur so von Ärzten –, oder man heiratete. Meine Schwester – mein *Zwilling* – hatte in einer einzigen Woche *beides* getan, und mir war, als liefe sie bereits über die Ziellinie, während ich noch in den Startlöchern hockte.

Auch mein Kleid haßte ich, und zwar inbrünstig. Alle Geschwister und Halbgeschwister, fünf an der Zahl, waren zur

Hochzeit eingeladen. Man hatte uns wissen lassen, wir könnten anziehen, was wir wollten. Also hatte ich mir nach einem Vorbild, das Julian in einer Illustrierten aufgefallen war, ein blaßrosa Kleid schneidern lassen. Wir lebten inzwischen seit ungefähr acht Monaten zusammen und hatten uns kurz vor Beccas Hochzeit – viel zu spät, wie sich herausstellen sollte – dazu entschlossen, zu einem Therapeuten zu gehen. Der Therapeut fragte Julian: «Was gefällt Ihnen an Caroline? Was läßt Sie an dieser Beziehung festhalten?» Julian lehnte sich zurück und dachte eine Minute lang nach, bevor er antwortete. «Nun», sagte er dann, «Caroline ist wie eine wirklich gute Flasche Wein: Man weiß all seine Qualitäten und Nuancen zu schätzen, aber ist sich nicht sicher, ob man ihn jeden Abend trinken will.»

Ich brauchte einige Jahre, bis mir klar wurde, wie wütend mich dieser Kommentar machte, denn damals glaubte zumindest ein Teil von mir an seine Richtigkeit. Ja, ich war so etwas wie eine *gute* Flasche Wein, aber keine *grandiose*. Mit erheblichem Energieaufwand versuchte ich meine Verpackung zu ändern, das Etikett sozusagen, um uns beiden vorzugaukeln, daß ich doch etwas wert war. Daher auch das Kleid. Julian fand in einer Ungaro-Anzeige in der *Vogue* das Kleid, und er war es auch, der mich eines Abends nach der Arbeit zu der Schneiderin brachte. Irgendwie bildete ich mir wohl ein, wenn nur das Kleid stimmte und ich genauso aussäh, wie Julian sich das vorgestellt hatte, würden statt Becca und Andy wir beide heiraten.

Julian leistete dieser Empfindung noch Vorschub, wenngleich wohl eher unbewußt. Er hatte klare Ansichten über mich – wesentlich klarere als ich selbst. Ungefähr drei Wochen bevor wir zusammenzogen, ließ er mich Platz nehmen und sagte: «Okay, es gibt drei Dinge, die du für mich tun kannst.» Er machte eine Pause und fuhr dann fort: «Erstens: Kauf dir einen neuen Wintermantel. Zweitens: Laß dir helle Strähnen in die Haare färben. Und drittens: Zieh niemals Sachen von mir an, es sei denn, sie stehen dir.»

Ich schlug die Augen nieder. Wir hatten in seinem Schlafzimmer einen Fernsehfilm gesehen, und da es ziemlich kalt war, hatte ich mir einen alten Pulli von ihm übergezogen, der auf dem Boden lag, ein arg zerlumptes Ding, das mir offenbar nicht stand. Wir blieben in jener Nacht bis zwei Uhr morgens wach, und Julian überschüttete mich geradezu mit Zweifeln an mir und unserer Beziehung. Er meinte, ich täte nicht genug, um länger für ihn attraktiv zu sein. Ich hatte Angst, in eine Sackgasse zu geraten. Doch während ein Teil von mir geradezu fuchsteufelswild auf ihn war, fürchtete ein größerer Teil, er könnte recht haben.

Am nächsten Tag ging ich ins Büro und hieb einen langen Brief in die Tasten, in dem ich ihm mit unmißverständlichen Worten meine – wachsenden – Sorgen und Bedenken erläuterte. Dann jedoch schaltete sich wieder der ängstliche Teil von mir ein. Am Ende warf ich den Brief in den Papierkorb, ging zurück in seine Wohnung, scheuerte sie blitzblank, stellte einen Blumenstrauß auf den Tisch und hinterließ ein Briefchen, in dem ich mich dafür entschuldigte, ihn enttäuscht zu haben. Im Laufe der nächsten Monate färbte ich mir ein paar Haarsträhnen blond und schaffte mir einen brandneuen schwarzen Wollmantel an. Und nie wieder zog ich auch nur den kleinsten Fetzen aus seiner Garderobe an.

Das Kleid, das ich zu Beccas Hochzeit trug, erwies sich als totaler Fehlgriff. Es hätte die Schultern frei lassen sollen, war jedoch zu tief geschnitten, was zur Folge hatte, daß die Schultern *zu* frei waren: Ständig glitt es erst von der einen und dann von der anderen herunter. Ich mußte es dauernd hochziehen, damit mir meine Brüste nicht rausrutschten. Außerdem war es zu eng, was bedeutete, daß ich den ganzen Tag den Bauch einziehen mußte. Die Schneiderin und ich hatten den falschen Stoff gewählt, eine leichte Wolle, die sich kräuselte – mit dem Effekt, daß sich das Kleid zu dem Zeitpunkt, als Julian und ich uns auf den Weg zu meinem Elternhaus machten, wo die Hochzeit stattfand, um Taille und Hüften knautschte wie ein Akkordeon. Während der Zeremonie stand ich auf dem Rasen, spürte, wie die Hacken meiner Pumps langsam im Gras versanken, und kam mir wie die letzte Idiotin vor.

Zu jener Zeit hatte ich bereits ziemliche Angst vor Julian. Wir stritten uns permanent über unsere Beziehung. Hohe Mauern aus Wut und Vorbehalten waren zwischen uns emporgewachsen, und ich hatte stets das Gefühl, wir stünden unmittelbar vor einer großen Explosion. Manchmal explodierte ich, manchmal er, und beide waren wir offenbar nicht imstande, eine Woche lang zusammenzuleben, ohne daß die eine oder andere Lunte gezündet wurde und eine Kettenreaktion von Wutanfällen auslöste. Saßen wir gemeinsam in der Therapie, sprach Julian immer von meinem «Potential». «Caroline hat ein großes Potential», sagte er zu dem Therapeuten, «aber ich weiß nicht, wie lange ich noch darauf warten kann, daß sie es endlich umsetzt.» Julian war ein Mensch von brutaler Offenheit, und wenn er so etwas sagte, dann meinte er es auch so: Er liebte mich, sah mich aber als labile, unsichere und chaotische Persönlichkeit.

Er hatte natürlich recht – ich *war* labil, unsicher und chaotisch. Ich hatte daher nie das Gefühl, ihm in diesem Punkt Kontra geben zu können. Dennoch haßte ich ihn dafür, daß er es überhaupt gesagt hatte, haßte ihn, weil er die Person liebte, die ich erst noch werden sollte, und nicht schlicht und einfach mich. Auf Beccas Hochzeit hätte ich ihn am liebsten erschossen. Er war besser angezogen als ich, trug ein wirklich teures italienisches Jackett, das er bei Filene's zum Sonderpreis erstanden hatte. Er schien sich unter meinen Verwandten wohler zu fühlen als ich und war auch viel gesprächiger; er bewegte sich von einer Gruppe zur anderen, bezauberte Leute, die er gar nicht kannte, mit seinem Lächeln und seinen Manieren, so wie er einst auch mich bezaubert hatte. Ich stand neben ihm, kippte Sekt in mich hinein, hoffte insgeheim, daß wir das Bild eines netten Intellektuellenpaars boten, und wußte dabei genau, daß dem nicht so war. Ich aß Lachs mit Dillsoße und zuviel Kuchen. Am Ende, wir waren bereits in Aufbruchstimmung, fiel ich meiner Schwester um den Hals und brach in Tränen aus. Ich weinte, weil meine Mutter so stolz auf sie war, und ich weinte, weil mein Vater sich auf einen Stuhl gestellt und eine Rede gehalten hatte. Ich weinte, weil ich mir neben meiner Schwester wie die ewige Verliererin vorkam.

Das blaßrosa Kleid, daß ich zur Hochzeit meiner Schwester trug, war das zweitschlimmste Kleid der Welt. Das absolut schlimmste war ein knisterndes schwarzes Minikleid aus Lycra, das, wenn man es vor sich hinhielt, aussah wie eine lange, röhrenförmige Socke. Julian entdeckte es, kurz nachdem wir zusammengezogen waren, in einem Damenbekleidungsgeschäft in der Newbury Street und führte mich am Wochenende hin, um es mir zu zeigen. «Du würdest großartig darin aussehen», sagte er. Ich probierte es an. Als ich die Umkleidekabine verließ, kam ich mir halbnackt vor.

«Ich weiß nicht ...», sagte ich.

«Es sieht großartig aus», sagte er.

Also kaufte ich es. Ein paar Wochen später trug ich es auf einer Neujahrsparty und sah aus wie die billige Imitation eines *Victoria's Secret*-Mannequins. Das Kleid hatte einen weiten Ausschnitt und lange Ärmel. Wenn man es weit herunterzog, endete es ungefähr auf halber Höhe der Oberschenkel, doch da es aus ziemlich festem elastischem Material bestand, rutschte es immer viel weiter hinauf. Ich verbrachte die ganze Nacht damit, mein Weinglas zu umklammern und den Saum hinunterzuziehen. Vor der Party hatten Julian und ich uns gestritten, weil ich ein paar Champignons zu lange im Ofen gelassen hatte. Ich fühlte mich daher auf der Party alleingelassen und alles andere als wohl in meiner Haut. Da stand ich schwankend auf meinen hochhackigen schwarzen Schuhen, zerrte dauernd an dem verdammten Saum und kam mir vor wie auf dem Präsentierteller. Hätte ich nicht soviel getrunken, wäre ich wahrscheinlich in Tränen ausgebrochen oder hätte mich auf den Teppich gelegt und wäre vor Scham gestorben.

Als wir nach Hause kamen, stritten wir uns noch eine Zeitlang weiter. Julian sagte, ich hätte statt hochhackigen *flache* schwarze Schuhe tragen sollen: «Zu solchen Kleidern muß man einfach flache Schuhe tragen.» Anstatt mich darüber aufzuregen, kam ich mir vor wie eine Versagerin. Er hatte ja recht, nicht wahr? Mit flachen Schuhen wäre mein Sexy-Look nicht ins Billige umgeschlagen.

Wir verbrachten übermäßig viel Zeit mit Streitereien über meine Garderobe, was jedoch im Grunde nur eine Metapher war. In Wirklichkeit ging es um mich: wer ich war und was ich nach seiner respektive meiner Meinung sein sollte. Julian brachte immer wieder Magazine wie *Vogue, Elle* und *Harper's Bazaar* mit nach Hause, blätterte sie in der Küche durch und deutete auf verschiedene Kombinationen. «Du solltest mal über diesen Look nachdenken», sagte er dann oder: «Dieser Look hier wäre gut für dich.» Derartige Bemerkungen wühlten tausenderlei Emotionen in mir auf: Ich kam mir herabgesetzt vor, als wären meine eigenen Kleider nicht gut genug; ich war ängstlich und unsicher, als sei mit meinem Geschmack etwas nicht in Ordnung. Und immer schwankte ich hin und her zwischen dem Wunsch, er möge mir doch sagen, was ich anziehen solle, und dem Haß, den ich verspürte, wenn er es dann auch tat.

Zu unserem ersten gemeinsamen Weihnachtsfest kaufte er mir einen ganzen Stapel Kleider, der sich zu einem großen, luxuriösen Berg türmte. Darunter befanden sich ein schwarzes Baumwoll-Lycra-Minikleid und ein schwarzer Fransenteddy, die mich mehr verwirrten als alles andere, was er mir bis dato gekauft hatte. Er sagte immer: «Du mußt aus dir *herauskommen* und Neues ausprobieren!» Er meinte tatsächlich, mir helfen zu können, indem er mir immer wieder Illustriertenfotos zeigte und neue Kleider besorgte. Ich gab ihm indirekt zu verstehen, daß ich jemanden brauchte und wollte, der mir die Richtung vorgab. Obwohl Julian gar nicht so versessen darauf war, meinen Mentor zu spielen, war ich nie imstande, ihm deutlich zu machen, in welche Gefühlskonflikte mich seine Direktiven stürzten.

Im Normalfall hielt ich also den Mund. Ich stand in der Küche, sah die Fotos mit vollbusigen Frauen im Netzhemd und Schmuck aus Leder und Knochen, nickte dazu – und tief in mir verkrampfte sich etwas und fror zu Eis. Manchmal war mir, als trüge ich in mir ein Double von mir herum, ein winziges Persönchen, das mit der Zeit wütender und wütender, zugleich aber auch immer kleiner und kleiner wurde.

Mindestens einmal im Monat rief ich unter Tränen meine Schwester an. «Wir haben uns schon wieder gestritten, Julian und ich», schniefte ich und fing an zu schluchzen. Nie kam ich auf die Idee, daß das Trinken und die Tränen etwas miteinander zu tun hatten, und ich brauchte Jahre, um zu begreifen, daß es auch einen Zusammenhang gab zwischen dem Trinken und der Verschlechterung meiner Beziehungen zu Julian.

Becca erkannte dies lange vor mir. Sie durchschaute, wie das eine das andere bedingte, und hin und wieder sagte sie es mir auch. Es kam vor, daß sie zu mir, wenn ich sie todtraurig anrief, sagte: «Ich glaube nicht, daß du aus dieser Beziehung rauskommst, wenn du nicht vorher zu trinken aufhörst.» Aber ich sah das nicht ein und fand, daß sie polemisch war und das Problem vereinfachte. Und ich war überzeugt, ohne Julian und ohne Alkohol nicht weiterleben zu können. Ergebnis? Ich blieb sehr lange in dieser Zwickmühle stecken, nämlich noch weitere fünf Jahre.

Alkoholiker sind im allgemeinen machtlose Menschen, zumindest halten sich viele von uns im Grunde ihres Herzens dafür. Normalerweise sieht man es ihnen nicht an, jedenfalls nicht den auf hohem Niveau funktionierenden Alkoholikern, denen es gelingt, ihren Job, ihre Familie und ein gedecktes Konto zu bewahren. Man muß jedoch ein wenig Abstand nehmen und versuchen, hinter die Fassaden zu sehen. Nur sehr wenige Alkoholiker können lernen, was es bedeutet, im eigenen Leben eine tragende Rolle zu spielen, denn sie beziehen ja alle Kraft aus einer Flasche.

Ich fühlte mich gegenüber Julian machtlos, und so trank ich. Das Trinken aber erzeugte ein anderes Machtgefühl, ein falsches vielleicht, aber das einzige, zu dem ich Zugang hatte. Schon zu dem Zeitpunkt, als wir zusammenzogen, fühlte ich mich von ihm eingeschüchtert und hatte furchtbare Angst, er könnte mich verlassen. Wir stritten uns permanent über unsere Beziehung. Er beklagte sich, daß ich zu passiv und unsicher wäre, predigte mir immer wieder, ich müsse aus mir «herauskommen», sagte auch Sätze wie: «Ich brauche eine *starke* Partnerin.» In meinem Kopf klangen diese Worte wie der Widerhall von Stimmen, die ich zeitlebens gehört hatte und die besagten, daß ich einfach nicht gut genug wäre und keinen Mann langfristig an mich binden könne. Wenn wir am Ende des Arbeitstages nach Haus kamen, griff ich nach der Weinflasche wie nach einem Rettungsring. Sie allein lockerte mich in Julians Gegenwart so auf, daß ich mich einigermaßen entspannen konnte. Ich hatte ihm gegenüber genau das selbe Gefühl der Sprachlosigkeit wie Jahre zuvor gegenüber meinem Vater und bediente mich desselben Gegenmittels.

Wir tranken jeden Abend bis in die Nacht. Julian, der ein großer Weinliebhaber war, öffnete oft zwei Flaschen gleichzeitig, um die Gemeinsamkeiten und Gegensätze herauszuschmecken. Er goß dann jeweils nur kleine Schlucke ein, schwenkte das Glas ein wenig, hielt es gegen das Licht und machte eine Bemerkung über das Bukett und den Körper des Weins und stellte mir oft Quizfragen zu den diversen Jahrgängen. «Was schmeckst du?» fragte er zum Beispiel und erwartete ganz spezielle Antworten wie «eine Nuance Brombeere» oder «einen Hauch von Teer». Meistens versuchte ich, mich irgendwie durch diese Tests durchzumogeln, insgeheim dachte ich jedoch: *Jetzt schenk mir endlich den verdammten Wein ein* und haßte dieses Gehabe mit den winzigen Probierschlückchen. Obwohl ich es niemals zugegeben hätte, waren mir nach einer Weile die Unterschiede zwischen einem feinen Bordeaux und einem mittelmäßigen Burgunder völlig gleichgültig. Wenn Julian nicht hinsah, griff ich nach der Flasche und goß mir mein Glas randvoll.

Im Laufe der Jahre habe ich den Begriff *niedrige Selbsteinschätzung* zu verabscheuen gelernt – diesen und *geringe Selbstachtung*. Was bedeuten sie? Unzählige Frauen – und nicht wenige Männer – stolpern Tag für Tag in Beziehungen mit Menschen, die ihnen das Gefühl geben, sie seien nichts wert, und ihre schlimmsten Befürchtungen über sich selbst bestätigen und verstärken. *Du bist abscheulich, nicht liebenswert, mit Fehlern behaftet, und du kannst von Glück sagen, daß ich dich immer noch ertrage.* Diese Gefühle resultieren nicht aus banaler «niedriger Selbsteinschätzung», sondern aus Selbsthaß. Es ist dieses Gefühl selbst, das zur Sucht wird, ein haßverzerrtes Bild der eigenen Persönlichkeit, von dem man nicht mehr loskommt.

Ich kam von Julian nicht los, weil er mein wahres Ich erkannte, die abscheuliche, fehlerhafte Persönlichkeit, die ich war. Ich wollte, daß er mich trotzdem liebte. Ich klammerte mich an ihn, weil ich mir einbildete, er würde über kurz oder lang die Geduld mit mir verlieren und mich verlassen. Um ihn verlassen zu können, hätte ich mich erst selbst als achtbaren, wertvollen Menschen anerkennen müssen. Auch hätte ich die wahre Tiefe meiner Wut erkennen müssen, die jedesmal aufflackerte, wenn er mir sagte, daß ich nicht gut genug für ihn war. Ich weiß nicht, woher dieser abgrundtiefe Selbsthaß kam; es ist im Endeffekt wohl auch egal. Ich konnte dieses Gefühl in der Therapie stundenlang analysieren (und tat es auch), hatte aber nicht die innere Kraft, die Konsequenzen zu ziehen und jene andere Version von mir zu entwickeln. So blieb ich gelähmt und verharrte in dem tief verwurzelten Gefühl der eigenen Wertlosigkeit.

Ich fühlte mich damals mehr von der Beziehung als vom Alkohol abhängig. Meine Welt wurde kleiner und kleiner; Julian beanspruchte immer mehr Platz in meinem Kopf und drängte andere Angelegenheiten entsprechend in den Hintergrund. Manchmal verbrachte ich in der Redaktion ganze Tage damit, ihm Briefe zu schreiben, in denen ich ihm meine Gefühle zu erläutern versuchte. Mein Freundeskreis wurde kleiner: Ich konnte nur noch an Julian denken, an das, was er zu mir gesagt und was ich darauf geantwortet hatte; ich grübelte über die Bedeutung dieser oder jener Bemerkung oder Anspielung nach, fand es immer schwerer, mit anderen Leuten auszukommen, und verlor allmählich das Interesse an allem anderen.

Im Sommer nach der Heirat meiner Schwester wurden bei meiner Mutter Tumore am Rückgrat und im Schädel diagnostiziert. Die Krebserkrankung, deretwegen man sie 1982 behandelt hatte, war von neuem ausgebrochen. Zum Zeitpunkt von Beccas Hochzeit war Mutter schon seit über fünf Jahren krebsfrei, was, statistisch gesehen, durchaus ermutigend klang: Nach fünf Jahren verringert sich das Risiko einer Neuerkrankung beträchtlich. Gemeinsam mit meinem Bruder und meiner Schwester suchte ich in jenem Sommer ihren Onkologen auf und erkundigte mich nach der Prognose. Die Auskunft des Arztes war gleichermaßen direkt wie kryptisch: Er sagte uns, der Krebs würde unsere Mutter umbringen, legte sich aber auf keinen Zeitraum fest. «Vielleicht dauert es noch zwei Jahre», sagte er, «vielleicht noch zehn.» Meine Schwester, die als Medizinerin mit den Krebsstatistiken vertrauter war als ich, geriet in Panik: Die Prognose von zwei Jahren war anscheinend viel wahrscheinlicher als die von zehn. Was mich betraf, so war ich gar nicht imstande, den möglichen Konsequenzen ins Auge zu sehen, war viel zu sehr mit mir und meinen Problemen beschäftigt und so sehr auf Julian fixiert, daß für andere Dinge kein Raum blieb.

Oft dachte ich allerdings über die Ehe meiner Eltern nach. Noch immer traf ich mich regelmäßig mit meinem Vater zum fünfzigminütigen Mittagessen. Gelegentlich erkundigte ich mich, wie er und Mutter inzwischen miteinander auskämen. Nachdem sie ihn um ein Haar verlassen hätte, hatten die beiden einen Ehetherapeuten aufgesucht und schienen eine Art Frieden geschlossen zu haben. Mein Eindruck war, daß sie gelernt hatten, innerhalb bestimmter Grenzen miteinander zurechtzukommen und zur Bewahrung ihrer Gemeinsamkeiten – ihrer intellektuellen Allianz, ihrer Liebe zu Martha's Vineyard und zu uns Kindern – ein gewisses Maß an Unzufriedenheit in Kauf nahmen. Mir schien das allerdings nicht auszureichen. Wenn ich sie in ihrem Haus besuchte, saßen sie genau wie früher im Wohnzimmer, und es herrschte auch dasselbe angespannte, reservierte Schweigen. *Ich will mehr als das,* schoß es mir dann immer durch den Kopf. Julian und ich wirkten gewiß nicht glücklicher als meine Eltern, doch kam mir unsere Beziehung bei aller Wankelmütigkeit und Verworrenheit auf seltsame Weise lebenserhaltend vor. Böse Worte waren mir lieber als gar keine; Wut schien mir reeller als bloße Toleranz. Julian gab meinem Leben Gestalt, und unser Verhältnis bot sich mir, obwohl sich seine Konturen mit der Zeit verzerrten und zusehends häßlicher wurden, als Kristallisationspunkt dar und verlieh meiner Existenz einen gewissen Reiz, der mir erstrebenswerter erschien als die verschleierte, schattenhafte Traurigkeit, die nach meinem Empfinden die Beziehung meiner Eltern trübte. Trotz aller Streitereien war Julian an Werktagen immer eine Stimme am Telefon, ein Mensch, dem man daheim zu Gefallen sein konnte, ein Ziel, ein Gefährte.

Oft konnte ich in der Zeit, in der wir zusammenlebten, nachts nicht schlafen. Ich machte es mir zur Gewohnheit, gegen ein oder zwei Uhr morgens leise die Treppe hinunterzugehen und mich mit einer Flasche Cognac im Wohnzimmer niederzulassen. Dort starrte ich dann aus dem Fenster und machte mir Gedanken: Was war nur los mit uns? Warum waren wir immer so wütend aufeinander? Warum hatte ich solche Angst vor ihm? Ich saß da, machte mir Sorgen und trank, bis ich endlich genug hatte und einschlief. Am nächsten Morgen stand ich auf, und alles fing von vorne an: die obsessive Briefeschreiberei am Arbeitsplatz, die gedankliche Besessenheit, die abendlichen Streitereien, der Wein, der Cognac. Die Sucht ist eine Kreisbewegung.

Wenn man, wie ich damals, seine Gefühle mit Alkohol bekämpft, wird man sie nie überwinden können. Wer trinkt, um Ängste und Zorn zu ertränken, distanziert sich buchstäblich von ihnen. Man vertraut sich selbst, seinem eigenen Urteil und seiner Integrität nicht mehr. Der Redner auf einer der ersten AA-Versammlungen, an denen ich teilnahm, war ein Mann Ende Dreißig, der sehr ausführlich darauf einging, wie sehr er und seine Exfreundin beim Trinken miteinander stritten. Alkohol, so sagte er, habe eine «entfesselnde» Wirkung. Wenn sie tranken, wurden in einem verborgenen Winkel ihrer Seele die vielen kleinen Sticheleien und Enttäuschungen des Tages freigesetzt und stiegen wie Luftblasen an die Oberfläche. Der Redner sah sehr nett aus und sprach mit leiser Stimme. Nie hätte ich mir einen solchen Menschen gewalttätig oder gemein vorstellen können. Er aber berichtete, daß er, wenn er betrunken war, Tobsuchtsanfälle bekam und am nächsten Morgen kaum noch wußte, was geschehen war. Die Zuhörer im Versammlungsraum nickten und blickten betreten auf ihre Schuhe. *O ja, das stimmt. Genau. Das kommt mir so bekannt vor* ... Wir alle kannten das. Du betrinkst dich so, daß der Suff in seiner paradoxen Art einerseits deine Gefühle betäubt, andererseits dir aber erst Zugang zu ihnen verschafft. Du betrinkst dich und tobst herum. Du betrinkst dich und sagst dann all die Dinge, die du dich im nüchternen Zustand nicht zu sagen traust.

Und ganz in diesem Sinne lebte – und trank – ich schließlich mit Julian. Wir kamen ein paar Tage oder Wochen miteinander aus, ohne uns zu streiten, doch dann ging es unweigerlich wieder los. Die Wut siedete auf kleiner Flamme weiter, bis sie eines Tages wieder überkochte. Und dann *trank* ich, gab mich jenem «entfesselnden» Suff hin, der das ganze Elend unserer Beziehung hinwegspülte, mich aber gleichzeitig immer weiter hineinzog.

An einem Herbsttag nahm ich mir nachmittags frei und ging einkaufen. Wenn wir uns stritten, warf Julian mir immer wieder vor, ich täte nicht genug für ihn und unsere Beziehung und gäbe ihm keine greifbaren Anhaltspunkte dafür, daß ich an einer Verbesserung unseres Verhältnisses arbeitete. In mir tobte ein stiller Krieg wegen dieser Vorwürfe: Auf der einen Seite fürchtete ich, Julian könne recht haben, auf der anderen erboste es mich furchtbar, daß er das, was ich immerhin doch *tat,* all meine bemühten Versuche, ihn glücklich zu machen, einfach nicht akzeptierte und anerkannte. Normalerweise setzte sich jedoch die erste Seite durch, und so ging ich an jenem Tag in vier verschiedene Läden und kaufte lauter gute Sachen ein, von denen ich wußte, daß er sie gerne aß, darunter auch Erdbeeren, die zwar unverschämt teuer waren, aber gut aussahen. Zu Hause stellte ich die Lebensmittel auf die Anrichte und fing an, sie auszupacken. Julian sah mir dabei zu. So sehr gingen wir uns zu jener Zeit schon auf die Nerven, daß wir überhaupt nichts mehr sagen konnten, ohne den jeweils anderen auf die Palme zu bringen. Julian hätte sich bei mir für das Einkaufen bedanken können, doch ich hörte lediglich die Bemerkung: «Erdbeeren solltest du um diese Jahreszeit wirklich nicht kaufen, Caroline. Das ist doch gar nicht die Saison dafür.»

Solche Kommentare gingen mir tagelang im Kopf herum. Auf eine perverse Weise freute ich mich fast über sie. Ich wartete auf herabsetzende oder kritische Äußerungen aus seinem Mund. Manchmal provozierte ich sie regelrecht. Es kam vor, daß ich mir tagelang jeden Kommentar verkniff, bis die Wut in mir schwärte wie eine entzündete Wunde. Dann drückte ich im rechten Augenblick auf den richtigen Knopf und traf Julian mit einer Bemerkung, die mit absoluter Sicherheit einen heftigen Streit heraufbeschwor.

Am Abend nach dem Erdbeerkommentar besuchten wir zunächst eine Cocktailparty. Danach gingen wir in ein Restaurant in der City, um etwas zu essen und zu trinken. Julian saß mir gegenüber. Plötzlich sah er mich an und stellte mir eine seltsame Frage: «Angenommen, du könntest irgendein Kleidungsstück von mir wegwerfen – welches würdest du nehmen?»

Ich wußte nicht, was ich darauf antworten sollte. Julian hatte, was seine Garderobe betraf, einen guten Geschmack. Alles, was er trug, stand ihm. Doch wenn ich trank, konnte ich gefährlichen oder provozierenden Situationen einfach nicht widerstehen, sondern biß auf jeden Köder an und fand stets Mittel und Wege, noch Öl ins Feuer zu gießen. Ich zündete mir eine Zigarette an und beantwortete seine Frage gleich mit der Gegenfrage: «Angenommen, *du* könntest irgendein Kleidungsstück von *mir* wegwerfen. Welches würdest du wählen?»

«Dieses grüne Hemd, das du beim Fitneßtraining immer anziehst», erwiderte Julian und fügte nach einer kleinen Pause hinzu: «Und wenn du es schon trägst, dann solltest du es zumindest in die Hose stecken.»

Fast unmittelbar darauf verließen wir das Lokal. Auf dem Heimweg hatten wir einen grauenhaften, lautstarken Streit, der stundenlang andauerte. Wieder ging es um unsere Beziehung: Wessen Bedürfnisse nicht befriedigt wurden, wer wen enttäuschte, die ganze Palette der Vorwürfe. Irgendwann sah Julian mich an und sagte: «Ich glaube, wir sollten nicht mehr zusammenleben. Mir reicht's.»

Er hatte natürlich recht – wir hätten längst nicht mehr zusammenleben sollen. Wir machten uns nur gegenseitig unglücklich. Doch als ich am nächsten Morgen aufwachte, kam mir alles falsch und unwirklich vor: Mein Zorn hatte sich gelegt, und ich konnte mich nur noch an dieses dämliche Gespräch über die Kleidung, an die Schreierei und an die Angst, verlassen zu werden, erinnern. Von dem, was wir zueinander gesagt hatten, wußte ich nicht einmal mehr die Hälfte, doch war mir klar, daß meine Wut nicht in maßvoll-vernünftigem Strom, sondern wie ein Sturzbach aus mir herausgebrochen war. Ich wollte nur noch eines: diese Nacht ungeschehen machen, all die Worte, die gefallen waren, zurücknehmen und einen neuen Anfang wagen.

So ging es mir immer nach einem Streit mit Julian: Ich war fix und fertig und total verwirrt, als hätte man mich über Nacht auf einen anderen Planeten verfrachtet, wo man den Verstand verliert und Amok läuft. Ich ging dann am nächsten Abend oft mit Eliza aus, meiner Hauptvertrauten in jener Zeit, und verbrachte Stunden damit, jedes einzelne mir im Gedächtnis verbliebene Detail des letzten Streits mit Julian wiederzukäuen – was er zu mir gesagt hatte, meine Reaktion darauf und was das alles bedeutete. Eliza, ganz die gute Freundin, sprach mir die tröstenden Worte zu, die man in einer solchen Situation erwartet: «Du hast ein Recht darauf, glücklich zu sein», und «Du bist sicher nicht allein daran schuld.» Ich starrte dann auf mein Weinglas und nickte, ohne ihr recht zu glauben.

Ich aber hielt mich für von Grund auf schlecht, und da Julian die einzige Person war, die sah, *wie* schlecht ich war, bildete ich mir ein, er sei auch der einzige Mensch in der Welt, der mein *wahres* Ich kannte. Der Selbsthaß quoll wieder hoch, ebenfalls die Angst, er könne mich verlassen, und ich fürchtete mich, Eliza reinen Wein einzuschenken: *Ich bin eine furchtbare Freundin. Ich kann nicht einmal Erdbeeren kaufen. Du hast ja keine Ahnung …*

Nach der geschilderten Auseinandersetzung sah ich mich nach einer neuen Wohnung um. Ich fühlte mich hundeelend und trank immer mehr. Wer hätte das nicht? Ich *mußte* trinken. Die Kater wurden ein bißchen schlimmer – sei's drum, mir ging's ja auch sonst dreckiger. Die Abhängigkeit wurde etwas stärker, die Gier nach dem ersten Drink am Ende des Tages fuhr mir noch heftiger in die Glieder – nun ja, das hing eben alles mit den Umständen zusammen. Sobald mein Leben wieder erfreulicher war und es nicht mehr so viele Anlässe zum Trinken gab, würde ich weniger oft zur Flasche greifen. Ich war mir ganz sicher.

«Du würdest auch trinken, wenn du meine Probleme hättest.» Dieser Gedanke steckt dahinter.

«Ich bin nicht unglücklich, weil ich trinke; ich trinke, *weil ich unglücklich bin.*»

Das ist die Logik. Jeder Alkoholiker auf unserem Planeten bedient sich ihrer.

Und so frißt sich das Schema immer tiefer in dich hinein. Du trinkst weiter, du trinkst mehr. Die Spirale kennt kein Ende. Die Zeit vergeht, und es ändert sich nichts. Du wartest. Und während du wartest, trinkst du. Und indem du trinkst, gerätst du immer tiefer in die Sackgasse.

Fast alle Leute in meiner Bekanntschaft, die den Alkohol aufgegeben haben, beschreiben, wie ihnen, als sie noch tranken, das Leben zusehends fader und farbloser vorkam, wie es schließlich einfach stehenzubleiben schien. Dir gefällt es nicht mehr dort, wo du bist, die Arbeit macht keinen Spaß mehr, die Beziehung leidet – und du hast keine Ahnung, wie du daran etwas ändern und aus dem Schlamassel herauskommen kannst.

Der Schmerz wird akut. Mit jedem weiteren Tag in dieser üblen Lage büßt du ein kleines Stück deiner persönlichen Würde ein und hängst noch ein wenig fester in der Misere drin. Du suchst nach Erklärungen: Wer ist schuld? Dein Liebhaber? Dein Chef? Deine Familie? Oder bist du einfach vom Schicksal geschlagen? Mit anderen Worten: Ist dir ein unglückliches Leben vorbestimmt? Die Wirklichkeit verschwimmt. Du wachst nach einer alkoholgesättigten Nacht auf und bist nicht mehr imstande, die Erinnerungsbruchstücke zu einem Bild zusammenzufügen. Du begreifst es einfach nicht, warum es dir so dreckig geht, warum du so verdammt deprimiert bist und voller Haßgefühle steckst. Und so greifst du wieder zur Flasche – selbstverständlich greifst du wieder zur Flasche. Du hältst es nicht aus – es ist zuviel –, und nur mit Alkohol, einzig und allein mit Alkohol, läßt sich dieses Gefühl vertreiben.

Der Kreis schließt sich, der Kreis wiederholt sich. Du bist gefangen im Tanz der Sucht und findest keinen Ausweg mehr.

# EIN LICHTBLICK

Julian mußte gewissermaßen meine Fingernägel aus den Möbeln reißen, so verzweifelt krallte ich mich fest. Ich klammerte. Ich heulte. Ich schimpfte. Ich schrieb ihm lange Briefe, in denen ich um Verzeihung bat und hoch und heilig gelobte, mich zu ändern. Am Ende zog ich aus, nur wenige Tage vor meinem dreißigsten Geburtstag. In einem umgebauten Lagerhaus fand ich eine neue Bleibe. Es war ein elegantes Studio mit hoher Decke, einem offenen Kamin und einem wunderschönen Blick auf die Skyline von Boston; eine sehr schöne Wohnung, doch auf die Schönheit kam es mir eigentlich nicht an. Ich hatte sie mir ausgesucht, weil Julians Wohnung gleich um die Ecke lag – nur fünfundsechzig Schritte entfernt (ich habe sie gezählt).

Man mag noch so sehr in der Bredouille stecken – manchmal sieht man ein Licht am Ende des Tunnels, einen Schimmer der Wahrheit. Ein paar Wochen nach meinem Umzug rief ich meinen Therapeuten an und vereinbarte eine Notsitzung.

«Haben Sie heute noch einen Termin frei?» fragte ich. Meine Stimme brach. Der Mann muß gespürt haben, wie dringend es mir war. Er erklärte sich bereit, mich um 14 Uhr zu empfangen.

Seine Praxis befindet sich im sechsten Stock des Massachusetts General Hospital. Vom Fenster des kleinen Zimmers fällt der Blick auf das Dach des Holiday-Inn-Hotels auf der Straßenseite gegenüber. Von meinem Platz aus sah ich große Dampfwolken aus den Abzugsschächten auf dem Dach emporsteigen. Ich hatte einen grauenhaften Kater. Entweder ich sterbe gleich, dachte ich, oder ich muß kotzen.

«Ich glaube, ich habe ein echtes Alkoholproblem», sagte ich geradeheraus und ohne große Gefühlsbewegung. Ich weiß allerdings, daß ich dabei Angst hatte.

Der Therapeut lehnte sich zurück und wartete. «Was ist denn passiert?»

Ich schüttelte den Kopf. Die gleiche alte Geschichte. Streit mit Julian. Wir trafen uns immer noch. Am Abend vorher hatte es wieder einmal eine jener trunkenen, lautstarken Auseinandersetzungen über alles und nichts gegeben, und wieder einmal war ich morgens völlig benebelt aufgewacht und konnte mich nur noch an wenige Einzelheiten erinnern: Geschrei in der Küche; ich haue ab; krachend fällt die Tür hinter mir ins Schloß; ich torkle nach Hause; ich heule; ich rufe ihn von Zuhause aus an, möchte mich weiterstreiten, möchte weiterheulen, möchte, daß er endlich *begreift,* wie sehr er mich verletzt hat; ich höre das Rufzeichen, es klingelt und klingelt, aber er hebt nicht ab; ich falle ins Bett.

Ich sah den Therapeuten an, der mein Heulen, Toben und Wehklagen über Julian schon seit über einem Jahr kannte, und sagte: «Wenn wir uns streiten, ist immer Alkohol im Spiel. Ich bin jedesmal betrunken. Ich verliere die Beherrschung.»

Ich war auch morgens, als ich aufwachte, noch betrunken. Meine Hände zitterten, ich hatte Gewissensbisse, fühlte mich erniedrigt, als hätte ich eine entscheidende Chance verpaßt und wüßte nicht genau, warum. Ich hatte eine Dusche genommen, mich angezogen und Julian angerufen, aber auch diesmal ging er nicht an den Apparat. Ich war hinübergegangen und hatte an seiner Wohnungstür geklingelt. Er öffnete mir nicht. Ich war zur Arbeit gegangen, hatte mir den ganzen Vormittag wie besessen Sorgen und Selbstvorwürfe gemacht und schließlich den Termin beim Therapeuten vereinbart.

Mit ihm über meine Trinkerei reden zu können, brachte mir eine gewisse Erleichterung. Wir hatten das Thema schon früher einmal angesprochen: Hin und wieder hatte ich erwähnt, daß ich zuviel trank, oder einen Vorfall geschildert, bei dem ein Zuviel an Wein eine Rolle gespielt hatte (meistens ein Streit mit Julian). Normalerweise berührte ich das Problem jedoch nur am Rande, ging auf die Einzelheiten nicht ein und rechtfertigte oder verharmloste den tatsächlichen Einfluß des Alkohols auf den Sachverhalt. Kam der Therapeut dann in der nächsten Woche von sich aus darauf zu sprechen oder fragte er mich, wie ich inzwischen mit dem Trinken zurechtkam, erwiderte ich: «Ach, ich glaube, ich hab's jetzt besser im Griff» und wechselte das Thema.

Diesmal redete ich weniger um den heißen Brei herum und war ehrlicher. Die Trinkerei war ein echtes Problem in meiner Beziehung zu Julian, nicht bloß ein Leitmotiv. Ich trank, und alles ging schief. Irgendwann hielt ich in meiner Rede inne und fragte mein Gegenüber in ruhigem Ton: «Glauben Sie, daß ich das Trinken aufgeben muß?»

Mein Therapeut gehört nicht zu jenen Menschen, die zu großen Sprüchen neigen oder einem mit klugen Ratschlägen kommen. Doch an diesem Nachmittag sah er mir ins Gesicht und sagte: «Ja, das glaube ich.»

Nach der Sitzung kehrte ich ins Büro zurück, rief bei den Anonymen Alkoholikern an und erfuhr, daß noch am gleichen Abend im Stadtteil Back Bay eine Versammlung stattfinden sollte. Der Mann am Telefon sagte, es handele sich um ein Anfängertreffen, und das klang gut. Vor meinem geistigen Auge sah ich viele junge berufstätige Akademikerinnen wie mich gemütlich beieinandersitzen. Eine freundliche, mütterliche Dame älteren Jahrgangs gab ihnen etwas zu lesen.

Das Zimmer, in dem die Versammlung abgehalten wurde, befand sich im Untergeschoß einer Kirche und sah ganz anders aus, als ich es mir erhofft hatte: Ein höhlenartiger, schmuddeliger Raum mit mehreren Stuhlreihen. Über jedem zweiten Sitz kräuselten sich Wölkchen aus Zigarettenrauch. Ein paar alte Männer schlürften Kaffee aus weißen Styroporbechern. Auch ein paar Frauen waren da, sogar jüngere, die so aussahen, als könnten sie Akademikerinnen sein, doch der allgemeine Eindruck war grau, männlich und fremd.

Ein älterer Mann stand auf dem Podium, der Versammlungsleiter. Zu Beginn forderte er uns auf, uns jeweils mit dem Vornamen vorzustellen. «Ich bin Joe, und ich bin Alkoholiker», sagte der eine, «Ich bin Hank, Alkoholiker», der andere, und so ging es weiter. Als ich an der Reihe war, sagte ich nur: «Ich bin Caroline.»

An den genauen Ablauf der Versammlung kann ich mich nicht mehr erinnern. Soweit ich mich entsinne, war es eine offene Diskussionsveranstaltung, in der jeder Teilnehmer, der etwas auf dem Herzen hatte, sich melden und darüber sprechen konnte. Die einzige Person, von der ich noch eine klare Vorstellung habe, war ein ungepflegter junger Mann zwischen Fünfundzwanzig und Dreißig in Bluejeans und T-Shirt, der am anderen Ende des Versammlungssaals saß und darüber sprach, wie wütend er war. «Ein beschissener Freitagabend!» schimpfte er. «All meine Freunde sind unterwegs und saufen, und ich weiß überhaupt nichts mit mir anzufangen, versteht ihr? Ich meine, sämtliche Freunde, die ich hab, saufen doch ...»

Es gibt Leute bei den Anonymen Alkoholikern, die berichten, daß sie sich gleich beim ersten Besuch mit der Gruppe identifizieren konnten. Da hören sie jemanden, der erzählt etwas, das genauso klingt wie ihre eigene Geschichte. Es ist das große Aha-Erlebnis. Ich hörte diesen jungen Mann reden, sah mich in dem schmuddeligen Raum mit den Kaffee schlürfenden alten Männern um und dachte bei mir: *Nichts da. Kommt überhaupt nicht in Frage. Das bin ich nicht. Ich gehöre hier nicht hin.*

Kaum wurde die Versammlung geschlossen, verschwand ich auch schon wieder. Ich glaube, ich war mir absolut sicher, daß ich nicht wiederkommen würde. Immerhin nahm ich mir fest vor, ja *versprach* es mir, daß ich nicht mehr soviel trinken wolle. Ich wollte meinen Alkoholkonsum einschränken, ihn in den Griff bekommen. Sollte es mir jedoch nicht gelingen, so war dieser verräucherte Kirchenkeller wohl mein Schicksal.

An jenem Abend und in jener Nacht trank ich nicht, keinen einzigen Tropfen.

Manchmal zeigt man Einsicht, ist aber noch nicht zum Handeln bereit. Wie sich herausstellen sollte, war dies die einzige Nacht innerhalb der fünf kommenden Jahre, in der ich erfolgreich abstinent blieb – und nicht nur dem Alkohol entsagte, sondern auch Julian.

# DOPPELLEBEN 2

Wenn man sich über die menschlichen Kosten des Alkoholismus unterhält, konzentriert sich das Gespräch oft auf Zahlen. Der volkswirtschaftliche Schaden beläuft sich in den Vereinigten Staaten jährlich auf 98,6 Milliarden Dollar (darin sind die medizinischen Kosten für die Behandlung Alkoholkranker, der Produktivitätsverlust sowie die Kosten von alkoholbedingten Straftaten, Unfällen und Bränden enthalten). Jedes Jahr sterben etwa dreiundzwanzigtausend Menschen bei Verkehrsunfällen, bei denen Alkohol im Spiel war. Weitere dreißigtausend kommen in alkoholisiertem Zustand durch andere Verletzungen ums Leben. Weniger konkret, aber nicht minder real, sind die psychischen Kosten für die Betroffenen selbst und ihre Mitmenschen.

In dem Jahr, in dem unser Vater starb, rief mich meine Schwester einmal weinend an. «Ich habe das Gefühl, alle Menschen, die ich liebe, zu verlieren», sagte sie, «auch dich. Ich fürchte immer, daß mitten in der Nacht jemand anruft und mir sagt, daß du bei einem Verkehrsunfall ums Leben gekommen bist.» Sie fügte nicht hinzu «weil du betrunken warst».

Ich widersprach ihr vehement: «Das ist doch lächerlich! Mir geht's *gut*. Da passiert schon nichts.» Mein Ton klang allerdings eher defensiv als zuversichtlich. Becca ließ das Thema fallen. Sie schluchzte nur noch eine Zeitlang ins Telefon. Als wir ein paar Minuten später unser Gespräch beendeten, war ich ein bißchen schuldbewußt und sehr verärgert. *Quatsch,* dachte ich und setzte mich über ihre Ängste und ihre Traurigkeit hinweg. *Lächerlich.* Und dann öffnete ich eine Flasche Wein. Tür zu, Fall erledigt.

*Al-Anon,* das Zwölf-Stufen-Programm für Freunde und Familienangehörige von Alkoholikern, geht davon aus, daß das Trinkverhalten eines Alkoholikers mindestens vier weitere Personen in Mitleidenschaft zieht. Wir beunruhigen und ängstigen Eltern, Partner, Kollegen – jeden, der uns über den Weg läuft. Wir werden ausfällig gegen sie, werfen ihnen vor, sie seien für unsere Probleme verantwortlich, weisen sie ab. Nie lassen wir sie richtig an uns herankommen, weil wir fürchten, sie könnten uns zu gut kennenlernen und entsprechend entsetzt reagieren. Der Gewohnheitstrinker verwendet dementsprechend einen Großteil seiner Energien auf den Bau potjemkinscher Dörfer. Er legt Wert darauf, seinen Mitmenschen eine möglichst ordentliche, liebenswerte, ehrenvolle und intakte Fassade zu bieten. Innenseite gegen Außenseite. Version A gegen Version B. Das Doppelleben wird immer komplizierter, wird mehr und mehr Teil unserer Natur.

Meistens lügen wir. Alkoholiker lügen im großen wie im kleinen. Wir belügen andere Menschen, vor allem aber uns selbst. In seinen Tagebüchern bezeichnete John Cheever die Unehrlichkeit als «verabscheuungswürdigste Eigenschaft». Er schrieb: «Du legst dich hin und behauptest, müde von der Arbeit zu sein. Du versteckst eine Whiskeyflasche in der Vitrine und hältst dich für klüger als deine Freunde, die ihre Flaschen im Wandschrank verstecken. Du versprichst einem Kind, mit ihm in den Zirkus zu gehen, und hast einen so furchtbaren Kater, daß du dich nicht rühren kannst. Du versprichst, deiner alten Mutter Geld zu schicken, und tust es nicht.»

Große Lügen, kleine Lügen: Es dürfte schwer sein, einen Alkoholiker zu finden, der noch nie in der einen oder anderen Weise die Wahrheit gebeugt hat. Manchmal geht es nur um im Grunde völlig überflüssige Kleinigkeiten. Meine Freundin Gail log immer, wenn sich das Gespräch um Filme und Bücher drehte. Berichtete ein Arbeitskollege im kleinen Kreis von seiner Lektüre, so stimmte sie fast automatisch zu: «O ja, das hab ich auch gelesen», obwohl das gar nicht stimmte. Und bei einem

Film, der anderen gut gefallen hatte, sagte sie, ja, der sei *großartig* gewesen, obwohl sie noch nie von dem Film gehört, geschweige denn ihn gesehen hatte. Für den Außenstehenden klingt so etwas albern und sinnlos, sofern er nicht berücksichtigt, daß Gewohnheitstrinker praktisch nie die Chance bekommen, sich eine eigene Meinung zu bilden, nicht einmal über Dinge wie Filme oder Bücher. Wir verfallen nach einiger Zeit in ein Verhalten, das man als eine Art Überkompensation bezeichnen könnte: Wir lernen, Meinungen zu heucheln, weil wir im Innern unseres Herzens gar keine mehr besitzen.

Linnette, eine Frau, die ich in meinem ersten trockenen Jahr kennenlernte, log so viel, daß sie glaubte, den Verstand zu verlieren. Die widersprüchlichen Geschichten, die sie den verschiedensten Leuten erzählte, wirbelten in ihrem Hinterkopf umher wie ein ätzender Strudel. Ständig rumorten sie, überlappten einander und vermischten sich, so daß Linnette mit der Zeit fürchtete, sie verliere allmählich jeden Realitätsbezug. Ihrer Mutter erzählte sie, sie brauche Geld, um vor den Fenstern ihrer Parterrewohnung Schutzgitter anbringen zu lassen, bekam das Geld – und gab es für Drogen aus. Ihrem Chef flunkerte sie vor, sie müsse plötzlich nach Hause fliegen, weil ihre Mutter schwer erkrankt sei – und begab sich auf eine dreitägige Sauftour. Sie betrog ihren Freund mit einem anderen Mann und dann diesen anderen ebenfalls. Linnette ist nur knapp 1,60 Meter groß und vierunddreißig Jahre alt. Sie hat gewelltes braunes Haar und große grüne Augen und ist auf eine kecke, jugendliche Art hübsch. Ihr intelligenter, immer ein wenig erstaunt wirkender Ausdruck verleiht ihrem Gesicht einen unschuldigen Zug, der ihre Doppelzüngigkeit um so verblüffender erscheinen läßt. *Du hast dermaßen gelogen? Ich muß ihr diese Frage ungefähr fünfzigmal gestellt haben. Du?* Woraufhin sie mir einen bitterironischen Blick zuwarf. «Ach, und du? Du etwa *nicht?*»

Wer lange genug Alkoholiker ist, bildet sich eines Tages ein, daß ihm die Ereignisse des Lebens einfach *zustoßen,* als lebe man in einem Videofilm oder lese aus einem Drehbuch ab, das jemand anders geschrieben hat. Das Leben wird zu einer großen, schwerfälligen Szenenfolge, in der man nichts anderes mehr tun kann als seine Rolle spielen: Auftritt linke Bühnenseite, Abtritt rechte Seite; lies deinen Text; bete zum Himmel, daß die Kritiker es nicht geschafft haben, zur Aufführung zu kommen. Täuschung ist für den Alkoholiker integraler Bestandteil des Drehbuchs, ja dessen Schlüsselelement.

Ein paar Monate nach meinem Auszug aus Julians Wohnung, ungefähr zum Zeitpunkt meines kurzen Gastspiels bei den Anonymen Alkoholikern, begegnete ich Michael. Er war die Antithese zu Julian. Meine Freundin Eliza nannte ihn lange Zeit den «Anti-Julian», weil er so nett und unkompliziert war. Michaels Zuneigung war uneingeschränkt. Er war ein lockerer, normaler Bursche, der gern Budweiser trank und keine Ahnung von der neuesten Schickeria-Mode hatte.

Wir lernten uns in der Redaktion kennen. Er war freiberuflicher Illustrator und kam in mein Büro, als ich gerade an einem Feature über Frauenzeitschriften arbeitete. Ich blätterte eine Ausgabe von *Glamour* durch und schlug eine Seite auf, auf der ein Model im silbernen Netzhemd abgebildet war. Da sagte eine erschütterte Stimme neben meinem Schreibtisch: «Sagenhaft! Die sieht ja aus, als hätte sie ein Kamingitter an!» Ich lachte. So war Michael. Er sprach jenen Teil von mir an, der sich nach einem umgänglichen, gemütlichen, liebevollen Mann sehnte, und geriet sofort in Widerspruch zu jenem anderen Teil, der mit einem komplizierten, kopflastigen, eigenwilligen Mann zusammensein wollte. Und so nahm meine eigene Version des Trunkenheitsdramas ihren Lauf – ein vierjähriger verrückter Rauschzustand, den ich nur im nachhinein als unkontrollierbar bezeichnen konnte. Zwei Männer, zwei konkurrierende Bedürfniskategorien, zuviel Alkohol.

Michael ist einer der nettesten Männer, die mir je begegnet sind. Am Morgen nach unserer ersten gemeinsamen Nacht in seinem Haus wachte er auf, sah mich mit ernstem Blick an und sagte: «Wie war *das* möglich? Ich komme mir vor, als hätte ich das große Los gezogen.» Obwohl es draußen heftig schneite, stand er auf, ging zum Laden und kaufte Eier, Käse, Milch und Zeitungen. Dann machte er Omelettes und telefonierte zwischendurch mit seiner Mutter, die ihn aus Connecticut anrief. Ich weiß noch, wie er, das Telefon zwischen Ohr und Schulter geklemmt, Eier und Milch in einer Metallschüssel verrührte und wie ich ihn dann über eine Bemerkung seiner Mutter lachen hörte. Sein tiefes, aufrichtiges Lachen gefiel mir. Bevor er das Gespräch beendete, sagte er zu seiner Mutter noch, daß er sie gern habe. Ohne jede Verlegenheit und ohne daß es im mindesten peinlich gewirkt hätte, sagte dieser Mann vor einer Frau, mit der er gerade die Nacht verbracht hatte, zu seiner Mutter: «Ich hab dich lieb, Mum.» Ich registrierte es im Hinterkopf: *Netter Mann. Mag seine Mutter.*

Wie ein Schwamm saugte ich die Zuneigung auf, nach der ich so gelechzt hatte.

Nachdem wir an jenem Morgen die Omelettes verspeist hatten, saß ich auf dem Sofa und kämpfte mit mir selbst um den weiteren Verlauf des Tages. Draußen war alles grau und verschneit. Der Gedanke, den Nachmittag bei Videofilmen in Michaels Wohnzimmer zu verbringen, war verführerisch, tröstlich und angenehm wie Kaschmirwolle. Doch dahinter lauerte drohend die Julian-Frage und kratzte an irgendeiner inneren Tür: *Du solltest besser nach Hause gehen. Was, wenn Julian anruft, und du bist nicht da? Halt dich für Julian verfügbar.* Hin- und hergerissen zwischen Michael und Julian focht ich in der Folgezeit ständig solche geistigen Scharmützel mit mir aus. Ich hatte einfach nicht den Mut und die Geistesgegenwart zur Ehrlichkeit – weder dem einen noch dem anderen Mann gegenüber.

«Ich muß nach Hause», sagte ich schließlich zu Michael. «Ich habe heute nachmittag noch wahnsinnig viel zu tun.»

Michael trank gerne Alkohol, aber er wußte immer, wann er aufhören mußte. In meinem Trinkverhalten sah er zunächst nichts Besonderes. Er hielt mich für ein Mädchen, das in Gesellschaft ganz gern mal einen trinkt und angeheitert ist, nicht aber für eine Trinkerin, die sich vollaufen lassen muß. Er hatte keine Ahnung, wieviel ich wirklich trank. Das war die erste große Lüge und wahrscheinlich auch die wichtigste. Wenn wir abends zum Essen ausgingen, hielt sich mein Konsum in Grenzen, die nach außen hin ganz vernünftig erschienen: drei Gläser Wein, vielleicht vier. Von den vier, fünf weiteren Gläsern, die ich trank, nachdem er mich nach Hause gebracht hatte, bekam er nichts mit. Volltrunken war ich in seiner Gegenwart lange Zeit nicht, und die paar Male, wo es doch passierte, fiel es ihm nicht besonders auf, da er mich noch zuwenig kannte.

Ich verschwieg Michael auch mein Verhältnis mit Julian. Er wußte, daß wir zusammengelebt hatten und uns manchmal noch trafen, doch den wahren Umfang meiner nach wie vor bestehenden Verstrickung spielte ich herunter. Einmal, ziemlich am Anfang unserer Beziehung, kam Michael abends bei mir vorbei, als ich gerade eine lange telefonische Auseinandersetzung mit Julian führte. Ungefähr eine halbe Stunde lang saß er auf dem Sofa und versuchte, nicht zuzuhören, doch als ich dann endlich aufgelegt hatte, sah er von seiner Illustrierten auf und sagte: «Das ist ja ein total krankhaftes Verhältnis, ist dir das eigentlich klar?» Er sah noch besorgter aus, als er klang. Von nun an zog ich jedesmal, wenn er kam, den Telefonstecker aus der Dose – und wenn Julian kam, ebenfalls.

Dramen drehen sich spiralförmig um sich selbst und werden immer komplizierter; Lügen geben anderen Lügen Nahrung. Ich begehrte noch immer Julians Anerkennung und glaubte noch immer, die Verschlechterung unserer Beziehung sei einzig und allein meine Schuld. Und als ich immer mehr Zeit mit Michael verbrachte, wuchs mein schlechtes Gewissen gegenüber Julian. Ich kam mir ehrlos und böse vor, hielt mich für einen Menschen, der gar kein Recht darauf hat, Gutes von einer Beziehung zu erwarten. Je mehr sich dieses Gefühl verstärkte, desto schwerer fiel es mir, den beiden gegenüber ehrlich zu sein.

Ich führte dieses Doppelleben länger, als ich es zugeben

möchte. Eine spiralförmige Abwärtsbewegung, erträglich nur durch Selbstnarkotisierung mit Alkohol. Unentwegt belog ich die beiden Männer, und weil ich mich in dieser Doppelrolle so unwohl fühlte, trank ich immer mehr. Ein Beispiel: Julian und ich schmieden gemeinsame Pläne: «Wie wär's am Mittwoch?» fragt er. Da ich für Mittwochabend schon mit Michael etwas ausgemacht habe, erwidere ich: «Ach, so ein Pech, am Mittwoch bin ich mit Eliza zum Abendessen verabredet.» Oder es ist Michael, der einen Terminvorschlag macht. Ich sage: «Ich brauche echt mal eine Nacht für mich, nur um auszuspannen» – und gehe dann mit Julian zum Essen.

Eigentlich machte ich niemandem etwas vor. Mein Therapeut rief mir immer wieder – und nicht immer besonders freundlich – ins Gedächtnis, daß ich weniger Kraft besaß, als ich mir einbildete. Mein Verhältnis zu Julian war nach meinem Auszug aus seiner Wohnung immer unklarer geworden. Beide bemühten wir uns einerseits, voneinander loszukommen, und wollten andererseits nicht voneinander lassen: Er traf sich mit anderen Frauen und wußte, daß ich mich mit Michael traf. Wir entwickelten ein System, das darin bestand, einander die Einzelheiten zu verschweigen. Es war eine Art Frag-nichts-und-sag-nichts-Politik, die für ein gewisses Maß an Distanz sorgte und uns gleichzeitig die Türen offenhielt. Julian wußte, daß ich ein Verhältnis mit Michael hatte, nicht jedoch, wie eng es war. Michael wußte, daß ich mich immer noch mit Julian traf, nicht jedoch, wie oft dies geschah und wieviel Raum Julian nach wie vor in meinen Gedanken einnahm. Oft vermied ich die direkte Lüge und beschränkte mich darauf, eine Information für mich zu behalten oder die Fakten ein wenig zu manipulieren. Ich glaube, es half mir, mein Verhalten zu beschönigen. Jedem der beiden Männer gab ich gerade so viele Informationen über den jeweils anderen, daß ich vor mir selbst nicht als allzu dreiste Lügnerin dastand. In beiden Beziehungen erhielt ich eine Illusion von Verfügbarkeit und inniger Zuneigung aufrecht, die in Wirklichkeit gar nicht existierte.

Wer so lebt, kommt sich bald vor wie in einer brisanten menschlichen Schachpartie. Man heckt Strategien aus, plant den nächsten Zug, versucht die Gedanken der anderen Spieler nachzuvollziehen. Alles Kopf, kein Herz. Ich sitze im Büro. Das Telefon klingelt. O weh, Julian. Sekundenlang befällt mich Panik: Ich habe die vergangene Nacht bei Michael verbracht. Hat Julian Verdacht geschöpft? Hat er heute morgen versucht, mich anzurufen und keine Antwort bekommen? Was soll ich sagen? Ich entscheide mich für folgende Strategie: unbefangene Stimme, lockerer Ton: «Hast du heute morgen versucht, mich anzurufen? Das Telefon klingelte, als ich gerade aus der Dusche kam. Als ich ranging, war keiner mehr dran.» Na also! Das Alibi funktioniert. Er nimmt es mir ab. Ich seufze erleichtert auf.

Oder ich verbringe einen Sonntag bei Julian. Michael habe ich erzählt, daß ich mit Eliza unterwegs bin. Der Tag geht vorüber. Julian schlägt vor, zum Essen zu gehen. *Ja, gerne. Klingt toll.* Doch in meinem Kopf überschlagen sich die Gedanken. Unvorhergesehene Panne. Michael rechnet damit, daß ich abends zu Hause bin. Ich muß mich fünf oder zehn Minuten davonstehlen, um zu telefonieren. Aber wie? Und was soll ich sagen? Lügen über Lügen. Zu Julian: «Huch, ich habe keine Zigaretten mehr. Bin in fünf Minuten wieder da.» Ich rase zurück in meine Wohnung und rufe Michael an: «Hallo! Du, ich bin immer noch bei Eliza. Ich glaube, ich bleibe noch zum Abendessen.» Noch eine kurze Plauderei über dieses und jenes. Die Stimme hält den Ton, der besagt: Alles ist *bestens!* Ich rase wieder zurück, öffne theatralisch das Zigarettenpäckchen. *Uff!*

Diese kleinen Eskapaden klingen so dumm, die kleinen Unwahrheiten so überflüssig – doch damals erschienen sie mir ungeheuer wichtig, ja entscheidend beim Halten der beiden Fronten. In der Therapie jammerte ich über das Leben, das ich führte. Der Therapeut fragte (nicht nur einmal): «Was würde denn passieren, wenn Sie ganz einfach *ehrlich* wären gegenüber Julian und Michael?» Da schüttelte ich den Kopf und wußte keine Antwort. Ich wußte nicht, wie das ging, wahrhaftig zu sein, das war das Kernproblem. Mein gesamtes Realitätsbewußtsein war bereits mit dem Lügengewebe verflochten, steckte in den Fassaden der potjemkinschen Dörfer. Reinen Tisch zu machen hätte bedeutet, das gesamte Bauwerk einzureißen und mit ihm all diese Mutmaßungen über mich selbst, an denen ich so hart gearbeitet hatte: *Ich bin da; habe alles unter Kontrolle; bin genau der Mensch, der ich nach deinem Willen sein soll.* Die Wahrheit zu sagen hätte bedeutet, daß ich mein Ego hätte entblößen und mich zu Fehlern, Mängeln und einer abgrundtiefen Verunsicherung hätte bekennen müssen, die preiszugeben ich mich schämte: *Ich habe gar nichts unter Kontrolle. Ich bin völlig auf den Hund gekommen.* Viele, viele Alkoholiker kennen diesen Geisteszustand: Man lebt wie in einem Kartenhaus und denkt, wenn auch nur eine einzige Karte entfernt wird und man sich auch nur zu einer einzigen Lüge bekennt, bricht das ganze Gebäude zusammen.

Unter dem Lügengewebe verbarg sich eine furchtbare, unnachgiebige Gier, die durchaus dem Drang nach Alkohol vergleichbar war. Eine Freundin sagte einmal, das Drama dieser alkoholgetränkten Lebenssituationen wäre genauso suchterregend wie eine Droge. Ich glaube, sie hat recht: Man gewöhnt sich so sehr, seine Bedürfnisse von anderen Personen abhängig zu machen, daß man sich nach einer Weile einbildet, man könne ohne sie gar nicht mehr leben und die tiefsten Sehnsüchte könnten ohne sie nicht mehr befriedigt werden. Folglich setzt man all seine Energien daran, das Drama noch zu intensivieren und die Rollen der Mitspieler zu festigen.

Für mich war es ein Stück von tiefer Ambivalenz. Bei Julian fühlte ich mich ganz ähnlich wie bei meinem Vater: Ich dachte, ich könne ihm nicht das Wasser reichen, gierte nach seiner Anerkennung, war überzeugt, daß er einen Schlüssel zu den in mir steckenden Möglichkeiten besaß. Dies ließ mich über alle rationalen Gründe hinaus an der Beziehung festhalten. Doch ich fühlte mich mit gleicher Vehemenz zu Michael hingezogen, dessen Liebenswürdigkeit und Zuneigung ein Bedürfnis in mir geweckt hatte, das genauso tief und mindestens ebenso verlockend war.

Ich hatte in jener Zeit stets das Gefühl, buchstäblich mit mir selbst Krieg zu führen. Die eine Seite von mir tat alles, um den Beweis zu erbringen, daß ich ein Mensch war, den man einfach nicht lieben kann; die andere gierte nach dem Gegenteil. Ein Stück von mir versuchte zwanghaft, ein altes Familiendrama wiederaufzuführen; ein anderes sehnte sich nach einer konstruktiveren Beziehung. Und so ging es weiter, ein romantisches Yin und Yang. Ein Streit mit Julian, eine Umarmung von Michael; eine Kritik von Julian, ein Kompliment von Michael. In meinem Herzen tobte ein Krieg: Die beiden Männer sprachen konkurrierende Seiten meiner Seele an; Julian bot Bestätigung, Michael Über- und Weiterleben. Ich schaffte es einfach nicht: einen von beiden aufzugeben.

Ungefähr ein Jahr nach Beginn des Michael-Julian-Dramas wurde ich schwanger. Wer der Vater war, wußte ich nicht. Michael begleitete mich zum Schwangerschaftstest (Julian hatte ich gesagt, ich wolle allein dorthin gehen), und Julian begleitete mich am Tag der Schwangerschaftsunterbrechung (Michael hatte ich gesagt, Eliza würde mitkommen). Keiner der beiden hatte die geringste Ahnung von dem Engagement des jeweils anderen. Auch sonst wußte niemand Bescheid. Außer diesen beiden Männern erzählte ich keiner Menschenseele, daß ich mich hatte anschießen lassen (denn genauso kam ich mir vor). Ich schob damals alles auf ein fehlerhaftes Pessar, bin mir aber ziemlich sicher, daß es ganz einfach und allein trunkenheitsbedingte Schlamperei war.

Ich mußte mich am Morgen vor der Abtreibung einem kurzen Beratungsgespräch mit einer Mitarbeiterin der Klinik unterziehen. Die freundliche, untersetzte Schwarze, die mir erklären sollte, worum es ging und welche anderen Möglichkeiten es gab, führte mich in ein kleines Zimmer und schloß die Tür hinter uns.

«Wie geht es Ihnen?» fragte sie.

Ich hatte bis dahin noch keine Träne vergossen, doch in diesem Augenblick stieg mir das Wasser in die Augen, und ich sagte, es gehe mir ganz beschissen. «Ich wünschte, ich hätte einen Punkt in meinem Leben erreicht, an dem ich ein Baby haben könnte», fuhr ich fort. «Aber das ist momentan leider noch nicht der Fall.» Auf einmal hatte ich einen dicken Kloß im Hals. Ich war voller Selbstmitleid, schämte mich und war überwältigt von der Tatsache, daß ich mich da an irgendeinem Abend – ich wußte nicht einmal genau, an welchem – wieder betrunken und zufällig Leben erzeugt hatte. Ich wollte in diesem Augenblick ein anderer Mensch sein, eine monogame Hausfrau, die irgendwo auf einer Farm ein anständiges Leben führte und ohne die geringsten Zweifel und Komplikationen ein Baby nach dem anderen bekam.

Nach dem Beratungsgespräch wurde ich in einen Warteraum geführt, in dem schon fünf oder sechs andere Frauen saßen. Bis ich an der Reihe war, sah ich im Fernsehen *Oprah*. An diesem Tag ging es um Mütter, die ihren Töchtern die Freunde abspenstig machen. Ich erinnere mich noch, daß es mich ein wenig tröstete, zu sehen, daß auch andere Leute sich ihr Leben versauen.

Kurz nach der Abtreibung hörten Julian und ich auf, miteinander zu schlafen. Wir sprachen darüber nie; unsere Beziehung erfuhr einfach eine Veränderung, die wir wortlos hinnahmen. Das Gelände, auf dem wir uns fortan bewegten, war noch unbestimmter; es war, als hätten wir beide in aller Stille und obendrein völlig gleichzeitig einen Vertrag unterzeichnet, mit dem wir unsere sexuellen Beziehungen ad acta legten, auf das, was uns verband, aber noch nicht ganz verzichteten. Ich war über diese Veränderung erleichtert.

Mein Vater erkrankte ungefähr ein Jahr nach der Abtreibung. Von da an verbrachte ich mehr Nächte als früher in Michaels Wohnung – teils, weil er in der Nähe meiner Eltern lebte, teils, weil er mir Trost bot. Mit der Zeit legte ich mir Alkoholverstecke an. Wenn ich auf dem Heimweg Wein fürs Abendessen kaufte, sprangen mir im Laden unweigerlich die kleinen Likörfläschchen auf dem Ständer neben der Kasse ins Auge. Ich war erschöpft und deprimiert. Der aus mehreren Quellen gespeiste Streß lastete auf mir wie ein schwerer Stein. *Zur Sicherheit*, dachte ich, *nur falls ich unbedingt was brauche* ... Cognacfläschchen in der Handtasche; Fläschchen in der Schublade, in der ich bei Michael meine Sachen aufbewahrte; heimliche Fläschchen in den Taschen meines Morgenmantels, damit ich vor dem Zubettgehen im Bad noch schnell das eine oder andere leeren konnte, um besser einzuschlafen.

Irgendwann – wann genau, weiß ich nicht mehr – wurden mir die täglichen Besuche im Spirituosenladen, die mit der entsprechenden Bitte um zwei oder drei Fläschchen Schnaps verbunden waren, zu peinlich. Ich kaufte daher eine ganze Flasche und versteckte sie auf der rückwärtigen Terrasse von Michaels Haus hinter einem alten Kühlschrank. Abends stahl ich mich hinaus und trank in großen Schlucken. «Ich gehe kurz raus und rauche eine Zigarette», sagte ich dann meistens zu Michael und schlüpfte durch den hinteren Flur hinaus. Es war ziemlich unbequem da draußen – überall standen alte Möbel herum, überall lag Staub, und im Winter war es bitterkalt –, aber mir war das egal. Ich zog meine Flasche aus ihrem Versteck, setzte mich auf einen kleinen Holzstuhl, rauchte, trank – und wurde innerlich ruhig.

Michael wußte nichts von meinen geheimen Alkoholvorräten, doch er wußte inzwischen, daß ich zuviel trank, und sah sich außerstande, etwas dagegen zu unternehmen. In vielen Nächten trank ich bis zur Bewußtlosigkeit. Ich schaffte es gerade noch ins Bett und war nach wenigen Minuten vollkommen hinüber. Auch bekam ich Alpträume. Dann warf und wälzte ich mich im Bett hin und her und knirschte mit den Zähnen. Wenn Michael morgens aufwachte, war er ganz erschöpft und sagte, er käme sich vor, als habe er mit einem Vielfraß geschlafen. Manchmal hielt er es einfach nicht mehr aus, stand auf und verbrachte den Rest der Nacht auf dem Sofa. Morgens beim Aufwachen merkte ich dann, daß er nicht mehr da war und dachte *Oh, Scheiße* ...

Ich entschuldigte mich immer mit großer Aufrichtigkeit. Ich schlich mich ins Wohnzimmer, krabbelte auf das Sofa und auf Michael hinauf und flüsterte: «Ich habe dich wieder nicht schlafen lassen. Es tut mir leid, Michael.» Dann küßte ich ihn auf die Stirn oder vergrub mein Gesicht an seinem Hals, und er warf mir vor, ich wollte mich wieder bei ihm einschmeicheln und um gutes Wetter bitten. «Alles nur Schöntuerei», sagte er und schob mich sanft von sich weg. Ab und zu kam es auch vor, daß er ausrastete. Dann blieb mir nichts anderes übrig, als mich schuldbewußt davonzuschleichen und ihn schmoren zu lassen. Doch Michael ist ein versöhnlicher Mensch, dem Konfrontationen verhaßt sind. Nie war er mir länger als einen Tag böse.

Beide schoben wir meine Ausfälle auf die Krankheit meines Vaters und später auf die meiner Mutter. Vehement verteidigte ich mein Recht, als Reaktion darauf zu trinken. An Tagen, an denen ich abends nicht zu meinen Eltern fuhr, kam ich oft mit einer Flasche Rotwein und einem Sechserpack Bier nach Hause und stellte alles mit einer gewissen Nachdrücklichkeit mitten auf den Küchentisch, so daß Michael gleich sah, daß ich es ernst meinte. Für ihn war ich an diesen Tagen eine «Weinterroristin».

Michael trank seinen Anteil defensiv und oft nur widerwillig. Trank er nicht mit, das wußte er, würde ich die Flasche allein austrinken. Aber eine halbe Flasche Wein und ein paar Bier reichten mir damals nur noch selten. Ich brauchte mehr, und wenn ich bei Michael war, mußte ich mir meine Zusatzrationen heimlich zuführen. Nach einer Weile fing ich an, mein Verhalten als ganz natürlich, gerechtfertigt und – selbstverständlich – rein situationsbedingt zu sehen: Ich war ja so deprimiert; meine Familie brach auseinander; ich bekam Julian nicht aus dem Kopf; ich stand unter so furchtbarem Streß. Ich dachte, irgendwann in der Zukunft mache ich einen Punkt. Ich höre auf, *wenn die Lage sich gebessert hat.*

An einem Sommermorgen, ein paar Monate nach dem Tod meines Vaters, ging ich auf die hintere Veranda, um mein Versteck zu säubern, und sperrte mich dabei versehentlich aus. Es war Julians Geburtstag, und ich hatte ihm versprochen, mir den Tag freizunehmen und mit ihm ans Meer zu fahren. Da Michael davon nichts erfahren sollte, hatte ich ihm erzählt, ich würde den freien Tag mit meiner Schwester verbringen.

Mein Lager war gewachsen. Hinter dem Kühlschrank standen jetzt eine leere Cognac- und eine leere Scotchflasche. Ich nutzte also Michaels Abwesenheit – er war bereits zur Arbeit gegangen – zur Entfernung der Beweismittel. Als ich hinter den Kühlschrank griff, fiel die Haustür hinter mir ins Schloß.

Die Tür, die zum Hinterhof führte, war ebenfalls verschlossen und gehörte zu der Sorte, die nur von außen auf- und zugesperrt werden können. Dort kam ich also auch nicht durch. Ich saß in der Falle. Die Handtasche über der Schulter und in jeder Hand eine leere Schnapsflasche, stand ich auf der Veranda und kam mir wie die letzte Idiotin vor.

Ich rüttelte am Türknopf von Michaels Wohnung. Ich rüttelte an der Hinterhoftür. Nichts. Ich hämmerte mit den Fäusten gegen die Hinterhoftür, in der Hoffnung, Michaels Vermieter, der über uns wohnte, könne mich hören und herunterkommen. Nichts. Zehn Minuten lang ging ich auf und ab und dachte nach. *Scheiße! Was jetzt?*

Die Symbolik dieser Szene war perfekt: Da tappte ich mit meiner Handtasche und zwei leeren Flaschen auf Michaels Veranda hin und her und saß praktisch in zwei Fallen gleichzeitig: einmal, weil ich nicht mehr ins Haus hineinkam, und zum anderen, weil ich in einer Zwickmühle zwischen zwei Beziehungen steckte, mich weder für die eine noch die andere entscheiden konnte.

Ich haßte mich wegen des Lebens, das ich führte, hatte aber zu jenem Zeitpunkt auch schon das Gefühl, keine Kontrolle mehr über das Drehbuch zu haben. Mein Leben war aufreibend – immer diese Verschwörungen, diese Hektik, dieses permanente Spekulieren, was andere wohl denken könnten. Manchmal kam ich mir vor wie eine Fliege, die in einem kleinen Einmachglas festsitzt. Auch ich schwirrte in meinem Leben, von panischer

Hektik getrieben, herum, und alles was dabei herauskam, war, daß die Gier nach Alkohol immer stärker wurde. Langsam, aber sicher wird der Alkohol zum einzigen Mittel, das einen von seinen Gedanken befreit.

Und so geht es immer weiter. Du lügst, suchst die Schuld woanders, beschönigst alles – und das Loch, das du dir gräbst, wird tiefer und tiefer. Die Verleugnung – zuerst der Trinkerei als solcher, dann aber auch deines eigenen Ichs – vereinnahmt immer größere Bereiche der Wirklichkeit. Nach einer Weile kannst du die Wahrheit buchstäblich nicht mehr sehen; bist nicht mehr imstande, deine eigene Rolle in dem Fiasko, das du aus deinem Leben gemacht hast, zu erkennen; durchschaust nicht mehr, wer du bist und was du brauchst und welche Möglichkeiten dir offenstehen. Mein Leben splitterte sich in dieser Phase des Jonglierens mit zwei Beziehungen mehr und mehr auf. Immer mehr Persönlichkeiten tauchten auf, bildeten sich heraus und wurden dabei immer trügerischer. Im Büro war ich die gelassene Journalistin und Redakteurin, bei Julian die anspruchsvolle, gutgekleidete Intellektuelle, bei Michael die immer etwas bedürftige Freundin – und zu Hause hatte ich nicht mehr die geringste Ahnung, wer ich war und welcher Faden mich zu meinem wahren Ego führen konnte.

Nach dem Tod meines Vaters stieg mein Alkoholkonsum. Ich war mir dessen bewußt, nahm jedoch seinen Tod und die Krankheit meiner Mutter als Rechtfertigung. *Natürlich* trinke ich: Mein Vater ist tot, meine Mutter liegt im Sterben. *Natürlich* stecke ich in diesen beiden Beziehungen fest – ich könnte gegenwärtig keinen weiteren Verlust ertragen. *Natürlich* bin ich ein Wrack – mein Leben ist ein Trümmerhaufen.

In Wirklichkeit sorgte das Trinken lediglich dafür, daß jenes Gefühl der Fragmentierung immer komplizierter wurde, und es trug zu dem allmählichen Kontrollverlust bei. So wirkt der Alkohol eben: Dir geht's dreckig im Leben, also trinkst du mehr. Du trinkst mehr, und dir geht's noch dreckiger. Du steckst in einem Teufelskreis und gerätst im Laufe der Zeit in immer stärkere Isolation und Verlorenheit.

Der Streß nimmt zu, die Hoffnungslosigkeit wächst. Ich war schon immer ein wenig abergläubisch und versuche seit meinen Teenagerzeiten, das Glück mit kleinen Ritualen festzuhalten: Ich halte den Atem an, wenn ich an einem Friedhof vorbeifahre, hebe die Füße, wenn ich über einen Bahnübergang fahre und wünsche mir etwas, wenn ich eine Sternschnuppe sehe. Früher wünschte ich mir immer ganz konkrete Dinge – *bitte mach, daß X mich an ruft*, oder *bitte hilf mir, diesen Job zu bekommen* –, doch in jenen späten Jahren meiner Sucht, als das Trinken überhandnahm, als ich zwischen Julian und Michael hin- und herpendelte und immer mehr das Gefühl hatte, die Kontrolle über mein Leben zu verlieren, verzichtete ich auf Sonderwünsche und hielt mich mehr ans Allgemeine: *Bitte, gib meiner Seele Frieden. Bitte, gib meiner Seele Frieden.* Ich ahnte ja nicht, daß ich mir den Seelenfrieden selber nahm, daß er durch die Trinkerei in immer weitere Fernen entrückte, bis er nahezu unerreichbar war.

Alkoholiker trinken, um genau jenes Leiden zu lindern, das – unter anderem – durch das Trinken hervorgerufen wird. Dies ist ein anderes großes Rätsel im Umgang mit dem Alkohol, eines seiner großen Paradoxa.

Einmal lud Michael mich und zwei Freunde zum Abendessen ein. Er kannte John und Andrea schon seit Jahren. Andrea ist Rechtsanwältin, eine schöne, hellhäutige Schwarze mit grünen Augen, die ein wenig an Vanessa Williams erinnert. John ist groß und blond; er arbeitet als Zimmermann und schreibt Theaterstücke. Nett, intelligent und geistreich wie sie sind, gehörten die beiden zu der Sorte von Menschen, wie ich sie immer gerne näher kennenlernte. Ich bat sie, Wein mitzubringen – eine Bitte, die ich immer äußerte, wenn jemand mich fragte, ob er etwas zum Essen beitragen könne. «Ach, bring einfach eine Flasche Wein mit», sagte ich. Kamen zehn Gäste, so bedeutete das bis zu zwanzig Flaschen Wein zusätzlich zu dem, was Michael und ich ohnehin schon besorgt hatten, und das war immer schon eine ganze Menge.

Wir kochten an jenem Abend mexikanisches Huhn. Bevor die

Gäste kamen, stellte ich Schälchen mit Oliven, Tortilla-Chips und Salsa auf den Tisch, und Michael ermahnte mich, wie er es immer tat: «Geh es mal ganz locker an heute abend, ja? Und betrink dich nicht zu stark.» Ich hielt mich natürlich nicht an seine Ratschläge und trank viel zuviel.

Ich hatte es eigentlich nicht vor. Ich hatte es *nie* vor. Doch ich war ein wenig nervös vor dem Eintreffen der Gäste, also trank ich schon beim Kochen ein oder zwei Bier. Und wenn sie dann kamen, wuchs meine Anspannung noch – war alles in Ordnung? Stimmte das Timing des Essens? Langweilte sich etwa schon jemand? –, und so öffnete ich die erste Flasche Wein und schenkte allen ein. Und dann stellte ich unvermittelt fest, daß mein Glas schon wieder leer war und füllte es wieder. Ich schüttete den Wein nie bewußt in mich hinein. Es geschah einfach – und plötzlich war ich betrunken.

Ich weiß noch, wie ich an jenem Abend vor dem Essen auf dem Sofa saß, an meinem Weinglas nippte und unsere Gäste beobachtete. Warum war mir eine solche Beziehung, wie sie John und Andrea offenbar verband, nicht vergönnt? Eine nette, stabile Beziehung; man lebt zusammen, belügt sich nicht, klammert sich nicht an ehemalige Freunde und macht nicht aus allem und jedem eine Katastrophe. Aber Alkoholiker sind Meister darin, andere für die Sackgassen verantwortlich zu machen, in die sie sich selbst hineinmanövriert haben, und genau das konnte und wollte ich nicht erkennen, als ich da mit Andrea und John zusammensaß.

Ich verübelte Julian, daß er Julian war und daß er nicht so lieben konnte, wie ich geliebt werden wollte. Ich machte Michael den Vorwurf, daß er zu nett zu mir war, Konflikten lieber aus dem Weg ging und von mir nicht verlangte, daß ich mich auf ihn festlegte. So ging es jahrelang. Immer dachte ich, wenn Julian sich doch nur ändern würde, wenn Michael sich doch nur ändern würde, wenn Julian doch in eine andere Stadt ziehen würde, wenn doch X, Y und Z geschehen würde – *dann*, ja dann würden sich die Dinge wahrscheinlich ganz anders entwickeln.

Nie kam ich auf den Gedanken, daß Leute wie John und Andrea – die im übrigen ein glücklich verheiratetes Ehepaar sind – an ihrer Beziehung möglicherweise sehr hart gearbeitet hatten, daß es auch in ihrem Leben jene Momente tiefer Enttäuschung gegeben hatte, in denen man dem Menschen, den man liebt, in die Augen sieht und erkennt, daß sie einem nicht alle Wünsche und Bedürfnisse erfüllen können. Alkoholiker – zumindest Alkoholiker meines Schlages – können diese Partnerschaftsarbeit, solange sie trinken, nicht leisten. Sobald sich emotionale Probleme auch nur andeuten, fordern uns sämtliche inneren Triebkräfte auf, zur Flasche zu greifen, und damit sind diese Augenblicke verloren. Sie werden einfach mit dem Alkohol weggespült.

Ich schaffte es an jenem Sommermorgen letztlich doch noch, Michaels hintere Veranda wieder zu verlassen. Die Fenster bestanden aus Einzelscheiben, die einander lamellenartig überlagerten. Ich stellte nach einer Weile fest, daß sich diese Scheiben abschrauben und aus den kleinen Schlitzen herausziehen ließen, durch die sie festgehalten wurden. So montierte ich eine Scheibe nach der anderen ab. Als die Lücke etwa siebzig Zentimeter breit war, kletterte ich auf eine Kiste und schlüpfte in die Wohnung.

Während all dies geschah, beherrschte mich eine Heidenangst: Michael, so fürchtete ich, könnte nach Hause kommen und mich in seinem Fenster hängen sehen, und ich müßte ihm erklären, was ich überhaupt auf der Veranda zu suchen hatte. Ich hatte Angst, zu spät zu Julian zu kommen und ihm nicht sagen zu können, wo ich war, warum ich zu spät kam und warum ich ihn nicht angerufen hatte. Aber ich schaffte es dann doch noch, packte die leeren Flaschen, warf sie bei einem Nachbarn in die Mülltonne, setzte mich ins Auto und fuhr fort. Die ganze Affäre hatte ungefähr eine Dreiviertelstunde gedauert. Ich holte Julian zwar mit leichter Verspätung ab, doch fiel ihm das offenbar gar nicht auf.

Viele Jahre später hörte ich es bei den Anonymen Alkoholikern immer wieder: *Unkontrollierbar, nicht mehr im Griff. Ich hatte mein Leben nicht mehr im Griff* – und noch immer erkannte ich den unmittelbaren Bezug zu meinem eigenen Leben nicht richtig. *Schon gut,* dachte ich, *aber das war doch nur ein einziger dummer Zwischenfall. Ich habe mich ausgesperrt – ein Zufall.*

Dabei war Unkontrollierbarkeit längst das zentrale Thema meines Lebens. Ich lebte in einem selbstgeschaffenen Chaos, aus dem es kein Entrinnen gab.

# TIEFPUNKT

In der Entzugsklinik saß ich abends einmal eine Zeitlang mit einem Mann in der Cafeteria, der George hieß, ebenfalls aus Boston kam und eine Trinkerlaufbahn hinter sich hatte, die der meinen ein wenig ähnelte. Er war nie in extreme Schwierigkeiten geraten und besaß noch immer seinen Job in der Familienfirma, seine Wohnung, Freunde, die zu ihm hielten, und auch sonst hatte die Sucht seinem normalen bürgerlichen Leben äußerlich noch nichts anhaben können. Wir saßen eine Weile beisammen und sprachen darüber, was es bedeutete, ganz unten angekommen zu sein, und ob wir selbst schon dort unten gewesen waren oder nicht.

«Weißt du», sagte George, «ich habe nie solche Sachen gemacht, wie man sie von ‹richtigen› Alkoholikern erwartet.» Ich hab nie ein Auto zu Schrott gefahren und bin nie im Knast gelandet. Ich hab auch nie jemanden im Blackout umgebracht.»

Ich nickte. «Ich auch nicht.»

«Die Frage ist», fuhr George fort, «wie tief du sinken mußt, bevor du aufhörst. Wie schlimm muß es werden?»

Etwas später setzte sich ein Mann namens Chris zu uns, und wir fragten ihn nach seiner Meinung: Wie tief muß man in der Misere stecken? Wie dreckig muß es dir gehen, bevor du aufhörst?

Chris ist Bauarbeiter, untersetzt, schwer, Anfang Dreißig, mit hellblauen Augen und Armen wie Telegrafenmasten. Er sagte: «Ich glaube, wenn du wirklich unten aufschlägst, bist du tot. Es kommt also drauf an, daß du vorher aus dem Fahrstuhl springst.»

Die Fahrstuhlmetapher ist weit verbreitet bei den Anonymen Alkoholikern: Der Fahrstuhl eines Alkoholikers kennt nur eine Richtung – abwärts. Das gute daran ist nur, daß man aussteigen kann, wann man will – vorausgesetzt, man hat ehrlich akzeptiert, daß man zu den Abhängigen gehört. Wenn Verzweiflung und Angst so groß geworden sind, daß man erkennt, wohin man treibt, dann hat man die Wahl: Aussteigen – oder weiterfahren, bis man in der Gruft liegt.

Den Tiefpunkt erreicht man gewöhnlich nach langem, langsamem Fall. Dies kann ein halb bewußter Prozeß sein, ein fast überlegter Entschluß zum Sprung in die Tiefe. Die unsichtbare Linie, die man schon so viele Male in beiden Richtungen überschritten hat, steht einem einen Moment, einen Tag, für einen bestimmten Zeitraum deutlich vor Augen, und dann springt man. Alle frühere Zurückhaltung nimmt man mit hinunter.

Meine Freundin Abby sprang, nachdem sie vergewaltigt worden war. Wer könnte sie deswegen verurteilen? Würden Sie nicht genauso handeln? Die Vergewaltigung war eine jener Episoden, die Abby mir über einen Zeitraum von mehreren Wochen hinweg in der für sie typischen Art erzählte: Sie ließ kleine verbale Bomben platzen. Zuerst erwähnte sie nur die reine Tatsache der Vergewaltigung, sonst nichts. Bei unserer nächsten Unterhaltung erfuhr ich, daß der Vergewaltiger ein Unbekannter war, der nachts in ihre Wohnung einbrach. Beim übernächstenmal kam heraus, daß sie alles mit verbundenen Augen über sich hatte ergehen lassen müssen, und beim viertenmal berichtete Abby, der Mann habe ihr wiederholt dieselbe Frage gestellt: «Auf welche Art willst du sterben?»

Davor hatte Abby viel getrunken und jeden Tag Marihuana geraucht, doch danach rastete etwas in ihr aus. Der innere Impuls, den Alkohol- und Drogenkonsum unter Kontrolle zu halten, legte sich, die Bedenken traten zurück. *Scheiß drauf.* Es ist, als würde der innerste Kern deiner Seele genau das sagen – scheiß drauf! Und du läßt dich fallen und hältst deine Rechtfertigung in der Hand wie einen Reisepaß ins Land der Selbstzerstörung. Abby lebte in einer Wohnung im Kellergeschoß. Sie fing an, Flaschen aus dem Weinkeller ihres Vermieters zu stehlen, der sich gleich neben ihrer Wohnung befand. Von nun an betrank sie sich jeden Abend bis zur Bewußtlosigkeit.

Jane entschied sich für den Sprung, nachdem ihre Ehe in die Brüche gegangen war. Auch in ihr rastete etwas aus, und eine innere Stimme sagte: *Aus und vorbei. Mehr Schmerz kann ich nicht ertragen*. Von diesem Zeitpunkt an sprengte ihr Alkoholkonsum alle Grenzen. Sie zog von Vermont nach Boston. Schon nach kürzester Zeit verfiel sie auf die Gewohnheit, jeden Abend um zehn oder fünf Minuten vor elf auf die Uhr zu starren. Der Gedanke war immer der gleiche: *Ach, Mist* ... Und dann raste sie – gleichgültig, womit sie gerade beschäftigt war – auf schnellstem Wege in den Schnapsladen, um sich rechtzeitig vor Geschäftsschluß noch eine Flasche zu holen, eine Flasche noch, die ihr über die Nacht helfen sollte, beim Einschlafen sozusagen. Wie Abby war sich auch Jane des Sprungs nur halb bewußt, genauso wie ihrer Entschlossenheit, sich tiefer und immer tiefer fallen zu lassen. Die Angst – in ihrem Fall vor dem Alleinsein, vor der Aufgabe, ein neues Leben zu beginnen, vor ihrem eigenen Zorn und ihrer eigenen Enttäuschung – war nach ihrer Scheidung wie ein Ungeheuer, das in ihr zu wachsen begann und sich jeden Abend in der Dämmerung regte. Sie fühlte es, wie eine Mutter in ihrem Leib die Bewegungen des Babys fühlt. Sie erstarrte jedesmal schier vor Panik und setzte sich zur Wehr, wollte das Ungeheuer töten.

Ich glaube, daß manche Alkoholiker nach Gründen für den Sprung suchen. Wir manövrieren herum, lavieren uns in die entsprechenden Stellungen und manipulieren den Lauf der Dinge so lange, bis irgendwann beinahe zwangsläufig die entscheidende Katastrophe passiert, die uns über die Klippe treibt. Ich denke dabei an Elaine, an die Hoffnungslosigkeit, mit der sie sich zu diesem verheirateten Mann hingezogen fühlte, an die Entschlossenheit, mit der sie sich nach jedem Bruch mit ihm dem Suff ergab. Wasser sucht sich seinen Weg selbst, und die meisten von uns suchen sich die Leute, die uns mit sich in die Tiefe reißen. Der Sprung als solcher hat nach meiner Überzeugung in der Tat etwas von einem Untergang; dahinter steckt die Sehnsucht, zu ertrinken, die Suche nach der idealen Ausrede dafür, den Rettungsring loszulassen.

«Wer konnte nach der Vergewaltigung schon etwas sagen?» fragt Abby. «Wer hätte mir in einer solchen Situation wegen meiner Trinkerei noch Vorwürfe machen können?» Niemand natürlich, nicht einmal sie selbst – genauso wie Michael und ich nach dem Tod meiner Eltern unfähig waren, das wahre Ausmaß meiner Alkoholabhängigkeit zu erkennen. Vor Sprung und Fall steht ein Verlust, der beides ermöglicht und perpetuiert: der Verlust der Hoffnung, der Verlust des Glaubens daran, daß das Leben noch irgend etwas Positives zu bieten hat, der Verlust der Selbstachtung, der Verlust der Willensstärke.

Der Sprung ist nicht identisch mit dem Erreichen der Talsohle. Um so abgrundtief hinunterzukommen, daß du die Alternative *Raus aus dem verdammten Fahrstuhl oder du verreckst* endlich begreifst, ist eine schwer zu beschreibende Mischung aus Verzweiflung und Gnade erforderlich, die bei den Anonymen Alkoholikern «das Geschenk der Verzweiflung» heißt.

Mary Ellen, eine Journalistin Anfang Vierzig, war vierundzwanzig Jahre lang Trinkerin. Vor zwei Jahren bekam sie einen Redakteursposten bei einer Zeitschrift in Kalifornien, um den sie sich monatelang beworben hatte. Doch anstatt daß nun die alten nagenden Ängste und Depressionen, die sie an ihrer vorherigen Arbeitsstelle geplagt hatten, verflogen wären, rief nun auch der neue Job Sorgen und Befürchtungen hervor. Sie hatte Angst, sie könne alles falsch machen. Sie fürchtete, eine Hochstaplerin zu sein, die über kurz oder lang auffliegen würde. Sie trank ohnehin schon jeden Tag, doch nun begann sie, mehr zu trinken als je zuvor. Morgens wachte sie mit einem Kater auf, benommen, ängstlich, mit zitternden Händen. Also gab sie einen Schuß Kahlua in ihren Kaffee, nur einen kleinen Schuß, der die ärgsten Ängste in Schach hielt. Das ging so ein paar Monate lang. Der kleine Schuß wurde mit der Zeit größer, und manchmal versetzte sie den Kaffee nicht nur mit Kahlua, sondern auch noch mit Wodka. Mitunter goß sie soviel Schnaps in die Tasse, daß sie den Kaffee kaum noch herausschmeckte.

An einem schönen Freitagvormittag im Oktober, etwa gegen elf Uhr, merkte Mary Ellen plötzlich, daß sie in ihrem Wagen saß und eine Schnellstraße außerhalb von Los Angeles entlangfuhr. Sie sah sich auf einmal selbst, als beobachte sie sich von oben. *Ich bin betrunken, dachte sie. Ich fahre vormittags um elf auf einer Schnellstraße herum, ich komme zu spät zur Arbeit, und ich bin betrunken.* Noch am gleichen Wochenende rief sie einen Freund an, der einige Jahre zuvor mit Hilfe der Anonymen Alkoholiker trocken geworden war, und traf sich mit ihm zum Kaffee. Am Sonntag trank sie noch einen Drink. Seither hat sie keinen Alkohol mehr angerührt.

Für Abby gab ein kleineres, in seinen Details viel weniger dramatisches Ereignis den Ausschlag. Auf einer Dinnerparty in New York betrank sie sich und zettelte einen Streit mit einer Frau an, die neben ihr am Tisch saß. Es war eine ganz dumme Auseinandersetzung, bei der es darum ging, ob man Leuten, die von sich behaupten, sie könnten sich an frühkindliche Mißhandlungen erinnern, Glauben schenken könne – ein Thema, von dem Abby nicht die geringste Ahnung hatte. Sie wurde extrem ausfällig gegenüber der Frau, wobei ihr auf einer bestimmten Bewußtseinsebene durchaus klar war, daß die Auseinandersetzung, der *Wunsch zu streiten,* einem tiefen Zorn entsprang, einer Wut, die sie ihr ganzes Erwachsenenleben lang mit Hilfe von Alkohol einzudämmen versucht hatte. Als sie am nächsten Morgen aufwachte, kam sie sich gedemütigt vor und schämte sich furchtbar. Sie rief ihre Mutter an, die selber auf Entzug war, und sagte zu ihr: «Ich brauche Hilfe.» Noch am selben Tag fuhr sie mit dem Zug von New York nach Boston. Die ganze Fahrt über trank sie Scotch und weinte. Es war das letzte Mal, daß sie sich betrank.

Am Ende setzt also doch noch der Realitätssinn ein und verdrängt die Verleugnung. Manche von uns müssen erst ihre Jobs verlieren, ihre Ehepartner oder ihre Kinder. Manche wachen in einem Autowrack auf und werden vom Richter zur Teilnahme an AA-Veranstaltungen verdonnert. Ich kenne einen Mann namens Richard, den beim Erreichen der Talsohle eine so abgrundtiefe Selbstverachtung peinigte, daß er sich nur noch umbringen wollte. Als er merkte, daß ihm dazu der Mut fehlte, haßte er sich noch mehr. Für einen Mann namens Troy bestand der Tiefpunkt darin, daß er eines Tages aus seinem Sessel aufsah und erkannte, daß es in seinem Leben nur noch zwei Dinge gab, einen Schwarzweißfernseher mit einem Dreißig-Zentimeter-Bildschirm und eine Flasche Gin, die letzten Stützen in der totalen Isolation. Für meine Freundin Ginny war es ein Kontrollverlust im wörtlichen Sinn: Sie fuhr in der Nacht viel zu schnell eine kurvenreiche Straße entlang, kam von der Straße ab und flog mit dem Kopf voran durch die Windschutzscheibe. Sekundenbruchteile bevor sie durch die Scheibe stieß, warf sie das Handtuch. «Okay», flüsterte sie und ließ das Lenkrad los, «ich geb's auf.» Alle hier erwähnten Personen sind zwischen dreißig und vierzig Jahre alt, haben gute Jobs und intakte Familien. Richard ist Stadtplaner, Troy Englischprofessor, Ginny Anwältin. Wären Sie ihnen auf der Straße begegnet, wären Sie nie drauf gekommen, es mit Alkoholikern zu tun zu haben. Der Tiefpunkt der Sucht ist im Normalfall ein Ereignis im Innenleben des Betroffenen, von dem der Außenstehende nichts mitbekommt.

Mein eigener Sturz hatte etwas von einem eleganten Senkflug. Er beschrieb einen langen, langsamen Bogen, dessen Konturen ich erst im nachhinein erkannte.

Mein Vater starb, und ich sprang. Ein Jahr später starb meine Mutter, und ich fiel weiter, blindlings und nur allzu bereitwillig. Zehn Monate später landete ich in der Entzugsklinik.

Vielleicht hat mein Vater das vorausgesehen, hat erkannt, daß sein Tod die Macht haben würde, bestimmte Änderungen in meinem Leben zu erzwingen. Daß diese Änderungen mit dem Alkohol zusammenhingen, mag er nicht gewußt haben, doch daß ich mich ändern würde, wenn ich ihn verloren hatte, ahnte er wohl. Er sagte mir: «Den Vater oder die Mutter zu verlieren ist ein Ereignis, das das ganze Leben umkrempelt.»

Das sagte er im Mai 1991, wenige Tage nachdem man den Tumor bei ihm festgestellt hatte. Er lag im Bett im New England Medical Center in Boston, und ich hockte auf der Kante und starrte auf meine Hände. Einen Moment lang herrschte Stille, dann sah ich ihn an. Er *wirkte* unverändert: Er war damals vierundsiebzig, geistig noch voll präsent, energisch und umtriebig. Die Szene kam mir daher surreal vor: Ich saß im Krankenhauszimmer bei ihm und ließ meine Gedanken um die Diagnose kreisen. Die Biopsie fehlte noch – sie sollte erst am nächsten oder übernächsten Tag gemacht werden –, aber die Ärzte wußten schon Bescheid. Die Kernspintomographie hatte ein Glioblastom gezeigt, einen großen, besonders aggressiven Tumor im Zentrum seines Gehirns, einer Stelle, an der man nicht operieren konnte. Ein paar Tage zuvor hatte uns der zuständige Neurologe, ein junger Arzt, mitgeteilt: «Zuerst werden seine Beine, Arme und Hände nicht mehr funktionieren. Als nächstes wird er das Sprachvermögen und den Orientierungssinn verlieren und in geistige Verwirrung fallen. Dann setzt immer häufiger sein Denken aus. Sein Schlafbedürfnis wird steigen, und er wird zunehmend apathischer werden.»

*Am Ende wird er sterben.*

Ich glaube nicht, daß der Arzt diese letzten Worte tatsächlich aussprach, aber das war auch gar nicht nötig. Hirntumor = Tod. Die Gleichung war klar, hoffnungslos und, wie mein Vater sagte, lebensverändernd.

Mein Vater starb am 7. April 1992. Ein Jahr und elf Tage später, am 18. April 1993, starb meine Mutter an Brustkrebs. Mit Zweiunddreißig verlor ich meinen Vater, mit Dreiunddreißig meine Mutter. Jetzt bin ich sechsunddreißig. In der Zeit nach ihrem Tod habe ich endgültig meine Kindheit hinter mir gelassen

– und im Laufe dieses Prozesses, wie ich glaube, auch meine Fähigkeit zur Verleugnung.

Mein Vater hatte also recht. Ich brauchte allerdings einige Jahre, bis ich herausfand, *wie* recht er hatte.

In den Monaten unmittelbar nach der Tumordiagnose hörte ich meistens um fünf oder halb sechs mit der Arbeit auf, ging über die Straße ins *Aku* und trank zwei große Scotch. Auf der Fahrt zu meinen Eltern stoppte ich bei einem Spirituosenladen in Cambridge und kaufte eine Sechserpackung Bier. Zwei Flaschen nahm ich mit ins Haus. Dann saß ich bei meinen Eltern und leerte die erste und nach ungefähr einer halben Stunde auch die zweite. Manchmal saß ich auch allein bei meinem Vater, damit meine Mutter mal aus dem Haus kam.

Waren die zwei Bier getrunken, ging ich heimlich zu härteren Sachen über. Das Schlafzimmer, in dem sich meine Eltern aufhielten, lag im rückwärtigen Teil des Hauses, und ich ging eine Zigarette rauchen, was ich stets außerhalb des Hauses tat. Ich weiß nicht mehr, wann ich zum erstenmal auf die Idee kam, auf dem Weg zur Tür einen Abstecher zur Hausbar einzulegen. Ich weiß auch nicht mehr, wann ich die erste Flasche Old Grand-dad heraussuchte und mit vor die Haustür nahm. Ich erinnere mich nicht mehr, welche Ausrede ich mir zurechtlegte, aber irgendeine war es bestimmt: *Die Flasche sollte eigentlich immer griffbereit sein. Am besten verstaue ich sie wohl hinter der Toilette im Flurbadezimmer. Oder ich stecke sie in den Korb mit den alten Sportsachen im Garderobenschrank.* Wie dem auch sei, irgendwann hielt ich es für eine gute Idee, das Zeug zu verstecken (denn sonst hätte ich es ja kaum getan), und danach war der Schnaps für mich da, wann immer ich ihn brauchte, und das war ziemlich oft. Die Logik kam mir damals schlüssig vor, und ich folgte ihr täglich, fast drei Jahre lang.

Krankheit, Verlust; eine weitere Krankheit, noch ein Verlust. Ein außenstehender Beobachter hätte eine direkte Linie zwischen dem Tod meiner Eltern und der Eskalation meines Alkoholkonsums ziehen können, an dessen Ende der Entzug stand.

Die Linie hätte in gewisser Weise dem tatsächlichen Geschehen entsprochen: Der Verlust der Eltern verschaffte mir die passende Ausrede für den Sprung in die Tiefe. Das Siechtum meines Vaters war lang und grausam. Der Hirntumor lähmte, genau, wie der Arzt es vorausgesagt hatte, Schritt für Schritt alle Körperfunktionen. Im Verlauf von elf Monaten verlor er zunächst die Kontrolle über seine Feinmotorik, dann die Funktion der Arme und Beine, seine kognitiven Fähigkeiten, sein Erinnerungsvermögen, seine Persönlichkeit. Die Krankheit meiner Mutter, die so rasch auf die meines Vaters folgte, war wie ein Alptraum: immer wieder andere Krankenhäuser, immer wieder neue Untersuchungen, immer wieder angstvolle Telefonate. Während beider Siechtum und nach ihrem Tod trank ich mit der hemmungslosen Hingabe des echten, in Selbstmitleid zerfließenden Trinkers – und dies Abend für Abend bis zur Bewußtlosigkeit.

Wenn ich unvoreingenommen auf die beiden furchtbaren Jahre mit ihren ständigen Krankenhaus- und Hospizbesuchen zurückblicke, ragen einige Schlüsselszenen heraus – Szenen, die weniger mit Krankheit und Tod zu tun haben als vielmehr mit den Selbsterkenntnissen, zu denen ich durch diese Erfahrungen gezwungen wurde.

An einem Julivormittag im Jahre 1991, ungefähr zwei Monate nach der Tumordiagnose, saßen meine Schwester Becca und ich im elterlichen Wohnzimmer und hörten Vater und Mutter im Schlafzimmer streiten. Mehrere Minuten verstrichen. Dann kam meine Mutter die Treppe herunter. Ihre Wangen waren vom Zorn gerötet, und sie wirkte aufgebracht. Sie zog uns bei persönlichen Angelegenheiten nur selten ins Vertrauen, doch diesmal zogen wir ihr die Einzelheiten gleichsam aus der Nase.

Offenkundig hatte mein Vater ein, wie er es nannte, «Bekenntnis auf dem Sterbebett» abgelegt (obwohl noch viele Monate vergehen sollten, bis er tatsächlich starb). Es ging um die Affäre, die zehn Jahre zuvor beinahe seine Ehe ruiniert hätte. Er hatte damals behauptet, die Beziehung abgebrochen zu haben.

Mutter war in der Folgezeit überzeugt gewesen, die Affäre sei endgültig vorüber. Wenn sie ihn hin und wieder danach fragte, beruhigte er sie jedesmal: immer noch vorbei, kein Kontakt mit der anderen Frau. Er hatte gelogen. Die Beziehung hatte die ganze Zeit ohne Unterbrechung weiterbestanden. Erst vor ein paar Wochen hatte *diese* Frau (so nannte meine Mutter sie immer: *diese Frau*) ihn im Krankenhaus besucht.

Becca und ich verbrachten den Rest des Tages damit, die Wogen zu glätten. Eine von uns sprach mit Mutter im Wohnzimmer, die andere mit Vater im Schlafzimmer, dann wechselten wir uns ab. Meine Mutter lief den ganzen Tag mit zusammengekniffenem Mund und brennenden Augen herum und war einfach nur wütend. Mein Vater war eher betroffen und verwirrt. Er hatte gehofft, so reimte ich es mir zusammen, seine Beichte würde ihn von der Schuld befreien und ihm Vergebung zuteil werden lassen. Immer wieder sagte er: «Wenn's hart auf hart ging, ging eure Mutter immer vor» – als ob dadurch der Betrug in irgendeiner Weise hätte erklärt oder entschuldigt werden können.

Nachdem wir meinem Vater das Versprechen abgenötigt hatten, darüber noch mit einem Therapeuten zu reden, verließen Becca und ich das Haus relativ früh am Abend. Unsere Eltern saßen am Eßzimmertisch und starrten die Wände an.

Ich rief an jenem Abend, nachdem ich schon einige Gläser geleert hatte, meinen Therapeuten an und erzählte ihm, was passiert war. Er fragte: «Wie wirkt sich diese Situation auf *Sie selbst* aus?» Ich hielt die Frage damals für völlig hirnrissig. Was hat denn das mit mir zu tun? Die Eltern sind doch viel wichtiger! Später am Abend erinnerte ich mich an eine Unterhaltung, die ich einige Monate zuvor mit meinem Vater geführt hatte. Ich war an jenem Tag besonders deprimiert gewesen und hinausgefahren, um mir bei ihm moralische Unterstützung zu holen. Ich erwähnte in allgemeiner Form meine Probleme mit Julian und Michael, meine Ambivalenz, meine Doppelzüngigkeit, mein Gefühl, mit beiden Beziehungen in einer Sackgasse gelandet und zur Ehrlichkeit überhaupt nicht mehr imstande zu sein. Schließlich war ich in Tränen ausgebrochen. «Ich weiß nicht, was ich tun soll. Ich bin fix und fertig.»

Ich hatte mir Mitgefühl erhofft, doch zu meiner Überraschung wurde mein Vater böse. Daß ich trank, erwähnte er nicht, doch zumindest indirekt ging er auf die Folgen der Trinkerei ein. «Das ist ein ständiges Auf-die-lange-Bank-Schieben», sagte er. «Da ist ein Bruch in dir, und du *mußt* was dagegen tun. Du *mußt*.»

Erst als er meiner Mutter gegenüber seine Lebensbeichte ablegte, begriff ich, wie gut er diese Art von Bruch verstand, wie tief und wie lange er selbst in einer solchen Situation gelebt hatte. Obwohl sie ihn bis zu seinem Tode pflegte, ganz verzieh ihm Mutter seinen Betrug nie, und er selbst sich wohl auch nicht. Er starb in der Überzeugung, er habe sich den Tumor selbst zuzuschreiben. Zu meiner Mutter sagte er, die Lokalisierung der Geschwulst genau in der Gehirnmitte sei der psychosomatische Ausdruck seines ungelösten Konflikts.

Über das Gespräch mit meinem Vater an jenem Abend dachte ich noch lange nach und noch viele weitere Male während und nach seiner Krankheit: In gewisser Weise hatte er mir auf seine eigene indirekte, analytische Art ein Geschenk gemacht, einen kleinen Ausblick auf das, was auf mich zukam. Seine Worte und die Einzelheiten seines Bekenntnisses waren ein Hinweis auf die Zukunft. Er schien mir zu zeigen, was es bedeutete, mit einem ungelösten Konflikt nicht nur zu leben, sondern auch zu sterben. Es war, als habe er mir die Kosten dieser inneren Zerrissenheit vorgerechnet.

Etwa ein halbes Jahr nach Ausbruch seiner Krankheit wollte meine Mutter sich abends mit Freunden treffen. Ich trank nach der Arbeit meine zwei Scotch im *Aku* und fuhr dann hinüber, um am Krankenbett zu sitzen. Zu diesem Zeitpunkt war mein Vater schon tief erschöpft, und seine Unbeweglichkeit und Verwirrung nahmen von Woche zu Woche zu. Er lag im Bett, und ich saß neben ihm und trank ein Bier. Vielleicht trank ich auch zwei, ich weiß es nicht mehr – jedenfalls schliefen wir irgendwann beide ein, und als ich mich dreißig oder vierzig Minuten später rührte, war mein Vater an meine Seite gesunken, und sein Kopf ruhte auf meinem Oberarm. Die Szene hatte etwas derart Rührendes – mein armer Vater, schlafend und so verletzlich –, daß ich ihn nicht fortschob, sondern dort beließ, wo er war.

Dann wachte er auf. Er erschrak ein wenig, brummte unwirsch und sah mich an. «Das ist *sehr* unanständig», sagte er stotternd. «Ein Vater und seine Tochter – so ...»

Ich hatte das Gefühl, bei etwas erwischt worden zu sein, von dem ich gar nicht wußte, daß es falsch war. Ich erhob mich und ging hinaus, um eine Zigarette zu rauchen. Auf dem Weg holte ich mir meine Flasche Old Grand-dad aus dem Versteck im Badezimmer und nahm sie mit hinaus auf die vordere Treppe. Da saß ich dann, trank große Schlucke und versuchte nicht über meinen Vater nachzudenken, über diese alte, verwirrende Mixtur aus Nähe und Distanz.

Trinken und Krankenpflege; Trinken und Angst; eins ist die Antwort aufs andere. Mein Elternhaus war so überladen mit Krankheit und Wut und ungelösten Konflikten aus der Vergangenheit, daß man es kaum betreten konnte, ohne das Gefühl, dauernd den Atem anhalten zu müssen. Wie kleine Vulkanausbrüche kamen immer neue Einzelheiten über den Ehebruch meines Vaters ans Tageslicht – er hatte der Frau Geld gegeben; er hatte sie auf eine Reise mitgenommen –, und all dies erfüllte das Haus mit einer Bitterkeit, die man geradezu auf der Zunge schmeckte. Da kam ich in die Küche, und meine Mutter schäumte über dem Küchenherd über irgendeine seiner Bemerkungen oder etwas, das sie entdeckt hatte. Vater lag unterdessen leidend in seinem Bett, lag oder saß in seinem Rollstuhl fest und konnte immer noch nicht verstehen, weshalb sie so zornig war. Mitunter hatte ich das Gefühl, ein Streichholz genügte, und das Haus flöge in die Luft.

Mein Bruder, meine Schwester und ich machten sich insgeheim große Sorgen wegen der möglichen Auswirkungen des gewaltigen Zorns, der in unserer Mutter kochte. Wir fürchteten, der Streß, den die Pflege meines Vaters mit sich brachte, könne ihre eigene Krebserkrankung wieder ausbrechen lassen. Wir bemühten uns nach Kräften, ihnen zu helfen, versuchten Trost zu spenden, Mitgefühl zu zeigen und uns beiden Eltern gegenüber loyal zu verhalten. Doch die Besuche waren nervenaufreibend. Wenn ich am Ende eines solchen Abends das Haus verließ, dann *brauchte* ich den Cognac auf Michaels hinterer Veranda und hatte das Gefühl, ihn mir redlich verdient zu haben. Beinahe jede Nacht trank ich mich in den Schlaf und konnte mir nicht vorstellen, wie ein Mensch so etwas ohne Schnaps überstehen sollte. Nicht zu trinken schien mir undenkbar.

An einem strahlenden Oktobernachmittag fünf Monate nach Ausbruch seiner Erkrankung machte ich mit meinem Vater einen Ausflug. Zu diesem Zeitpunkt saß er bereits im Rollstuhl. Ich fuhr ihn hinaus zu meinem Wagen, half ihm mühsam, sich aufzurichten und sich auf den Beifahrersitz zu bugsieren. Dann setzte ich mich ans Steuerrad und fuhr gen Westen. Wir kannten das Gelände; es war die gleiche Strecke, die wir gefahren waren, als ich dreizehn war und er mich zum Haus meiner Freundin Nina brachte. Ich hatte mich immer gefragt, was diese Fahrten ihm bedeutet haben mochten, was er dort auf dem Vinylsitz neben einer dünnen, stummen Tochter empfunden hatte und wie es war, sich selbst in einem anderen Menschen wiederzuerkennen und doch unfähig zu sein, eine gemeinsame Basis zu finden und diesem Menschen näherzukommen.

An jenem Tag tat *ich* mein Bestes, ein Gespräch in Gang zu bringen und zu halten, um jene gemeinsame Basis zu finden. Es erging mir nicht viel besser als ihm. Ich schaute zu ihm hinüber und sah ihn aus dem Fenster starren. Er sah traurig und verletzlich aus und war nur schwer zu erreichen. Einmal hielten wir an und tranken eine Tasse Tee. Ich weiß noch, wie ich dachte, daß ich lieber ein Glas Wein mit ihm trinken würde, nur ein einziges Glas, um die altvertraute Last des Schweigens leichter zu ertragen. Eine Woge der Zuneigung und der Trauer überkam mich an jenem Tag. Ich war dankbar, daß ich meinen Vater noch hatte, doch selbst angesichts seiner tödlichen Krankheit sah ich mich außerstande, die Leere zwischen uns auszufüllen. Ich entsinne mich, daß ich an jenem Abend nach Hause fuhr und mich furchtbar betrank, viel heftiger noch als gewöhnlich.

Unsere Erinnerung läßt auf merkwürdige Weise die schmerzlichen Erfahrungen verschwimmen. Die letzten Monate im Leben meines Vaters liegen für mich in einem Nebel, aus dem nur hin und wieder einzelne Bilder auftauchen wie Szenen aus einem Horrorfilm. Vielleicht liegt es daran, daß ich soviel trank, doch im nachhinein glaube ich, daß Alkohol nur zum Teil dafür verantwortlich war: Das Hirn wird überwältigt und verschließt sich einfach und duldet nur hin und wieder blitzartige Eindrücke wie Fotos in einem Album. Was ich noch vor mir sehe, ist der große hydraulische Kran, den wir in den letzten Monaten gemietet hatten, um meinen Vater aus dem Bett und wieder hineinzuheben. Der Kran war mit einer großen Schlaufe versehen. Wir schoben sie unter den Kranken, hoben ihn dann aus dem Bett und schwenkten ihn zu seinem Rollstuhl. Da schwebte er in der Luft wie ein riesiges, groteskes Baby im Storchenschnabel, in seiner ganzen Länge von 1,86 m, bewegungsunfähig und hilflos. Für mich ist dieses entsetzliche Bild bis heute ungemein lebendig geblieben. Wenn es vor meinem geistigen Auge auftaucht, möchte ich am liebsten etwas trinken, selbst jetzt noch.

Klar vor Augen steht mir auch noch der letzte Tag, an dem mein Vater bei Bewußtsein war. In der ersten Aprilwoche war er so apathisch und hilflos geworden, daß wir schließlich ein Medikament absetzten, das er seit der endgültigen Diagnose eingenommen hatte. Es handelte sich um ein Steroid, das die Schwellungen in der Umgebung des Tumors eindämmte. Es war praktisch das letzte, was zwischen ihm und dem Ende lag. Wir setzten das Medikament im Lauf von drei oder vier Tagen ab, um es ihm leichter zu machen, und gaben ihm die letzte Dosis an einem Freitag. Als ich an diesem Abend nach der Arbeit ins Haus kam, ging ich gleich ins Schlafzimmer, um nach ihm zu sehen. Er hatte die Augen geschlossen, doch als ich mich über ihn beugte, sah er zu mir auf. Er hatte noch immer kleine klare Augenblicke, wenige nur und mit langen Zwischenräumen. Ich lächelte ihn an und sagte «Hallo, Dad», und er brachte die Worte hervor: «Du. Siehst. Wunderbar. Aus.»

Ich hatte mich so sehr bemüht, ihm in diesem letzten Jahr etwas Gutes zu tun. Eigentlich hatte ich mich mein ganzes Leben lang um ihn bemüht, mich so lange nach seiner Anerkennung gesehnt, und in diesem Augenblick, ganz am Ende, gewährte er sie mir.

Kurz danach fiel er ins Koma. Ich betrank mich.

Von da an haben die meisten Bilder mit dem Trinken zu tun: dem Cognac, den ich am Abend, bevor Vater starb, in meinem ehemaligen Zimmer schluckte; die trunkene Benommenheit jener Nacht, als mich mein Schwager in Michaels Haus anrief. Ich erinnere mich, daß ich am Tag nach Vaters Tod auf den Eingangsstufen zu unserem Haus um die Mittagszeit ein Bier trank. Mein Bruder, meine Schwester, meine Mutter saßen drinnen am Küchentisch und aßen belegte Brote, während ich draußen war und über meine Allianz mit meinem Vater nachdachte, darüber, daß er und ich vereint auf der einen Seite der Familie standen, während die anderen vereint auf der anderen Seite standen. Ich weiß immer noch nicht, ob dieses Gefühl des Getrenntseins auf Realität oder Phantasie beruhte. Damals schien das jedenfalls keine Rolle zu spielen. Ich fühlte mich wie vor den Kopf geschlagen, verwaist und allein und nuckelte an meiner Bierflasche wie ein Baby an seiner Milch, als tränke ich das Leben selbst.

Ich erinnere mich, daß ich zwei Tage später, am Morgen der Beerdigung, heimlich in der Küche ein Bier trank. In meinem schwarzen Kleid an der Spüle stehend, stürzte ich es innerhalb von zwei Minuten hinunter, wobei ich inständig hoffte, daß mich niemand dabei erwischen möge. Während des Empfangs nach der Beerdigung trank ich ununterbrochen. Eine verschwommene Erinnerung habe ich daran, am Abend Weißweingläser auf den Eßtisch gestellt zu haben. Dann setzt die Erinnerung eine Zeitlang aus, wird graues Nichts. Spätabends, das weiß ich dann wieder, saß ich auf Michaels Bett, weinte und weinte, betrunken und völlig von der Rolle. Michael hielt mich fest und ließ mich weinen.

Das Trinken half mir weinen: etwas, was mir heute noch fehlt. Nach dem Tod meines Vaters hatte ich das Gefühl, ich dürfe nicht zu lange trauern. Mir war, ein ungeschriebenes Gesetz beschränke meinen Mitleidsbonus auf etwa sechs Wochen. Immer wieder kamen Arbeitskollegen zu mir und fragten: «Wie geht es dir denn jetzt?» Nach einem Monat oder so nickte ich nur noch und sagte: «Besser, glaube ich.» Bei zuviel Trauer fühlen sich die Leute unbehaglich. Ich konnte es ihrem Tonfall entnehmen, daß sie einen gewissen Fortschritt hören wollten. Ich steckte im Frühjahr und Sommer nach Vaters Tod meinen Kummer tagsüber in eine Art separates Abteil, das ich abends mit dem Schlüssel Alkohol aufsperrte. Der Alkohol war das Werkzeug, das mir den Zutritt verschaffte, dann flossen meine Tränen. Oder ich trank, um die Tränen zu ersticken: Ertränk deine Gefühle, halte die Trauer in Schach.

Sechs Monate nach dem Tod meines Vaters rief mich meine Mutter im Büro an, um mir zu sagen, ihre Untersuchungsergebnisse seien positiv – wiederum Krebs, diesmal Tumore in der Leber, wiederum Chemotherapie. Nachdem wir beide aufgelegt hatten, saß ich an meinem Schreibtisch und hatte das Gefühl, jemand hätte mir einen harten Gegenstand in den Magen gerammt. Ich erinnere mich, daß ich meine Zähne fühlte. Die beiden Reihen waren so stark zusammengepreßt, als klebten sie aneinander.

Die Angst schlug erst spät am Abend zu, nachdem ich meine Mutter besucht, voller Sorge mit meiner Schwester telefoniert und schließlich einige Gläser Wein getrunken hatte. Dann erst war ich imstande, mich meinen Empfindungen zu überlassen. Manchmal dachte ich, ohne diesen Wein, ohne diese Brücke zu meinen eigenen Emotionen hätte sich mein Inneres wohl in Granit verwandelt.

Wiederum verschwommene Bilder. Die Anfänge der Chemotherapie und meine Mutter, die sich elend fühlt: Sie hat wunde Stellen in Mund und Hals, die Haare fallen ihr aus. Besuche voller Angst, ich hocke bei ihr auf der Bettkante, beobachte sie aufmerksam, als könnte ich aus ihren Gesten die Zukunft lesen. Trinken. Trinken und trinken. In ihrem Haus schränkte ich meinen Alkoholkonsum gekonnt ein – seit unserem Gespräch auf Martha's Vineyard war ich äußerst vorsichtig in ihrer Gegenwart, und ich glaube nicht, daß ich in ihrem letzten Lebensjahr je mehr als zwei Bier vor ihren Augen getrunken habe. Sobald ich jedoch in meine Wohnung oder zu Michael kam, ließ ich mich fallen.

Damals war das Drama mit Julian und Michael noch im Gang, noch immer verbreitete ich großzügig Fehlinformationen. Selbst heute glaube ich, wenn ich auf jene Zeit zurückblicke und sehe, wie sehr meine Trinkerei aus dem Ruder lief, daß der Alkohol eine echte Stütze für mich war, eine Krücke, ohne die ich es einfach nicht geschafft hätte. Eine Flasche Scotch war für mich wie ein Felsen in der Brandung, der mich davon abhielt, in ein Meer aus Chaos zu stürzen und zu ertrinken.

Am 7. April 1993, genau ein Jahr nach dem Tod meines Vaters, rief ich meine Mutter an und fragte sie, wie sie nun ihm gegenüber empfände. Sie dachte eine Weile nach und sagte dann: «Weißt du, es war schon eine *seltsame* Ehe. Sie hatte ihre guten und ihre schlechten Seiten.» Ihre Sprache war überraschend einfach, ihr Tonfall verriet, daß sie die Dinge hinnahm, und ich mußte daran denken, wie sehr sie sich bemüht hatte, nicht nur meinen Vater zu verstehen und ihm zu vergeben, sondern, auch sich ohne ihn im Leben zurechtzufinden und obendrein noch gegen ihre eigene Krankheit anzukämpfen. Viel von ihrer Mühe spiegelt sich in ihrem Werk wider: Im Sommer nach Vaters Tod machte sie eine Collage, die sie *Atlantis* nannte, eine falsche Welt unter dem Meeresspiegel. Bei einer zweiten – *Falsche Landkarte* – ging es um den Versuch, die Welt mit Hilfe irreführender Informationen zu umsegeln.

Irgendwann im Laufe unseres Gesprächs ging mir auf, daß

meine Mutter diese schwere Zeit überstand, ohne zu trinken. Ohne einen Tropfen Alkohol bewältigte sie ihren großen Schmerz und Kummer. Nach ihrem Tod dachte ich noch oft darüber nach. Ich weiß nicht, ob ich damals imstande war, sie als Vorbild zu sehen, sicher ist jedoch, daß ich sie ungemein bewunderte und daß ich sorgfältig registrierte, wie sie in ihrem letzten Lebensjahr über sich hinauswuchs. An jenem Abend am Telefon klang sie selbstsicher und gefestigt. Und sehr nüchtern.

Eine Woche nach diesem Gespräch wachte meine Mutter mit so intensiven Schmerzen in Brustkorb und Bauchraum auf, daß sie sich nicht einmal bücken und ihre Schuhe zubinden konnte. Da sie nicht vom Haus zum Auto zu Fuß gehen konnte, ließen wir sie mit dem Krankenwagen ins Hospital bringen. In den vergangenen sieben Tagen hatte der Krebs verrückt gespielt: Leberversagen, Krankheit allenthalben.

Sie blieb drei Tage lang im Krankenhaus. Am dritten Tag klärte sie der Onkologe über den schlechten Zustand ihrer Leber auf und fragte sie, welche Maßnahmen die Ärzte ergreifen sollten, falls beispielsweise ihr Herz versagte. Meine Mutter antwortete, einmal sollten sich die Ärzte um eine Wiederbelebung bemühen. Sie war sechsundfünfzig. «Um aufzugeben, bin ich noch nicht alt genug», sagte sie. Als der Arzt gegangen war, wandte sie sich an mich: «Ich möchte nicht im Krankenhaus sterben, sondern zu Hause gepflegt werden.»

Am nächsten Tag brachten wir sie nach Hause. Zwei Angestellte der Sanitätsfirma, die wir schon beim Siechtum meines Vaters beauftragt hatten, lieferten ein Krankenbett ab. Einer der beiden blieb mitten im Wohnzimmer stehen und fragte: «Waren wir hier nicht kürzlich schon einmal?» Ich empfand genauso: *Hatten wir das nicht erst gerade?*

Auf meinem Weg vom Krankenhaus zu meinem Elternhaus hielt ich bei einem Spirituosenladen an, kaufte eine kleine Flasche Dewar's und verstaute sie in meinem Täschchen. An diesem Abend betrank ich mich. Am nächsten Morgen weckte mich das

Stöhnen meiner Mutter. Ihre Schmerzen waren so heftig, daß sie buchstäblich kein Wort herausbrachte. Die Hospizschwester verabreichte ihr eine starke Dosis Morphium. Um die Mitte des Vormittags fiel meine Mutter ins Koma. Inzwischen war das Haus voller Leute – mein Bruder, meine Schwester, Tanten und Onkel, Michael. Gegen Mittag besorgten Michael und meine Halbschwester Penny Sandwiches für alle. Ein Onkel hatte eine Kiste Wein mitgebracht, und der Kühlschrank war voller Bierflaschen.

Ich hatte mein Mittagessen erst halb aufgegessen, als ich mein Weinglas nahm und ins Schlafzimmer ging, um nach meiner Mutter zu sehen. Ihre Atmung hatte sich verändert, war schneller und flacher geworden. Minuten später waren wir alle bei ihr im Zimmer versammelt. Meine Schwester und ich hielten ihre Hände. Sie starb gegen ein Uhr mittags. Mein Weinglas stand auf dem Nachttisch neben ihrem Bett. Kaum hatte ich Mutters Hand losgelassen, griff ich danach.

Von diesem Tag an sind alle Erinnerungen von Alkohol umnebelt. Ich weinte, ich trank. Ich sehe mich ein paar Stunden nach Mutters Beerdigung – die Gäste waren bereits gegangen – im Wohnzimmer sitzen und bin so voll, daß ich kaum die Augen offenhalten kann; ich sehe meine Schwester mich mit einem Ausdruck trauriger Resignation und einer Spur Ekel betrachten. «Leg dich besser ein Weilchen aufs Ohr», sagt sie. «Du bist betrunken.» Ich streite mich höchstens zwei Sekunden lang mit ihr; ich weiß selber, daß sie recht hat. Dann gehe ich hinauf und klinke mich eine Stunde lang aus dem Weltgeschehen aus.

Ein paar Wochen später sitze ich abends in Michaels Wohnung – er ist ausgegangen –, betrinke mich und verfalle in den *Drink and dial*-Zustand. Ich blättere mein Adreßbuch durch und suche die Nummern von Mutters Freundinnen heraus. Ich bin benebelt, trunken, weinerlich und wähle die Nummern von vier oder fünf Frauen an. Keine von ihnen ist zu Hause, doch am nächsten Tag ruft mich Janet an. Ich habe offenbar eine Nachricht auf ihrem Anrufbeantworter hinterlassen. «Was war denn mit dir los?» fragt sie. «Geht es dir auch *wirklich* gut? Du hast geklungen wie eine Katze, so jaulend.»

Heute weiß ich, daß ich damals trauerte, ohne wirklich zu trauern. Ich nahm mich tagsüber zusammen und erlag abends, nach Einbruch der Dunkelheit, der ungehemmten, alkoholisierten Version starker Emotionen. Aber mir fehlte damals jede Einsicht; ich wollte einfach nichts anderes. Einmal in jenem Sommer nach dem Tod meiner Mutter kippte ich schon um halb zehn Uhr abends in Michaels Wohnung um, und als ich um Mitternacht wieder zu mir kam, hörte ich, wie er mich anschrie. «Komm jetzt! Was, zur Hölle, ist nur los mit dir?»

Ich taumelte vom Bett und folgte ihm in die Küche. Auf der Anrichte standen eine halbvolle Flasche Cognac und eine dreiviertelvolle Flasche Rum – von *seinem* Rum, den ich aus einem Schränkchen in seiner Küche geklaut und auf der hinteren Veranda in meinem Vorratslager versteckt hatte. Michael tobte. «Verdammt, das ist doch unfaßbar!» schrie er und schüttete den Inhalt der beiden Flaschen in die Küchenspüle. «Was, zum Teufel, ist bloß in dich gefahren?»

Ich fing an zu weinen. «Ich kann's nicht ändern, Michael», sagte ich. «Ich hab ein Alkoholproblem. Ich kann einfach nichts machen.»

Noch immer sprach ich von einem «Alkoholproblem». Den nächsten Schritt, der darin bestanden hätte, das «Problem» klipp und klar Alkoholismus zu nennen, brachte ich nicht über mich; es wäre ein zu gravierendes, zu endgültiges Eingeständnis gewesen. Also stand ich in der Küche herum, weinte und appellierte an Michaels Mitleid. «Ich komme nicht los davon. Ich kann einfach nichts dagegen tun.»

Michael war wütend, aber er nahm mich in die Arme und hielt mich fest, solange ich schluchzte. Am nächsten Morgen beim Kaffeetrinken zog er mich auf seinen Schoß und sagte: «Du machst mir richtig angst. Du mußt was dagegen unternehmen.»

Ich versprach es ihm, aber ich glaube, es war mir im selben Moment schon klar, daß ich nichts tun würde. Noch nicht.

*Noch nicht.* Es gab eine lange Liste von diesen Noch-nicht-Geschichten. Ich hatte noch niemanden umgebracht, ich hatte meinen Job noch nicht verloren, ich war noch nicht im Gefängnis gewesen. Ich hatte mich noch nicht mit dem Auto um einen Telefonmast gewickelt, noch nicht zur Waffe gegriffen und in einer Bar jemanden erschossen, war noch nicht sturzbetrunken einem wildfremden Vergewaltiger in die Hände gefallen. Noch nicht.

So nannten sie es auch bei den Anonymen Alkoholikern: «Noch-nicht-Geschichten», all die Dummheiten, die man im Suff noch nicht begangen hat, aber jederzeit begehen konnte, wenn man so weitermachte. Es passierte ja so leicht – nur eine verkehrte Drehung, nur eine falsche Bewegung, und statt meines Knies hätte der Kopf des kleinen Mädchens meinen Sturz abfangen müssen. Doch bis dato war nichts dergleichen passiert. Noch nicht.

Ich trank weiter.

Doch zu diesem Zeitpunkt, glaube ich, half mir der Alkohol schon gar nicht mehr. Auf jeden Fall machte das Trinken schon lange kein Vergnügen mehr. Ein paar Glas Wein nach der Arbeit im Freundes- und Kollegenkreis – das hatte noch immer etwas Beruhigendes, Vertrautes an sich, doch das Trinken an sich war ein starker, tiefsitzender Zwang. Am Ende hatte ich überhaupt erst nach ein, zwei Drinks das Gefühl, ich selbst zu sein, und ich entsinne mich, daß mir das sogar ein bißchen Angst einjagte: Ich bildete mir inzwischen ein, den Alkohol zu brauchen, um zu einer gewissen Normalität zurückzufinden, um vernünftig denken zu können. Nach ein oder zwei Glas stellte sich dann das Gefühl ein, wieder in die eigene Haut zurückgeschlüpft zu sein. Ich war gelassener, klarer im Kopf. Dieser Zustand hielt allerdings höchstens eine halbe Stunde lang an. Dann kamen die nächsten Drinks, und ich trat wieder ab, entschwand in Richtung Besinnungslosigkeit.

Gewohnheitstrinkerei ist so würdelos. Ein Teil von einem bleibt der stille, aufmerksame Beobachter. An manchen Abenden blickte ich in den Spiegel und hatte das Gefühl, meine Beobachterin starre zurück, voller Verachtung über das, was sie dort sah: eine deprimierte, verängstigte, selbstzerstörerische Frau von vierunddreißig Jahren, die sich selbst im Weg stand und daran scheinbar nichts ändern konnte. Dunkle Ringe unter den Augen, Sorgenfalten auf der Stirn, rote Flecken, weil unter der Haut kleine Blutgefäße geplatzt waren. Krank und müde. Eine kranke, müde Frau.

Die letzten Worte, die meine Mutter zu mir sagte, lauteten: «Gib das Rauchen auf.» Am Abend bevor sie starb, hatte ich draußen vorm Haus eine Zigarette geraucht, war dann in ihr Zimmer gegangen und hatte ihr einen Gutenachtkuß gegeben. Gut möglich, daß sie den Alkohol roch – ich hatte seit fünf Uhr Wein und Scotch getrunken –, doch sie zog es vor, nur den Zigarettengeruch wahrzunehmen. Als ich mich umdrehte und zur Tür ging, rief sie mir nach: «Gib das Rauchen auf!»

*Gib das Rauchen auf.* Zwei Monate nach ihrem Tod meldete ich mich zu einem Entwöhnungskurs im nächsten Krankenhaus an, obwohl mir schon irgendwie klar war, daß ich damit das falsche Suchtgift anging. Nach drei Wochen steckte ich auf und rauchte weiter. Doch Mutters Worte gingen mir nach. *Gib das Rauchen auf.* Ich glaube, sie meinte: Hör auf zu leiden. Gib diesen selbstzerstörerischen Lebensstil auf. Hör auf, dich langsam, aber sicher umzubringen.

Es gilt das «Geschenk der Verzweiflung». Wenn du sehr, sehr viel Glück hast, dämmert dir irgendwann die Erkenntnis, daß du dich *tatsächlich* umbringen könntest, wenn du so weitermachst wie bisher. Es ist nur eine Frage der Zeit. Es ist eine bloße Frage der Zeit, bis du eines Abends betrunken heimfährst, dabei jemanden überfährst, im Gefängnis landest oder deinen Job verlierst. Dein Glück kann nicht ewig dauern, und irgendwann dämmert es dir, daß du selbst der einzige Mensch bist, der über die Gestaltung deiner Zukunft bestimmt und eine Änderung deines Lebens durchsetzen kann.

Das Gefühl, mutterseelenallein auf der Welt zu sein, wuchs. Es sickert nach einem schweren Verlust ganz allmählich in dein Gemüt. Meine Eltern waren tot, ich war auf mich allein gestellt. Stürzte ich jetzt ab und blieb ohne Job und Wohnung meinen selbstmörderischen Depressionen überlassen, so gab es niemanden mehr, an den ich mich hätte wenden, niemanden, der die Scherben hätte auflesen können. Mein Bruder und meine Schwester kamen nicht in Frage. Sie führten ihr eigenes Leben, hatten ihre eigenen Probleme. Selbst mit Michael war nicht zu rechnen. Wenn ich so weitertrank wie bisher, war abzusehen, daß er nicht mehr lange zu mir halten würde.

Mir kam diese Erkenntnis keineswegs über Nacht. Ich trank mich zu ihr durch und brauchte dazu, wie es bei den Anonymen Alkoholikern heißt, jedes Glas und jeden damit verbundenen Augenblick der Erniedrigung und Verzweiflung.

Eines Vormittags, wenige Monate nach dem Tod meiner Mutter, rief Becca mich im Büro an. Nach etwa fünf Minuten wurde mir klar, daß wir schon am Abend zuvor miteinander telefoniert hatten, ich aber zu betrunken gewesen war, um mich daran zu erinnern. Als Becca dies merkte, fing sie an zu weinen und sagte: «Ich weiß, daß du nichts dafür kannst. Aber ich kann dich einfach nicht mehr nach sieben Uhr abends anrufen. Ich weiß ja nie, ob du da noch bei dir bist oder nicht.»

Resignation und eine unsägliche Traurigkeit schwangen in ihrem Tonfall mit. Ich dachte: *Sie hat recht, ich bin wirklich nicht bei mir.* Ich saß an meinem Schreibtisch, umklammerte den Hörer, wußte einfach nicht, was ich sagen sollte. Ich wollte mich entschuldigen, und wußte, daß ich es nicht konnte.

Ein paar Monate später betrank ich mich abends in einem Restaurant und fuhr danach im Wagen meiner Mutter nach Hause. Unterwegs fuhr ich über eine Bordsteinkante und bekam einen Platten im rechten Vorderrad. Erst drei Straßenzüge weiter ging mir auf, was ich getan hatte. Ich hielt in der Auffahrt eines mir unbekannten Mannes und hämmerte wie verrückt an die Tür. Der Fremde half mir, den Pannendienst zu rufen, und während ich im Wagen auf ihn wartete, kippte ich um.

Dann kamen das Thanksgiving-Wochenende und mein Unfall mit den beiden Kindern meiner Freundin. Den Tag danach verbrachte ich mit dreizehn Stichen im Knie und pochenden Schmerzen im ganzen Bein auf Michaels Sofa. Wir hatten nur eine Flasche Wein im Haus. Es war Sonntag. Die Spirituosenläden waren geschlossen. Die eine Flasche, das stand fest, würde nicht reichen, würde einfach nicht reichen. Unter dem Vorwand, ich würde verrückt, wenn ich den ganzen Tag lang nicht aus dem Haus käme, überredete ich Michael gegen halb sechs Uhr abends zum Ausgehen. «Geh'n wir doch ein Bier trinken», sagte ich. «Ich muß einfach mal raus hier.» Ich schwor Stein und Bein, daß es meinem Knie schon besser ginge (was nicht stimmte), erhob mich vom Sofa und sagte: «Jetzt komm schon, ich dreh hier sonst noch durch.» Schließlich zuckte Michael die Achseln und stimmte zu.

Michael fährt einen Jeep. Es tat grauenvoll weh, auf einem Bein aus seiner Wohnung, die Treppe hinunter und das kurze Stück zum Gehsteigrand zu hüpfen und mich auf den Beifahrersitz zu hieven. Die gleiche Tortur war es, über die Straße und in die Bar zu hüpfen, dort auf einen Hocker zu klettern, auf dem sich beim besten Willen keine bequeme Sitzposition finden ließ, und das verdammte Bier zu trinken. Aber ich trank es. Ich trank zwei Bier. Ich wäre zwar am liebsten länger geblieben und hätte gerne noch ein paar Tequilas getrunken, um den Schmerz im Knie auf die wirksamste mir bekannte Art zu betäuben, doch tat die Wunde einfach zu weh, so daß wir schon bald wieder nach Hause fuhren.

Am 19. Dezember, acht Monate nach dem Tod meiner Mutter, ging ich mit Julian zu einer Weihnachtsparty. Unsere Beziehung war mittlerweile ziemlich eigenartig: Ungefähr alle sechs Monate gab es einen Riesenkrach – einen direkt nach dem Tod meines Vaters, einen wenige Monate nach dem Tod meiner Mutter –, und dann sprachen wir wochenlang, ja mitunter monatelang kein Wort miteinander. Zum Krach kam es manchmal, weil mir plötzlich das Gewissen schlug und ich in betrunkenem

Zustand über meine Beziehung zu Michael plauderte – so ähnlich wie Vater meiner Mutter gebeichtet hatte –, und manchmal passierte es, weil wir irgendeinen Streit eskalieren ließen. Immer war es Julian, der Schluß machte. Er sagte, er könne es einfach nicht mehr ertragen, und ich sei zu konfus und zu unbeherrscht, als daß er mit mir überhaupt noch reden könne. Und immer war es ich, die wieder ankam und an seiner Tür kratzte, sobald ich das Gefühl hatte, er sei bereit, wieder mit mir zu sprechen.

An jenem Dezemberabend herrschte mal wieder die typische Spannung in unserer Beziehungskiste: Wir waren uns noch nicht wieder ganz grün, aber es war auch noch nicht zu offenen Feindseligkeiten gekommen. Ich erinnere mich, daß ich auf der Fahrt zu jener Party darüber nachdachte, in welchem Ausmaß ich doch – und wider meinen eigenen Willen – das Zusammenleben meiner Eltern nachvollzog. Meine Mutter hatte so gelebt – unfähig, einen Mann zu verlassen, der ihr niemals das Gefühl vermittelte, voll anerkannt zu sein oder wirklich geliebt zu werden – und mein Vater ebenfalls: hin- und hergerissen zwischen zwei Beziehungen, belastet mit chronischer Ambivalenz, unfähig, sich selbst aus dem komplizierten Doppelspiel herauszumanövrieren. Auch entsinne ich mich, daß mir meine Schuldgefühle gegenüber Michael arg zu schaffen machten. Er wußte zwar, daß ich zu einer Party ging, aber nicht mit wem. Ich war schwerfällig und erschöpft, mir war, als könne mein Gehirn das Gedankenchaos in meinem Kopf nicht mehr bewältigen und würde schon in der nächsten Minute aussetzen. Allerdings schenkte ich diesem Gefühl keine allzu große Beachtung; ich hatte mich schon so sehr an meine Verwirrung gewöhnt, daß sie mir ganz normal erschien.

Ich schwor mir an jenem Abend, mich nicht allzu sehr zu betrinken. Auf der Party wimmelte es nur so von Leuten aus der Welt der Bücher – Schriftsteller, Agenten, Verleger –, und ich wußte, daß ich in diesem Ambiente etwas befangen und schüchtern sein würde. Ebenso klar war mir, daß ich nicht die geringste Lust hatte, mich zum allgemeinen Gespött zu machen. Also gelobte ich mir Zurückhaltung und die Einhaltung bestimmter Grenzen.

Ein paar Stunden später ertappte ich mich dabei, wie ich in einen kleinen Plastikbecher mit Weißwein starrte und erkannte, daß er halb leer war. Ein halbes Glas – nur ein paar Schluck von der gähnenden Leere entfernt – reicht einem Trinker nicht; also schlängelte ich mich durch die Partygäste zur Bar. Es gab keinen Weißwein mehr; er schien ausgegangen zu sein. Weder verließ ich die Bar noch wartete ich ab, bis die Gastgeberin neuen Chardonnay brachte. Statt dessen griff ich nach der Rotweinflasche und füllte meinen Becher auf.

Gegen Ende des Abends sah ich mich im Wohnzimmer stehen und mit einem großgewachsenen, attraktiven Mann reden, der ein wenig Harrison Ford ähnelte. Ich sah mich nicht in persona – nicht mein Bild in einem Fenster oder einem Spiegel. Ich war betrunken, und dieser kleine Beobachter in mir, dieser Teil, der noch immer über eine gewisse Integrität verfügte und stets bewußt und aufmerksam blieb, meldete sich, indem er flüsterte: *Du bist betrunken. Du lallst ja schon fast, bist wackelig auf den Beinen und wirkst wie eine Vollidiotin*. An die Unterhaltung mit dem Mann konnte ich mich am nächsten Morgen nicht mehr erinnern, wohl aber an jenen Blick auf mich selbst, diesen Blick auf eine betrunkene junge Frau auf einer Party. Es war keine hübsche junge Frau, keine gescheite junge Frau, sondern eine Betrunkene ohne jede Selbstbeherrschung.

Kurz nach der geschilderten Szene verließen Julian und ich die Party. Ich fuhr; der Wagen kurvte in Schlangenlinien über die Straße. Julian fragte: «Alles okay mit dir? Soll ich lieber fahren?» Ich antwortete: «Alles okay. Ich hab bloß zwei Glas Wein getrunken.»

Das sagte ich immer: «Ich hab bloß zwei Glas Wein getrunken.» Michael lacht heute darüber. Da schwankte ich gegen neun oder zehn Uhr abends in sein Zimmer und sagte: «Ich bin ja *soo* müde. Ich weiß gar nicht, wie das kommt. Ich hab doch bloß zwei Glas Wein getrunken.» Gewöhnlich verlor er kein Wort darüber, doch insgeheim dachte er immer: *Schon gut, schon gut.* Ob Julian mir in jener Nacht geglaubt hat oder nicht, kann ich nicht sagen. Immerhin gab ich meine Ausrede auf dem Heimweg gleich zweimal von mir: «Alles in Ordnung. Bloß zwei Glas Wein.»

Die Fahrt zu Julian dauerte zehn Minuten. Ich hielt vor seinem Haus, und er stieg aus dem Auto, ohne sich groß zu verabschieden. Er schien wütend auf mich zu sein, und ich wußte nicht, warum. Ich hätte mich gerne von ihm zu einem Drink in seiner Wohnung einladen lassen. Ich wollte mit ihm reden. Ich wollte, was ich immer wollte: die Bestätigung, daß wir noch immer in Verbindung waren und daß er mich noch immer liebte; die Bestätigung, daß ich ihn noch immer an der Angel hatte, daß er mich nicht verlassen würde. Doch Julian sagte nichts, was meinen Erwartungen entsprochen hätte, sondern stieg lediglich aus dem Auto aus. Ich fuhr weiter.

Ich fuhr ums Karree, hielt wieder vor dem Haus, in dem er wohnte, parkte, stieg aus und klingelte an der Tür. Von dem, was dann geschah, habe ich nicht mehr viel in Erinnerung. Kaum hatte Julian mich hereingelassen, da bekam ich auch schon einen meiner trunkenen Wutanfälle. Die Szene war inzwischen ein alter Hut, hundertmal in der gleichen Form vorexerziert: Da stehe ich in der Küche und schreie ihn an; da steht er mir gegenüber und schreit zurück. Irgendwann gehe ich und fahre heim, in Tränen aufgelöst und ein Auge zugekniffen, weil ich mit zwei Augen alles doppelt sehe. Ich fahre und weine.

Ich fuhr zum Haus meiner Mutter, das wir damals noch nicht verkauft hatten. Offiziell war ich nach ihrem Tod dort eingezogen, damit es nicht unbewohnt dastand, doch schlief ich fast jede Nacht bei Michael, weil mein Elternhaus wie ein Geisterhaus wirkte. In jener Nacht aber fuhr ich hin, setzte mich auf das Bett meiner Mutter und rief meine Schwester an. Es muß gegen halb zwei Uhr morgens gewesen sein. Ich war betrunken, ich weinte: «Ich weiß nicht, was ich tun soll. Ich glaub, ich werd nie wieder richtig normal.»

An Beccas Stimme erinnere ich mich noch sehr deutlich. Sie sagte so ruhig und geduldig, wie Mutter es getan haben könnte: «Du weißt genau, was du meiner Meinung nach tun mußt.»

Meine Schwester hatte schon seit Jahren immer wieder kritische Bemerkungen über meinen Alkoholkonsum fallenlassen. Sie machte ihren Facharzt für Psychiatrie und hatte in den Krankenhäusern Dutzende von Alkoholikern gesehen, mal in der Notaufnahme, mal stationär in den Krankenzimmern. Hin und wieder gestand ich ihr meine Depressionen, worauf sie regelmäßig erwiderte: «Die wirst du bestimmt nicht los, wenn du nicht mit dem Trinken aufhörst.» Es kam auch vor, daß sie mir von Patienten erzählte, einer jungen Frau zum Beispiel, die das Trinken aufgegeben, ihr Leben innerhalb von sechs Monaten völlig umgekrempelt und dabei zu einer neuen Klarheit gefunden hatte, die sie vordem nie für möglich gehalten hätte. Meine Schwester war geduldig und beharrlich, und sie versuchte nie, mich zu verurteilen. Dabei nahmen ihre Sorgen wegen meiner Trinkerei ständig zu und verfestigten sich mit der Zeit zu der Überzeugung, daß sie ihre Schwester wohl an den Alkohol verlieren würde.

*«Du weißt genau, was du meiner Meinung nach tun mußt.»*

Ich hockte zusammengesunken auf dem Bett meiner Mutter im Dunkeln und schwieg eine geschlagene Minute lang. «Aufhören zu trinken?» fragte ich dann.

«Ja», sagte sie.

Und ich nickte. Ich wußte es.

Ich verbrachte jene Nacht im ehemaligen Schlafzimmer meiner Schwester, das wir als Kinder miteinander geteilt hatten. Am Morgen erwachte ich mit den ewig gleichen Gefühlen des Trinkers: Selbstverachtung und Reue. Ich lag im Bett und starrte an die Decke. Ich weiß noch, wie mir dann der Gedanke kam, daß ich irgendwann angefangen haben mußte, mich als Opfer der Umstände zu betrachten, als einen Menschen, der wie zufällig Verwirrung, Angst und chronische Depression *bekommen* hatte.

Es war mir offenbar kaum eine andere Wahl geblieben, und vielleicht waren der Suff, die verfahrenen Beziehungen und die Depressionen einfach mein Schicksal. Stoff für die Schriftstellerei, mein Eintrittspreis. Allerdings schien der Preis immer höher zu werden, geradezu gefährlich hoch. Bei der Arbeit hatte ich noch immer produktive Tage, aber ich hatte auch Ausfälle, Tage, an denen ich mich so deprimiert oder verkatert fühlte, daß ich mich nicht konzentrieren konnte und nichts Anspruchsvolleres zu Papier brachte als vielleicht eine Schlagzeile oder eine Bildunterschrift.

Diese Erkenntnis entsetzte mich. Meine berufliche Identität war der einzige Teil meines Lebens, der noch intakt zu sein schien, und Wörter kamen mir wie die einzige solide Verbindung zwischen mir und der Welt vor, meine einzige Möglichkeit, integere Kontakte zu knüpfen. Ich mußte an Ernest Hemingway denken, der sich mit einem zwölfkalibrigen Gewehr erschossen hatte, und an James Agee, der mit Fünfundvierzig am Alkohol gestorben war. Ein düsteres, schweres Gefühl von Resignation und Fatalismus bemächtigte sich meiner, und mir war, als säße ich eingesperrt in einer Schachtel und käme einfach nicht mehr heraus.

Später an jenem Vormittag rief ich Julian an und entschuldigte mich. Er klang nicht wütend, nur matt und traurig. «Du weißt nicht, was du willst», sagte er. Mir war nicht nach Streiten zumute, weshalb ich nicht widersprach. Er sagte: «Du traust mir nicht. Du traust mir nicht, weil du *dir selbst* nicht traust.»

Ich nickte ins Telefon. Er hatte recht. Ich hatte schon lange aufgehört, mir selbst, meinen Instinkten und meinem Verhalten zu trauen. Ich wußte nichts mehr genau.

Verkatert und elend kehrte ich gegen Mittag in Michaels Wohnung zurück. Lange saß ich am Küchentisch und las den *Esquire*. Die Ausgabe enthielt einen Auszug aus Pete Hamills Buch A *Drinking Life,* und ich las ihn Wort für Wort. Shirley MacLaine wird darin zitiert, die von Trinkern überhaupt nichts hält. «Wenn sie eine Filmszene sah oder ein Drehbuch las», schrieb

Hamill, «worin sich eine Figur nur deshalb einer anderen beugt, weil sie betrunken ist, dann schüttelte sie den Kopf und sagte: ‹Das ist Schwindel. Die geben sich dem Suff hin und mogeln sich an einer schwierigen Entscheidung vorbei.›»

Klick! In meinem Kopf ging eines der kleinen Lichter an, und ich dachte: *Genau. Genau das passiert, wenn ich mit Julian trinke.* Statt eine Entscheidung zu treffen, die weh tut, statt wegzugehen, für mich selbst einzustehen oder mir über meine wahren Bedürfnisse klarzuwerden, habe ich mich jedesmal betrunken und bin dabei jedesmal der gleichen Dynamik erlegen, habe mich mit Klauen und Zähnen festgeklammert. *So bin ich*, dachte ich.

Ich glaube, in diesem Moment meldete sich auch mein Stolz zu Wort. Mein Leben war so jämmerlich: die Trinkerei, die Streitereien, das Hin und Her von einem Mann zum anderen. Es war voller Peinlichkeiten, öde und anstrengend bis zur *Erschöpfung*. Wozu das ganze? Wo führte das alles hin? Du trinkst, um den schmerzhaften Entscheidungen zu entgehen. Am Morgen wachst du auf, und sie sind immer noch da, du hast dich ihnen immer noch nicht gestellt; die ungelösten Probleme hängen dir am Hals wie Bleiklötze, ziehen dich hinunter, lassen dich nicht vorankommen. Es ist erniedrigend. Und die Aussichten sind entsetzlich, weil kein Ende abzusehen ist: Michael, Julian, Depressionen, Angst, Lügen, Trinken, Trinken, Trinken. Mein Leben hätte immer so weitergehen können, genauso wie das meines Vaters.

Ich dachte an jenem Tag auch über meinen Vater nach. Ich dachte an die Traurigkeit, die uns so lange miteinander verbunden hatte, an die tiefe Unzufriedenheit und Zerstreutheit. Ich mußte daran denken, daß er sein ganzes Leben mit diesem Unbehagen verbracht hatte, daß er versucht hatte, es in der Therapie anzusprechen und durch Verstehen zu eliminieren, dann aber auf dem Totenbett festgestellt hatte, daß er den Frieden, den er sich immer wünschte, niemals gefunden hatte und nie von seinen Depressionen losgekommen war. Ich dachte an seine letzte Arbeit, die er vor Ausbruch seiner Krankheit begonnen hatte und nicht mehr hatte zu Ende führen können. Es war ein Buch über Emotionen, der Versuch, die Früchte einer lebenslangen Beschäftigung mit diesem Thema zusammenzufassen. Er war nie über das erste Kapitel hinausgekommen. Ich erinnerte mich an einen Nachmittag im Sommer nach seinem Tod, an dem ich mit meiner Mutter in seinem Arbeitszimmer aufräumte. Irgendwann war sie vor seinen Bücherregalen stehengeblieben, hatte die Hände in die Hüften gestützt und schwer geseufzt, voll Trauer und Enttäuschung. Ihr Blick ruhte auf den Publikationen anderer Psychiater, die ihrer Meinung nach halb soviel von der Sache verstanden wie Vater. «Zehn Jahre lang sprach er davon, daß er dieses Buch schreiben wolle», sagte sie. «Aber ihm fehlte einfach die klare Linie.» Sie schüttelte den Kopf. «Was für eine Tragödie!»

An jenem Tag ergriff mich unsägliche Trauer in Michaels Küche, als ich über meinen Vater nachdachte. Und in die Trauer mischte sich Entsetzen, weil ich klar erkannte, wie weit ich ihm schon in seinen Fußstapfen gefolgt war. Ich befand mich auf dem gleichen Weg und verlor meine eigene Linie.

Mir fiel wieder ein, was er zu mir gesagt hatte: *Das ist doch ein ständiges Auf-die-lange-Bank-Schieben. Du mußt was dagegen tun. Du mußt.*

Noch etwas anderes hatte mein Vater in den ersten Wochen nach der Tumordiagnose zu mir gesagt, und ich hatte es nicht vergessen. Es war einer jener Aussprüche von ihm, die wie ein Blitz aus heiterem Himmel zu kommen schienen. Er befand sich damals noch im Krankenhaus und saß auf einem Stuhl. Wir waren unter uns, und im Zimmer war es ganz still. Ruhig und nachdenklich sah er zu mir auf. «Einsicht», sagte er dann, «ist fast immer eine Neuordnung der Dinge.»

Ich saß wie gelähmt in Michaels Küche und las den *Esquire*, als mir auf einmal diese Worte meines Vaters wieder einfielen. *Eine Neuordnung der Dinge.*

Punkt eins: Ich trank zuviel.

Punkt zwei: Ich war unglücklich bis zur Verzweiflung.

Immer hatte ich geglaubt: *Ich trinke, weil ich unglücklich bin.* An jenem Tag nun stellte ich die Worte um: *Vielleicht – nur vielleicht – bin ich ja unglücklich, weil ich trinke.*

Es war kein Gefühl der Hoffnungslosigkeit, aber auch kein optimistischer Moment. Ich war verzweifelt, und das einzige, woran ich mich klammern konnte, war ein winziges Körnchen Zuversicht: *Vielleicht* würden sich die Dinge ja ändern, wenn ich zu trinken aufhörte; *vielleicht* war die Trinkerei ja tatsächlich das Problem und nicht die Lösung.

Am Nachmittag traf ich mich mit meiner Schwester und bat sie, sich nach einem Entziehungsprogramm zu erkundigen. Zwei Monate später, am 19. Februar, trank ich zum letzten Mal Alkohol.

## HILFE

Mir war nun klar, daß ich mit dem Trinken aufhören mußte, und bis ich es schließlich tat, heulte ich mir fast jeden Abend die Augen aus. Da saß ich dann in Michaels Wohnung in dem Zimmerchen, in dem seine Stereoanlage und sein CD-Player stehen, hörte mir ein ums andere Mal Dwight Yoakams Song *You're the One* an und weinte. Ich hatte das Gefühl, ich müsse meine einzige Verbindung zu Frieden und Trost, meinen treuesten Freund, meinen Geliebten aufgeben. Mir war, als tausche ich ein Elend gegen das andere aus, als stünde ich vor einem Sprung ins Nichts, als gehe mein Leben zu Ende.

Gefühle der Panik und eine Vorahnung dräuenden Unheils sind jedem vertraut, der das Trinken aufgegeben hat. Wilfrid Sheed, der Autor von *In Love with Daylight: A Memoir of Recovery*, schreibt, daß ihm «der Verzicht auf Alkohol anfangs so vorkam, als säße man in einer großen Kunstgalerie und sähe zu, wie die Bilder abgehängt werden, bis nur noch weiße Wände übrig sind». Norman Mailer drückte sich unverblümter aus, indem er düster feststellte, die Nüchternheit töte all die kleinen «Kapillare der Bonhomie» ab.

Mehrere Wochen lang dachte ich ausschließlich in kurzen, plakativen Sätzen:

*Nie wieder wird mir eine Party Spaß machen.*

*Nie wieder werde ich ein vertrautes, persönliches Gespräch führen.*
*Nie werde ich heiraten können. Wie soll man ohne Champagner heiraten?*

Natürlich trank ich jeden Abend, und jedes Glas trank ich mit der geschärften Wahrnehmung des zum Tode Verurteilten, der seine Henkersmahlzeit zu sich nimmt. Meine Schwester empfahl mir eine Entzugsklinik namens Beech Hill in New Hampshire. Ich meldete mich für den 20. Februar an, und so blieben mir noch zwei Monate in immer kleineren Zeiteinheiten: Mein letzter Monat als Trinkerin. Meine letzte Woche als Trinkerin. Mein letzter Scotch im *Aku*. Mein letztes Bier in Michaels Küche. Mein letztes Glas Weißwein.

Zum letztenmal trank ich Alkohol in Michaels Wohnzimmer kurz vor Mitternacht. Meine Freundin Sandy aus Philadelphia, eine der wenigen, die ich eingeweiht hatte, besuchte mich übers Wochenende. Am Abend vor meiner Abreise gingen wir gemeinsam zum Dinner aus. Vor dem Essen trank ich Bier und Wein, zum Essen Wein, nach dem Essen Cognac an der Bar, und als Sandy sich kurz entschuldigte und zur Toilette ging, genehmigte ich mir auch noch ein paar Schluck aus ihrem Brandyglas. Als wir zu Michael zurückkamen, machte ich noch eine Flasche Rotwein auf. An das folgende kann ich mich nicht mehr erinnern, doch nach Michaels Auskunft stand ich dann irgendwann auf, verkündete «Ich geh jetzt ins Bett», stürzte ein randvolles Glas Rotwein hinunter und taumelte aus dem Zimmer.

Ich chauffierte mich selbst in die Klinik: Warf zwei Koffer in mein Auto und fuhr los. Ich war verkatert. Auf der ganzen Strecke qualmte ich ununterbrochen Zigaretten und würgte mehrmals trocken an dem Rauch: Mir war noch immer einigermaßen übel vom Abend zuvor, und innerlich war ich ganz zappelig. Ich dachte an einen längst vergangenen Morgen – ich muß damals Anfang Zwanzig gewesen sein –, als meine Mutter mich über den Frühstückstisch hinweg angesehen und gesagt hatte: «Liebes, dein *Kopf* zittert.» Es stimmte: Wenn ich einen ausgewachsenen Kater hatte, passierte es manchmal, daß mein Kopf einen leichten, aber konstanten Tremor entwickelte, als wabbelte mein Hirn in einer Bratpfanne. Das war auch auf dem Weg zur Entzugsklinik der Fall, doch davon abgesehen machte ich, glaube ich, einen ganz ordentlichen Eindruck. Für alle Fälle hielt ich kurz vor Dublin in New Hampshire, wo sich das Beech Hill befindet, noch einmal an und legte frischen Lippenstift auf. Der schöne Schein – ich erhielt ihn aufrecht bis zum bitteren Ende. Als ich ankam, machte die Schwester in der Aufnahme ein Polaroidfoto von mir für die Akten. Ich sehe darauf blaß, dünn und verschreckt aus, aber mein Lippenstift ist einfach fabelhaft.

Beech Hill liegt auf einer Bergkuppe, was pittoresk und heiter klingt, aber nicht so ist, zumindest nicht gegen Ende Februar. Während meines gesamten Aufenthalts war es meist eisig kalt, der Himmel ein einziger Grauschleier, und wer aus den Panoramafenstern in der Cafeteria nach draußen auf die Hügel und die Landschaft blickte, sah nichts als monotone Winterfärbung: endlose Schatten in Braun und Grau.

Im Inneren erinnerte das Gebäude an ein Krankenhaus. Durch die Eingangshalle gelangte man in den Aufenthaltsraum. Dort standen Sessel; man sah fern, las oder vertrieb sich die Zeit mit Brettspielen. Die Doppeltüren rechter Hand des Eingangs führten in die Cafeteria. Linker Hand, hinter dem Aufenthaltsraum, begannen zwei lange Flure. Dort befanden sich unsere Zimmer, einfache Räume im Motel-Stil, mit Einzelbetten und einer Grundausstattung: einem Schreibtisch, einer Frisierkommode. Ich teilte mir das Zimmer mit zwei Frauen Mitte Dreißig, einer großen Schwarzen aus New Jersey, die vom Crack loskommen wollte und deren Namen ich vergessen habe, und einer kleinen Blonden aus Connecticut. Sie hieß Alison, war Alkoholikerin wie ich und ebenfalls zum erstenmal auf Entzug.

Strenggenommen war es schon mein zweiter Besuch auf Beech Hill. Ich war bereits Ende Januar dortgewesen, um mir die Klinik einmal anzusehen. Da so etwas offenbar noch nie vorgekommen war, amüsierte sich das Personal köstlich über mich. Ich hielt es dagegen für eine Selbstverständlichkeit – man sieht sich ja auch ein College erst einmal an, bevor man sich anmeldet. In stürmendem Eisregen war ich hingefahren, hatte mich fünfzehn Minuten lang mit der für die Neuaufnahmen zuständigen Direktorin unterhalten und mich vergewissert, daß das Haus nicht wie eine Irrenanstalt wirkte. Dann war ich mit Tränen in den Augen wieder zurückgefahren. Als ich sagte, daß ich am 20. Februar kommen wolle, hatte mich meine Gesprächspartnerin angesehen und erwidert: «Das gibt Ihnen noch viel Zeit, Ihre Meinung wieder zu ändern, ist Ihnen das klar?» Ich war mit einer abwehrenden Geste über diesen Einwand hinweggegangen. Wie viele Menschen sich für eine Entziehungskur entscheiden und dann in letzter Minute absagen, wußte ich nicht. Es sind offenbar viele.

Nachdem ich nun also sozusagen *gebucht* hatte, erwartete ich am Tag meiner Ankunft wohl so eine Art Empfangskomitee – eine freundliche Schwester oder Empfangsdame, die mich bei der Hand nimmt, mich zu meinem Zimmer führt und mir versichert, daß alles gut wird. *Oh! Sie sind Miss Knapp! Willkommen bei uns!*

Nichts dergleichen. In der Entzugsklinik kamen dauernd irgendwelche Leute unangemeldet an. Nicht selten wurden sie volltrunken von Freunden oder Verwandten abgeliefert, und das Personal nahm sie entgegen, wie sie gerade kamen. Ich traf an einem Sonntagnachmittag ein. Nur ein Bereitschaftsdienst war anwesend; folglich hing ich eine Weile vor der Schwesternstation herum und wartete, bis sich jemand Zeit für mich nahm.

Ein hochgewachsener, dürrer Hilfskrankenpfleger führte mich schließlich zu einem Schalter, nahm meine Daten auf und half mir, meine Koffer aus dem Auto zu holen. In der Klinik wird routinemäßig das Gepäck durchsucht, um sicherzugehen, daß niemand Drogen oder Alkohol einschmuggelt. Der Hilfskrankenpfleger schleppte daher mein Gepäck erst einmal fort. Irgendwer schlug vor, ich solle im Aufenthaltsraum oder im Raucherzimmer Platz nehmen und dort auf die Schwester warten, die das Aufnahmegespräch mit mir führen sollte.

Das Raucherzimmer – es wurde von allen «Die Lunge» genannt – lag neben der Eingangshalle. Es war ein stickiges, glasumschlossenes, offenbar mit ausrangierten Gartenmöbeln ausgestattetes Areal. Die Fenster waren voller gelber Flecken. Eine halbe Stunde lang saß ich dort und dachte: Was, zum Teufel, tue ich eigentlich hier? An einem Tisch in der Nähe saßen ein Mann namens Ray mit traurigem Gesicht und eine ein wenig hysterisch wirkende Frau in den Vierzigern, die sich Pat nannte (und unerklärlicherweise ungefähr zur Halbzeit meines Klinikaufenthalts ihren Namen in Penny änderte), sowie ein ausgebranntes Wrack von einem Mann, dessen Namen ich vergessen habe. Er war heroinsüchtig und ebenfalls gerade angekommen.

Ohne Entziehungskur das Trinken aufzugeben war für mich nie eine realistische Alternative. Ich hatte auch niemals erwogen, zu Hause einen ernsthaften Versuch zu unternehmen und es noch einmal auf eigene Faust bei den Anonymen Alkoholikern zu versuchen. Ich hatte mit ihnen so gut wie abgeschlossen; ich assoziierte sie seit der Versammlung, an der ich fünf Jahre zuvor teilgenommen hatte, noch immer mit alten Männern in verräucherten Kellern und hatte mehr oder minder bewußt eine Abneigung gegen das Zwölf-Schritte-Programm entwickelt. Das ganze Gerede von einer «Höheren Macht» klang mir zu sehr nach New Age und Sekte. Außerdem hatte ich den Eindruck, daß unentwegt neue Selbsthilfegruppen aus dem Boden schossen. Ehe man sich's versah, gab es schon wieder eine andere Opfer-Organisation mit seltsamem Namen: Anonyme Ladendiebe. Anonyme Gemütskranke. Anonyme Kreditkartenbesitzer. Zwölf-Schritte-Programme schienen eine Mode zu sein, eine Art Selbstdefinition der Betroffenen, und damit wollte ich nichts zu tun haben. Meine Vorstellung war eher die, ich müsse mich zwei Wochen in dieser Klinik ausnüchtern lassen, die Zähne zusammenbeißen und danach zusehen, wie ich allein zurechtkam.

Die Entzugsklinik war indessen genau das richtige für mich, da sich die Angst- und Hoffnungsrationen, die man mir dort verabreichte, annähernd die Waage hielten.

Hoffnung keimte schon am ersten Nachmittag auf. Es war ein einfaches, inneres Nachgeben: Befreit von dem Gefühl, mich selbst oder andere belügen zu müssen, erteilte ich der Aufnahmeschwester genaue Auskunft über die Höhe meines Alkoholkonsums. Hoffnung erwuchs aus der einfachen, klaren Einsicht, daß ich vierundzwanzig, zweiundsiebzig, ja sechsundneunzig Stunden ohne Alkohol überstehen konnte – etwas, das mir schon seit mehr als fünf Jahren nicht mehr gelungen war. Und Hoffnung ergab sich noch am selben Abend aus einem der ersten Gespräche, die ich führte: Nach dem Dinner kam eine schöne junge Frau namens Elena, eine Speed-Süchtige aus Manhattan, zu mir, erkannte auf den ersten Blick, wie verängstigt ich war, und sagte: «Du siehst aus, als könntest du 'ne Zigarette gebrauchen.»

Wir setzten uns in eine Ecke und redeten eine Weile miteinander. Obwohl ich mich an den Inhalt des Gesprächs nicht mehr erinnere, entsinne ich mich noch eines Gefühls der Erleichterung: Ich spürte, daß meine Probleme keineswegs so einmalig waren, wie ich geglaubt hatte, und daß es vielleicht doch möglich war, auch ohne Alkohol Kontakte zu anderen Menschen zu knüpfen.

Manche Leute erleben in den ersten Tagen der Nüchternheit die klassische «rosa Wolke», eine Euphorie, die dem Gefühl entspringt, endlich *etwas zu tun*, zum erstenmal im Leben die Dinge selbst in die Hand zu nehmen. Ich segelte fast die ganze Zeit, die ich auf Beech Hill verbrachte, auf dieser Wolke umher, getragen von einer Woge der Erleichterung. Endlich hatte ich das Problem erkannt. Endlich hatte ich Hilfe gesucht.

Der Vergleich ist lächerlich, aber für mich war die Entzugsklinik wie ein Jugendlager: Man bot uns eine Aktivität nach der anderen, führte uns von Mahlzeit zu Mahlzeit, wir bildeten Gruppen und schlossen Bündnisse, erkannten, daß wir viele vergangene Erlebnisse und Erfahrungen gemeinsam hatten. Die Klinik sprach die gute Studentin in mir an, den Kumpel, mit dem man zelten gehen und Pferde stehlen kann. Tagsüber besuchten wir Vorträge und therapeutische Sitzungen; abends fuhren wir zu AA-Treffen in Städte der Umgebung, saßen in der Cafeteria oder taten beides. Aufmerksam hörte ich allen zu – den Beratern, den Dozenten, den anderen Alkoholikern. Ich fügte mich nahtlos in die Routine ein, erleichtert, daß ich mich einzig und allein auf die entscheidenden Probleme konzentrieren konnte: Warum ich trank, wie ich trank, wie sich meine Erfahrungen mit denen der anderen vergleichen ließen. Ich hatte das Gefühl, endlich, endlich, endlich einmal die richtige Entscheidung getroffen zu haben.

Am dritten oder vierten Abend schrieb ich einen begeisterten Brief an meinen Therapeuten, berichtete, daß es mir gut, ja besser als gut, gehe und daß ich in meinem ganzen Leben noch nie soviel *Liebe* von anderen Menschen bekommen hätte. Ich meinte es so, wortwörtlich. Wir kamen uns in Beech Hill vor wie Überlebende nach einem schrecklichen Krieg, und das traf in vielerlei Hinsicht ja auch zu. Ich empfand etwas, das ich schon seit Jahren nicht mehr gekannt hatte: Dankbarkeit.

Kleinigkeiten bestärkten mich: Am ersten Morgen erwachte ich ohne Kater, genauso wie am zweiten und am dritten. Die Besessenheit war fort – wo, wann, mit wem, wieviel? –, weil gar keine Möglichkeit mehr zum Trinken gegeben war. Ich empfand dies als Befreiung. Ich konnte wieder lachen. Eines Abends auf der Fahrt zu einer AA-Versammlung hielten wir mit unserem alten gelben Schulbus an einer roten Ampel, und ein junger Mann namens Wayne beugte sich zum Fenster hinaus. «Entschuldigen Sie!» rief er dem Fahrer des Wagens neben uns zu. «Haben Sie zufällig Grey Poupon bei sich?» Ich brüllte vor Lachen, ein tiefes, echtes Lachen, das sich viel realer ausnahm als trunkenes Gelächter. Ich erinnere mich noch, wie ich den Kopf schüttelte, weil mir urplötzlich klar wurde, wie selten ich in den vergangenen Jahren gelacht hatte. Voller Erstaunen, ja Ehrfurcht nahm ich zur Kenntnis, daß ich mich ohne einen einzigen Drink dermaßen wohl fühlen konnte.

Das Leben in der Entzugsklinik bestand indessen keineswegs nur aus Spaß und Spielerei. Beech Hill war auch ein unheimlicher Ort. Die Angst erwuchs aus dem, was ich über die Krankheit Alkoholismus erfuhr und aus dem, was ich sah. Bei den Vorträgen hörten wir von gräßlichen Statistiken: Da stand jemand vor uns im Unterrichtssaal und sagte: «Sehen Sie Ihren Nachbarn zur Linken und Ihre Nachbarin zur Rechten an. Nur eine von Ihnen dreien wird es schaffen.» Im Durchschnitt hielten sich dreißig bis vierzig Patienten in der Klinik auf, und es fiel mir schwer zu glauben, daß nur ein kleiner Teil von uns Erfolg haben sollte. Anfangs hatte ich geglaubt, weitgehend unter meinesgleichen zu sein – unter jungen Leuten, die zuviel tranken und hierhergekommen waren, um ein für allemal damit aufzuhören. Doch die Patientenschaft war ein sehr gemischtes Publikum: Junge und Alte, Frauen und Männer; Menschen wie ich, die sich ihrer Trunksucht zum erstenmal stellten; Menschen, die lange Zeit nicht mehr getrunken und nun wieder damit angefangen hatten; Menschen, die jahrelang immer wieder in Entziehungsanstalten und bei Entgiftungen gelandet waren.

Die Letztgenannten waren diejenigen, die mir wirklich angst machten – die chronischen Rückfälle. Eine davon war Tess, die eines Abends mit irgendeinem Kerl ins Hotel gegangen war und am nächsten Morgen eine Fehlgeburt hatte. Vierzehn Jahre lang hatte sie immer wieder Entziehungskuren gemacht und wieder aufgegeben, war immer wieder zu den Anonymen Alkoholikern gegangen und hatte ihnen wieder den Rücken gekehrt. Ich konnte nicht begreifen, wie so etwas geschehen konnte, warum sie immer wieder rückfällig wurde. Wir freundeten uns an, sie, ich und vier andere. Oft verbrachten wir die Abende miteinander, rauchten heimlich in der Cafeteria, tranken koffeinfreien Kaffee und Fruchtsaft aus Styroportassen. Einmal riß mein Freund Chris den Boden aus einem Pappbecher, rammte eins der Plastikstäbchen zum Umrühren durch die Mitte und dekorierte meinen Fruchtsaft damit – ein Drink mit Schirmchen à la Beech Hill.

Das waren die kleinen Dinge, die uns Hoffnung gaben: Unser Humor war noch intakt, und ich hatte das sichere Gefühl, von dieser Gruppe würde es jeder schaffen. Wir waren alle fest entschlossen und hochmotiviert: Chris und Tess wollten zurück in die Gegend von Boston, ebenso George, mit dem ich mich einen Abend lang über unsere Tiefpunkt-Erfahrungen unterhalten hatte. Sean, ein großer, hagerer Marketingleiter, hoffte, in ein Offenes Haus im Osten von Massachusetts zu kommen, und Tommy, ein kluger, gutaussehender Maler aus einer Vorstadt von Hartford in Connecticut, versprach, uns alle in Boston zu besuchen. Wir planten also, miteinander in Verbindung zu bleiben, gemeinsam zu Veranstaltungen zu gehen und uns gegenseitig zu unterstützen. Ich sah nicht ein, warum wir das nicht tun sollten – wir waren doch alle so hoffnungsfroh.

Besonders bei Tess hatte ich dieses Gefühl. «Wenn ich trocken bin, wirst du eine wichtige Rolle in meinem Leben spielen», hatte sie zu mir gesagt, und ich hatte geantwortet: «Klar, du auch. Ich kann es mir ohne dich gar nicht vorstellen.» Sie war so jung und hübsch, so gescheit. Wenn ich das Trinken aufgeben konnte, dann konnte sie es auch.

Ich traf Tess dann auch einige Male nach dem Entzug. Sie war in ein Offenes Haus in Medford, Massachusetts, gezogen. Ich lebte bei Michael, und wir besuchten drei oder vier AA-Treffen gemeinsam. Dann hörte ich weniger von ihr. Ich versuchte sie anzurufen, doch sie rief nicht zurück, oder sie verabredete sich mit mir zu einem unserer Treffen und erschien dann nicht.

Ungefähr einen Monat nachdem wir Beech Hill verlassen hatten, rief sie mich an: Sie war wieder dort, war rückfällig geworden. Weitere zwei Monate später ein neuerlicher Anruf: Sie war wieder in Beech Hill. Das letzte, was ich von ihr hörte, daß man sie irgendwo im Süden von New Hampshire aus einer Einrichtung herausgeworfen hatte, weil sie wieder getrunken hatte. Sie besuchte ab und zu eine AA-Versammlung, doch den Eindruck, es ginge ihr besser, hatte ich nicht. Wo sie sich heute aufhält und ob sie inzwischen trocken ist, weiß ich nicht.

George hatte gleich nach Tess einen Rückfall, kehrte nach Beech Hill zurück, bekam wieder einen Rückfall. Nach dem ersten rief er mich aus Beech Hill an und versprach, nach seiner Entlassung zu einem AA-Treffen zu kommen, doch tauchte er dort nicht auf. Ich habe seither nichts mehr von ihm gehört oder gesehen.

Sean war der nächste. Ihn mochte ich mit am liebsten, er war ein unheimlich gescheiter Junge, der sich immer wieder Behandlungen unterzogen hatte. Einmal war er drei Jahre lang nüchtern geblieben, doch dann hatte er ein Experiment mit kontrolliertem Trinken gewagt. Er wollte sich beweisen, daß es ihm bei Einhaltung bestimmter Grenzen möglich war, und glaubte allen Ernstes daran. Also ging er eines Tages mit einer Flasche Scotch und einem Sechserpack Bier in den Wald und trank alles aus. Eine einzige kleine Zechtour; das sollte für eine Weile reichen. Dann trank er an einem Samstag und an den darauffolgenden Samstagen ebenfalls. Er kaufte sich eine genau bemessene Menge Schnaps, schloß sich in seiner Wohnung ein, trank alles aus und dröhnte sich dazu mit alter Rock'n'Roll-Musik aus seiner Stereoanlage voll. Er glaubte wahrhaftig, er könnte so weitermachen, doch schon wenige Monate später trank er wieder täglich, und zwar bis zur Besinnungslosigkeit. Als er eines Morgens aufwachte und feststellte, daß er am Tag zuvor total betrunken zur Arbeit erschienen war und fast alle Kollegen in seiner Firma beleidigt hatte, beschloß er, in den Entzug zu gehen.

Ich traf Sean etwa einen Monat später. Er war in einem Offenen Haus in Connecticut gelandet und drei Wochen lang dortgeblieben. Dann hatte er erneut angefangen zu trinken. Er rief mich aus New Hampshire an, sagte, er wolle wieder in das Offene Haus zurückkehren, und fragte, ob er zuvor nach Cambridge kommen und bei mir übernachten dürfe. Ich rief Chris an und bat ihn, ebenfalls zu kommen; ich stellte mir ein nettes Wiedersehen unter Entzugskameraden vor.

Als Sean kam, roch er nach Schnaps, war betrunken und aggressiv. Er saß am Küchentisch und hielt Chris und mir einen Vortrag. Er trinke, weil er *gerne* trinke und weil er es einfach brauche. Wir, meinte er, würden uns nur was vormachen, wenn wir uns einbildeten, bei uns sei es anders. Er hatte draußen einen Biervorrat deponiert, und als er hinausging, um sich Nachschub zu holen, sagte ich zu Chris: «Ich halte das nicht aus.»

Am Ende, nach einer langen Auseinandersetzung, fuhren wir

ihn schließlich zu jenem Offenen Haus, in dem er sich wieder einquartieren wollte, und ließen ihn und seine Tasche voller Bier um halb zwölf in der Nacht unter einem Baum zurück.

Etwa sechs Monate später hörte ich zum letztenmal von Sean. Er war wieder trocken und lebte in einem anderen Offenen Haus in der Nähe von Boston. Ich scheute mich jedoch, mich noch einmal mit ihm zu treffen. Die Begegnung mit einem Menschen, der mitten in einem Rückfall steckte, weckte zu viele Ängste in mir. Ich hielt daher Distanz.

Und schließlich war da noch Tommy, der Maler, dessen Alkoholismus ebenso unwahrscheinlich wirkte wie mein eigener. Ich traf ihn nur noch einmal, fünf Monate nachdem wir beide New Hampshire verlassen hatten. Er hatte in der Zwischenzeit zwei Rückfälle hinter sich und besuchte mich in Boston auf seinem Rückweg von einer Sauftour in Provincetown. Er behauptete, es diesmal wirklich schaffen und regelmäßig die AA-Treffen besuchen zu wollen, doch klangen seine Beteuerungen halbherzig.

Wir gingen an jenem Abend gemeinsam zum Essen aus. Tommy erzählte mir, wie er vor ein oder zwei Wochen sternhagelvoll betrunken einen Topf mit Brokkolisuppe aus dem Fenster seiner im ersten Stock gelegenen Eigentumswohnung geworfen hatte. Er lachte darüber und tat so, als wäre die Geschichte wirklich lustig, eben so ein typischer Blödsinn, den man nur anstellt, wenn man zu tief ins Glas gesehen hat. Es kostete mich große Überwindung, mitzulachen.

Als Tommy an jenem Abend ging, sagte er zu mir: «Dich zu sehen macht mir Hoffnung. Du siehst so gesund aus.» Doch irgend etwas an seinen Worten klang leer in meinen Ohren, und leer wirkte auch sein Gesichtsausdruck. Ich hatte das Gefühl, ich würde ihn nie wiedersehen. Es hat mich bis heute nicht getrogen.

Tess, George, Sean, Tommy: Sie fielen wie die Dominosteine, einer nach dem anderen. Nur zwei von uns, Chris und ich, sind seit unserer Rückkehr aus New Hampshire trocken geblieben. Jedesmal, wenn ich an die anderen denke, läuft mir ein Schauer über den Rücken und erinnert mich daran, wie gefährdet die neuerlangte Abstinenz ist.

Die Entzugsklinik kam mir oft vor wie ein Rekrutierungslager der Anonymen Alkoholiker: Ihre Leiter und Mitarbeiter, die Ärzte, Schwestern und Therapeuten, unterstützten und lobten die Anonymen Alkoholiker, benutzten deren Jargon und gaben uns direkt wie indirekt zu verstehen, daß ihrer Meinung nach der zuverlässigste, wenn nicht sogar einzige Weg zur dauerhaften Abstinenz über die Anonymen Alkoholiker führt.

Es gibt Leute, die diesen Absolutheitsanspruch bedrückend finden. Wilfrid Sheed beschreibt seinen eigenen Dreißig-Tage-Aufenthalt in einer Entzugsklinik als langweilig, als einen Monat moralischen Drucks, Gehirnwäsche und Dogmatismus seitens der Anonymen Alkoholiker, und obwohl er am Ende die AA-Treffen wegen ihrer Dramatik und Kameraderie doch zu schätzen lernte, fühlte er sich anfänglich «wie ein Rekrut, der mit allen anderen Rekruten eine Uniform gleicher Größe verpaßt bekam, weil sie nur eine einzige Größe haben».

Mir ist klar, was Sheed meint – die Sprache der Zwölf-Schritte-Programme wiederholt sich, und von Anfang an bekommt man immer wieder die gleichen Klischees, Sätze und Slogans vorgesetzt. *Trinke nicht, geh zu den Treffen, bitte um Hilfe:* die Mantras der Anonymen Alkoholiker. *Halte es ganz unkompliziert. Immer nur einen Tag. Laß los und laß Gott walten.* Was mich betrifft, so war mir diese Art Gehirnwäsche willkommen. Ich hatte das Gefühl, meinem Kopf könne eine gründliche Durchspülung durchaus nicht schaden. Meine Angst und meine Verzweiflung waren so groß, daß ich bereit war, sämtliche vorgefaßten Meinungen, die ich mitgebracht hatte, über Bord zu werfen, und einfach nur zuzuhören und das, was ich hörte, in mich aufzunehmen. Ich glaubte, was man mir erzählte, und ich glaubte daran, am richtigen Ort zu sein. In jedem Erfahrungsbericht, den ich auf AA-Meetings hörte, fand ich etwas, womit ich mich identifizieren konnte, erkannte ein Stück von mir selbst. Die Menschen, die auf den Veranstaltungen redeten, besaßen darüber hinaus ein Selbstvertrauen, nach dem ich mich mein Leben lang gesehnt hatte. Ich wollte haben, was sie auch hatten: Gelassenheit.

Heilung in Form der zwölf Schritte der Anonymen Alkoholiker verhieß auch eine Art Lebensplanung, an der es mir immer gefehlt hatte, als hätte ich vor Jahren in einer Klasse für gute Führung das entscheidende Zeugnis nicht ausgehändigt bekommen. Hätten Sie mich vor dem Entzug nach den zwölf Schritten gefragt, so hätte ich nur die Achseln gezuckt: irgendwas über Ohnmacht; irgendwas über die Suche nach einer Kraft, die stärker ist als man selbst. Die Entdeckung, daß nur einer der zwölf Schritte das Wort *Alkohol* explizit erwähnt (es geht um das Eingeständnis der Machtlosigkeit gegenüber dem Trinken), erstaunte mich. In den elf anderen Schritten geht es darum durchzuhalten, Ehrlichkeit, Verantwortung und Demut zu lernen sowie um die Fähigkeit, sich zu selbstverschuldeten Fehlern zu bekennen und um Hilfe zu bitten, wenn man sie braucht. Ich entsinne mich an einen der Vorträge, in dem die zwölf Schritte erläutert wurden: *Aha!* dachte ich, *so sollte man eigentlich leben*. Die Gelassenheit, die mir auf den AA-Meetings so aufgefallen war, erschien mir in jenem Moment nicht nur vorhanden und verfügbar, sondern sogar erreichbar zu sein.

Als ich nach zwei Wochen in der Klinik wieder nach Hause kam, tat ich alles, was man mir gesagt hatte, und hielt mich buchstabengetreu an sämtliche Empfehlungen. An neunzig Abenden besuchte ich neunzig AA-Versammlungen. Ich zwang mich dazu, die Hand zu heben und mitzuteilen, daß ich eine Neue war. Ich bat andere um ihre Telefonnummern und rief sie an, schüchtern und ohne Selbstvertrauen wie ein Halbwüchsiger, der zum erstenmal ein Mädchen um ein Rendezvous bittet. Ich kam mir vor wie eine Fremde in meinem eigenen Leben, und ich glaube nicht, daß ich jemals soviel Angst hatte.

Wieder bei Michael, öffnete ich den Kühlschrank und erstarrte. Ich konnte es schier nicht fassen, daß sich kein Bier darin befand, nichts Reelles, nach dem ich die Hand ausstrecken konnte. Am Abend saßen wir zusammen auf dem Sofa und sahen einen Film. Es war das erste Mal, seit ich Michael kennengelernt hatte, das erste Mal überhaupt, daß wir ohne Drink einen gemeinsamen Abend verbrachten, und ich fühlte mich haargenau wie Michael Keaton in *Clean and Sober*: ängstlich und ruhelos und desorientiert, als müsse ich mich an eine Amputation gewöhnen.

Und das mußte ich ja auch. Mit dem Alkohol verliert man sein Allheilmittel gegen Probleme aller Art. Wie unterhält man sich ohne Drink mit anderen Menschen? Wie sitzt man auf dem Sofa und sieht fern, ohne dabei aus der Haut zu fahren? Wie durchlebt man Schmerz, Angst, Trauer ohne Fluchtweg, ohne den Griff zum allfälligen Betäubungsmittel? Wie schläft man abends ein?

Die Antwort der Anonymen Alkoholiker ist ebenso einfach wie kompliziert: Tu's einfach, einen Tag nach dem anderen. Üb dich darin. Bitte um Hilfe. Lange Zeit überkommt dich immer wieder die Panik, du windest dich, du stehst die schlimme Zeit durch, bis es leichter wird. Und es *wird* leichter.

An einem Samstag kam ich aus der Klinik zurück, und zwei Tage später nahm ich meine Arbeit wieder auf. Am ersten Tag bat ich meine Freundin Beth, die als einzige in der Redaktion von der Entziehungskur wußte, nach der Arbeit mit mir einen Kaffee zu trinken. So sehr war ich daran gewöhnt, mit ihr *trinken* zu gehen, so vertraut war mir das erste Glas und der allmähliche Übergang in die entspanntere, umgänglichere Version meiner selbst gewesen, daß ich fürchtete, in diesem Café am Harvard Square einfach zu verdorren. Ich erinnere mich, daß ich äußerst befangen war, verzweifelt nach Gesprächsthemen suchte und mich ungeschickt, ja ausgesprochen dumm ausdrückte.

Alles, was du tust, ist neu für dich. Zum erstenmal sitze ich in einem Restaurant, ohne Alkohol zu trinken. Zum erstenmal sitze ich in einer Runde von Geschäftspartnern und trinke nicht.

Zum erstenmal seit undenklichen Zeiten feiere ich meinen Geburtstag ohne Drink. Spirituosenläden und Kneipen stehen plötzlich an jeder Straßenecke. Aus jedem Werbespot und von jeder Kinoleinwand springen dir Leute mit Wein- oder Scotchgläsern in der Hand entgegen, und plötzlich geht dir auf, wie sehr der Alkohol unsere Zivilisation durchdringt, wie *allgegenwärtig* er ist und wie fremd es ist, abstinent zu sein.

*Kann ich Ihnen was von der Bar mitbringen? – Hier ist die Weinkarte. – Was möchten Sie trinken?*

Keine Woche vergeht, ohne daß man solche Sätze zu hören bekommt. Manchmal, vor allem am Anfang der Abstinenz, treiben sie einen zur Weißglut, erinnern sie doch unentwegt daran, daß jeder Mensch auf der Welt trinken darf, einfach abends nach getaner Arbeit einen Drink zu sich nehmen, um sich ein wenig zu erholen. Nur man selbst nicht.

Ein paar Wochen nachdem ich das Trinken aufgegeben hatte, kam ich nach der Arbeit in Michaels Wohnung und setzte mich aufs Sofa. Ich wollte etwas trinken, nur ein einziges Glas Weißwein, und der Wunsch war so stark, daß ich hätte heulen können. Ich saß einfach nur da und biß die Zähne zusammen. Ich stellte mir vor, wie ich mir ein Glas Wein einschenkte, es in die Hand nahm, von der Küche ins Wohnzimmer ging, es mir auf dem Sofa gemütlich machte und den ersten Schluck die Kehle hinabrinnen ließ. Ich gierte so sehr danach, daß ich den Wein schmecken konnte, und das einzige, was mich davon abhielt, sofort zum nächsten Laden zu rennen und eine Flasche zu kaufen, war die Einsicht, daß ich nach dem ersten Glas sofort wie besessen nach dem zweiten gefiebert hätte und dann nach dem dritten und vierten. Ich würde es nicht bei einem Glas belassen; ich würde eine ganze Flasche leertrinken und möglicherweise dann immer noch nicht genug haben. In Augenblicken wie diesem hast du nur eine Chance: Du mußt über das erste Glas hinausdenken und die Konsequenzen bedenken – bis zum bitteren Ende. «Nur ein Glas» – das gab es in deinem ganzen Leben nicht.

Ich hielt mich an das, was mir andere bei den AA-Treffen sagten. *Denk immer nur von einem Tag zum nächsten. Red dir nicht ein, du darfst nie wieder trinken. Nur heute nicht. Nur heute darfst du's nicht.* Ich klammerte mich an die Geschichten von Leuten, deren Leben sich zum Guten gewendet hatte. Ich hörte den Satz «Wenn Sie neu sind, kommen Sie einfach wieder», und ich kam wieder. Es war wie zu der Zeit, als ich noch trank: Ich wußte einfach nicht, was ich anderes hätte tun sollen.

Es gibt Menschen, die auch ohne die Anonymen Alkoholiker dauerhaft vom Alkohol wegkommen. Pete Hamill gehört dazu; er hat seit zwanzig Jahren keinen Drink mehr angerührt. Wilfrid Sheed besuchte die AA-Treffen über mehrere Jahre hinweg regelmäßig und hörte damit auf, als ihm klar wurde, daß sie für ihn nur noch Unterhaltungswert besaßen; seither ist er auch ohne sie abstinent geblieben. Was mich betrifft, so bin ich sicher, daß ich ohne die Anonymen Alkoholiker, ohne ihre Unterstützung, ohne die Kameradschaft und ohne das ständige Bewußtsein, daß es da draußen einen Ort gibt, an dem man sich immer wieder daran erinnern lassen kann, wo man herkommt und was man tun muß, um sich zu ändern, nicht dauerhaft vom Alkohol loskommen würde.

Nach ungefähr einem Monat spürte ich allmählich, daß das AA-Treffen nach einem langen Arbeitstag mir dieselbe Entspannung verschaffte wie früher der übliche Drink. Ich wurde lockerer und empfand einen gewissen Trost. Die Anonymen Alkoholiker sind so etwas wie die tägliche Hoffnungsspritze: Du siehst, wie die Leute um dich erstarken, sich verändern, gedeihen. Du hörst – oft lautstark – wie sie Tag für Tag zu kämpfen haben. Die AA-Meetings sorgen dafür, daß alles in der richtigen Perspektive bleibt.

Auf einer Versammlung im ersten Jahr meiner Abstinenz hob eine Frau die Hand und erzählte, ihr Bruder sei vor wenigen Tagen an einer plötzlichen Gehirnblutung gestorben. Die Frau stand noch ganz unter dem Schock des Ereignisses und konnte kaum glauben, was geschehen war. Fünf Minuten lang berichtete sie darüber, wie es war, diese Erfahrung ohne Alkohol durchzustehen; sie schilderte, wie dankbar sie bei allem Schmerz war, *da zu sein*, ansprechbar, ihrer Familie zur Verfügung zu stehen und die ganze Skala von Gefühlen zu erfahren, die mit solchen Erlebnissen einhergehen.

Wenn Menschen öffentlich über ihren tiefsten Kummer sprechen, senkt sich oft Stille über den Raum. Diese Stille veranlaßt mich, immer wiederzukommen, und sie hilft mir, abstinent zu bleiben.

# HEILUNG

Nüchternheit am Morgen hat die Qualität eines harten Fitneßtrainings, als leiste jeder schmerzvolle oder kritische Moment, den man ohne Alkohol überstanden hat, einen Beitrag zum Aufbau der seelischen Muskulatur.

Etwa ein Jahr nach dem Tod meiner Eltern vereinbarte ich einen Termin mit Jack, dem Psychologen, der meine Eltern gut gekannt und mich vor einiger Zeit über verschiedene Einzelheiten aus der Familiengeschichte meines Vaters aufgeklärt hatte. Auf der Fahrt zu seiner Praxis dachte ich über Vater nach: Wie ähnlich doch die Verhaltensmuster waren, die wir in unserer Ambivalenz und Doppelzüngigkeit an den Tag gelegt hatten, wie ähnlich wir uns waren und wie sehr er mir fehlte.

Nachdem ich bei Jack Platz genommen hatte, berichtete ich ganz allgemein über die diversen Änderungen in meinem Leben – die Depressionen hatten nachgelassen, das Gefühl, in einer Sackgasse zu stecken, war längst nicht mehr so stark wie vorher –, doch dann stellte ich ihm die Frage, um deretwegen ich gekommen war: «Glauben Sie, mein Vater war Alkoholiker?»

Jack sah mich überrascht an, als liege die Antwort auf der Hand. «Ganz bestimmt», sagte er. «*Er* selbst hielt sich dafür. Er wußte es.»

Zu dieser Überzeugung war ich insgeheim wohl längst selber gekommen, nachdem mir meine eigene Beziehung zum Alkohol klarer geworden war. Doch die unverblümte und einfache Feststellung aus dem Munde eines Menschen, der Bescheid wußte, machten aus der heimlichen Überzeugung harte Realität.

Schmerz und Entsetzen durchfuhren mich, als ich an meinen Vater dachte. Es war der Schmerz der Erkenntnis. Jetzt begriff ich die ganze Tiefe unserer heimlichen Allianz. Hinzu kam der Schmerz eines gravierenden Treuebruchs; mir war, als wäre ich beim Bruch einer ehernen Familientradition ertappt worden oder hätte gegen einen Verhaltenskodex verstoßen.

Wie Jack mir erzählte, hatte mein Vater lange gebraucht, bis er vor sich selbst zugab, alkoholkrank zu sein, und noch länger, bis er offen darüber sprechen konnte. Das gelang ihm erst auf dem Sterbebett.

Und hierin lag der Grund für mein Entsetzen. Ich sah meinen Vater in den letzten elf Monaten seines Lebens vor mir, der einzigen Zeit, in der ich ihn als Nichttrinker erlebt hatte. Ich fragte mich, wie es für ihn gewesen sein mußte, die Verhaltensmuster, die sein Leben geprägt hatten, plötzlich in aller Klarheit zu erkennen und zu begreifen, wie sehr der Alkohol seine Beziehungen zu anderen Menschen geprägt und beengt hatte. Und was es für ihn bedeutet haben mußte, daß all diese Erkenntnisse ihm erst auf dem Sterbebett kamen, wo er nichts mehr, rein gar nichts mehr an den Folgen ändern konnte. Ich empfand bei dieser Vorstellung tiefe Trauer, und mein erster Gedanke war: *Mein Gott, ich brauche einen Drink.*

Zu Beginn seiner Krankheit, als wir eines Abends allein im Eßzimmer saßen, hatte mein Vater mich angesehen und laut gedacht: «Ich frage mich, ob mein Tod für dich Befreiung bedeutet.»

Damals hatte ich darauf kein Wort erwidert – die Bemerkung erschien mir einfach zu makaber –, doch jetzt, auf dem Weg von Jacks Praxis zum Auto, dachte ich darüber nach. Ich ging auf dem Gehsteig entlang und empfand so etwas wie Freiheit. Mir war, als stünde ich auf einer Schwelle, als öffne sich mein Blick auf ein Bild von mir oder meinem Leben, das frei war von der Verstrickung mit meinem Vater und mir eine bislang noch nie empfundene Wahlfreiheit bot. Es mag mehr die Klarsicht, die mit der Nüchternheit kommt, gewesen sein als der Tod meines

Vaters, doch an jenem Abend fragte ich mich, ob beides nicht miteinander zu tun hatte und ob ich jemals in der Lage gewesen wäre, vom Alkohol loszukommen, wenn ich mich nicht zuvor von meinem Vater gelöst hätte. Vielleicht, vielleicht auch nicht – an jenem Tag auf dem Weg zu meinem Wagen hatte ich jedenfalls das Gefühl, daß etwas von mir abfiel, und zwar eine Art Zwang, mich selbst immer zuerst als Tochter meines Vaters zu definieren, mit all den damit verbundenen düsteren Unklarheiten.

Mit einem seltsam wehmütigen Gefühl fuhr ich zu Michael. Ich fragte mich, ob Vater stolz auf mich gewesen wäre, hätte er noch miterlebt, wie ich mich als Alkoholikerin bekannte, oder ob er meine Abstinenz als mutwilliges Verlassen begriffen hätte, als willkürliche Abkehr von unserer Verbindung.

Gleich darauf, an einer roten Ampel, schloß ich die Augen und dachte: *Bitte, sei stolz auf mich*. Vielleicht zwang ich es herbei, vielleicht bildete ich es mir nur ein, doch in jenem Moment hatte ich das Gefühl, daß er *tatsächlich* stolz auf mich war, daß er eine Art schmerzhaften Stolz empfand. Mir war, als blickte er in jenem Augenblick von oben auf mich herab und sähe, wie ich an der Stelle weitermachte, an der er aufgehört hatte.

In dieser Nacht weinte ich zum erstenmal wieder nach langer Zeit: weinte über meines Vaters Leben und Tod; weinte über die Reue, mit der er gestorben war; weinte voller Trauer, Verwunderung und Schuld und begriff zum erstenmal, daß ich, indem ich abstinent geworden war, jene Eigenschaften von ihm behielt, die ich schätzte – seinen Durchblick, seine Weisheit, seinen Charme –, ihn aber gleichzeitig in gewisser Weise hinter mir zurückließ, indem ich mir selbst die Chance gab, unseren alten Pakt zu verlassen und mich Besserem zuzuwenden.

*Besserung.* Das Wort wirkt blaß, ja sogar ein wenig irreführend. Bei Abstinenz geht es weniger um «Besserung» in einem klaren, linearen Sinne als darum, daß man sich auf die Veränderung einläßt, die unvermeidlichen Hochs und Tiefs, Ängste, Siege und

Niederlagen, die Teil der inneren Entwicklung sind. Gewiß, man bessert sich *wirklich* – oder zumindest *kann* man es –, doch geschieht dies eher durch Unterlassen, allein dadurch, daß man in seinem eigenen Leben präsent, bewußt und handlungsfähig ist und schließlich lernt, mit den Beziehungen, die man knüpft, umzugehen.

Meinem Freund Mitch fiel nach ungefähr einem Jahr konstanter Abstinenz ein Wasserhahn an seiner Hauswand auf. Er wohnte bereits elf Jahre in diesem Haus (und hatte zehn Jahre lang darin seiner Trunksucht gefrönt), und immer, wenn ihm dieser Wasserhahn ins Auge fiel, hatte er sich gefragt: *Meine Güte, wo dreht man dieses Ding eigentlich an?*

Am bewußten Tag ging er in den Keller und verfolgte die vielen unter der Decke verlaufenden Rohre, bis er dasjenige fand, das zu dem Wasserhahn führte. Und da war's: ein kleiner Griff, der, gegen den Uhrzeigersinn gedreht, das Wasser durchs Rohr zum Hahn fließen ließ. Eine kleine Entdeckung von begrenzter Konsequenz – doch immerhin konnte Mitch nun einen Schlauch an den Hahn anschließen, das Wasser andrehen und sein Auto waschen.

Mitch erzählt diese Geschichte wie ein Gleichnis: Wenn man der Flasche abschwört, wird einem allmählich eine Art neue Besonnenheit zuteil. Als Gewohnheitstrinker ist man an der Lösung von Problemen nicht interessiert, und seien es nur die kleinsten. Dies liegt zum einen daran, daß man kein Vertrauen in seine Fähigkeit zur Veränderung besitzt, zum anderen aber auch daran, daß einem selbst die kleinsten Veränderungen unwahrscheinlich und riskant erscheinen. Man hat das Gefühl, im Treibsand festzusitzen: Jede Bewegung droht einen noch tiefer hineinzuziehen – also gibt man es nach einer Weile auf und verfällt in totale Inaktivität. Mitch hatte jahrelang immer wieder auf seiner Veranda gesessen und gedacht: *Was soll's?* So sehr gewöhnt man sich an die Rolle des rein passiven Teilnehmers am eigenen Leben und an das Eingebundensein in ewig gleiche, graue Rituale und Verhaltensmuster, daß einem selbst eine so triviale

Handlung wie die Suche nach der richtigen Wasserleitung und dem dazugehörigen Hahn nutzlos vorkommt.

Als ich Mitch zum erstenmal seine Geschichte erzählen hörte, ließ ich meinen Blick in die Runde schweifen und sah ein Dutzend Köpfe zustimmend nicken: Die Situation kam offenbar vielen bekannt vor. Viele Anwesende lachten. Es war ein mitfühlendes Lachen – die Teilnehmer wußten, was es bedeutete, passiv und wie gelähmt auf der Veranda zu hocken.

Auf AA-Versammlungen ist oft die Rede von den unbedeutendsten Kleinigkeiten, deren Bewältigung ungeahnte Schwierigkeiten verursacht: Wäsche waschen, Zahnseide benutzen, die Selbstüberwindung, die es kostet, sich zu einem Spaziergang oder ein paar Runden Jogging aufzuraffen. Das klingt nur so lange lächerlich und unwesentlich, bis man dahinterkommt, daß all diese Dinge in Wirklichkeit Teil der Auseinandersetzung mit der Passivität und dem Selbsthaß sind, mit im Grunde banalen Alltagstätigkeiten und -entscheidungen, die von Augenblick zu Augenblick unser jeweiliges Selbstbild prägen. *Sitzt du einfach nur da, gefangen in deiner Unbeweglichkeit? Fügst du dich der Angst vor jeder Bewegung? Gibst du dich mit dem Bild zufrieden, das dich als faulen Strick, als wertlosen und schlechten Menschen zeigt? Oder raffst du dich auf und unternimmst etwas? Beweist du dir, daß du kompetent, fähig und anständig bist?* Passivität läßt die Seele einrosten; sie frißt Integrität und Stolz auf, und sie kann so verführerisch sein wie eine Droge.

Am Anfang hörte ich einmal eine Frau sagen, daß einem bei jeder nüchternen Entscheidung zwei Möglichkeiten offenstehen: die alkoholische und die gesunde. Der Weg des Alkohols ist Selbstsabotage, führt zu Selbstmitleid, Selbstvorwürfen und dem Gefühl, dauernd den kürzeren zu ziehen. Der Weg der Gesundheit stärkt das Bild, das man von sich selbst hat. Man sieht sich als einen Menschen, der sein Leben besser im Griff hat und dem viele Möglichkeiten offenstehen. Einige Monate später hörte ich jemand anderen die gleiche Situation mit anderen Worten beschreiben. Er sagte: «Warm, weich, gemütlich und geborgen –

das ist wahrscheinlich die alkoholische Variante. Gefährlich, unheimlich, bedrohlich, schmerzvoll – das ist wahrscheinlich die gesunde.»

Alles nickt. Wer sich aufrafft, muß mit den letztgenannten Erfahrungen rechnen. Hat man so lange bewegungslos herumgesessen, daß alle Knochen und Gelenke steif geworden sind, tut schon die kleinste Bewegung weh.

Bei großen Bewegungen sind die Schmerzen noch heftiger. Ich erinnere mich an mein erstes Thanksgiving-Wochenende ohne Alkohol, nach neun Monaten Abstinenz. Ich stand im Wohnzimmer meiner Tante, umgeben von zahlreichen Verwandten aus der Familie meiner Mutter, von Tanten und Onkeln, Vettern und Kusinen. Es herrschte die typische vornehme Reserviertheit, wie ich sie aus meiner Kindheit von den sonntäglichen Mahlzeiten bei meiner Großmutter in Erinnerung hatte. Die Männer trugen Krawatten und auf Hochglanz polierte Schuhe; die Frauen schlugen die Beine übereinander, knabberten Hors d'œuvres und tupften sich die Lippen mit Papierservietten ab.

Ich setzte mich, hörte das leise Murmeln der Unterhaltung, das sanfte Klingen der Weingläser, und spürte auf einmal, wie sich in mir uralte Gefühle regten: eine alte Wut, eine tiefe Unruhe, der plötzliche Wunsch, mich mitten in diesem Zimmer aufzupflanzen und *zu schreien,* diese ganze Reserviertheit auffliegen zu lassen. Es war, als rüttle ein alter, rebellischer Teil von mir an seinen Gitterstäben: jener Teil, der gegen den ruhigen, geordneten Stil unserer Familie aufbegehrte und ihn verabscheute; jener Teil, der mit der Sehnsucht aufgewachsen war, anders zu sein, und gleichzeitig Angst davor hatte; jener Teil, der die hinter der Fassade verborgenen Schmerzen und Ressentiments zu ihrem Recht kommen lassen wollte, anstatt sie weiterhin in dieser vornehmen Stille zu ersticken.

Durch kein anderes Gefühl wird meine Gier nach Alkohol so zuverlässig ausgelöst wie durch Selbstmitleid. Ich fühlte mich in diesem Wohnzimmer unsichtbar. Ich war schon über eine

Stunde dort, und keiner der Anwesenden hatte aus der für diese Kreise charakteristischen Scheu vor allem Privaten und einem möglichen Bruch der Etikette auch nur ein Wort über meinen «dreifachen Verlust» verloren: Es war mein zweites Thanksgiving ohne Vater und mein erstes ohne Mutter und ohne Alkohol. Ich empfand genau das gleiche wie damals in meinen magersüchtigen Zwanzigern als geisterhafte Sechsunddreißig-Kilo-Gestalt, die lustlos auf dem Teller mit Truthahnfleisch herumstocherte; das gleiche auch wie als Sechsjährige, als ich völlig verschüchtert hier am Tisch saß und nicht auf den Schoß meiner Mutter klettern durfte.

Ich wollte in diesem Moment trinken, und zwar nicht auf die feine Art im Martiniglas-Stil, sondern zornig und hemmungslos. Ich wollte *saufen,* um mich zu berauschen, um dem rebellischen Drang in mir nachzugeben und allen Anwesenden zu zeigen, wie wütend ich war, wie deplaziert ich mir hier vorkam und mit welch selbstzerstörerischer Gewalt ich darauf reagieren konnte.

Ich dachte: *Deshalb habe ich getrunken, um genau diese Empfindungen einzuschläfern.* Und dann versuchte ich, noch einen Schritt weiter zu denken: *Deshalb bin ich abstinent geworden, um mit diesem Zorn, dieser Enttäuschung fertig zu werden. Endlich.* Ich sehnte mich in diesem Augenblick sehr nach einem Drink, verzichtete aber darauf.

Die Entscheidung, nicht zu trinken, trifft man jeden Tag und oft sogar mehrmals am Tag. Die unmittelbare Entscheidung ist klar – entweder du greifst zur Flasche, oder du tust es nicht. Doch in Augenblicken wie bei jenem Thanksgiving-Fest sind unterschwellig eine ganze Reihe von Beweggründen am Werk. Nicht zu trinken bedeutete für mich an jenem Tag, daß ich bestimmte Wahrheiten anerkannte: Daß nämlich Selbstzerstörung niemandem genutzt hätte und am allerwenigsten mir; daß die Betäubung meiner Emotionen dieselben weder änderte noch verschwinden ließ; und daß das Trinken eine Lösung gewesen wäre, die mich nicht weitergebracht, sondern weit zurückgeworfen hätte. Jahrelang hatte der Alkohol mich vor der unangenehmen Aufgabe abgeschottet, mich den Gefühlen, die mich in diesem Zimmer überkamen, zu stellen und einen Modus vivendi mit dieser stillen, reservierten und komplizierten Atmosphäre zu finden, die Teil meines Erbes war; er hatte mich daran gehindert, mich von mir aus um meine eigenen Bedürfnisse zu kümmern, und so hatte ich immer darauf gewartet, daß andere für mich die Initiative ergriffen. Mit einem Satz: Der Alkohol hatte mich daran gehindert, erwachsen zu werden.

Diese Erkenntnis ist so offenkundig und einfach, daß sie schon ans Banale grenzt. Mir jedoch wurde erst in diesem Augenblick klar, daß man sich für das Erwachsenwerden *entscheiden* kann, daß Erwachsensein weniger ein zeitbedingter als ein emotionaler Zustand ist und daß man ihn durch leidvolle Handlungen und Erfahrungen erreicht und aufrechterhält. Wie viele andere Menschen aus meinem Bekanntenkreis (Alkoholiker und Nicht-Alkoholiker) hatte ich den größten Teil meines Lebens darauf gewartet, daß mich die Reife des Erwachsenseins von außen überfällt: Du wachst morgens auf und bist durchgebacken wie ein Braten im Ofen. Männer – mein Vater, Julian – mochten diesen Prozeß hie und da mit einer Messerspitze kultureller Verfeinerung und einem Quentchen Selbstsicherheit gewürzt haben, doch im großen und ganzen sah ich den Reifeprozeß als etwas, das einem *zustößt*. Die Befreiung von einer Sucht erfordert in gewisser Weise die Umkehrung dieser Gleichung. Man muß erkennen, daß die Reifung aus einem selbst kommt, aus den eigenen Versuchen, Fehlern und erneuten Versuchen. Wenn man aufhört zu trinken, hört man auf zu warten. Man läßt die uralte und zutiefst menschliche Sehnsucht fahren, irgendwer möge herbeigefegt kommen und einem die harte Arbeit des Erwachsenwerdens abnehmen. Man fängt an, sein eigenes Leben zu leben.

Es waren die Umstände – insbesondere der Tod meiner Eltern –, die schon eine Zeitlang an meiner Kindheit genagt hatten, doch über die meisten von ihnen hatte ich keine Kontrolle. Der Entschluß zur Alkoholabstinenz war vielleicht die erste wahrhaft erwachsene Entscheidung, die ich je getroffen habe, ein Schritt zur Reife um meiner selbst willen.

Ein paar Wochen nach jenem Thanksgiving-Fest ging ich mit einem alten Zechkumpan namens Edward zum Dinner aus. Ich kannte Edward, einen Mann in den Vierzigern, aus meiner Zeit mit Elaine. Er ist eine bekannte Figur aus der Verlagswelt und wirkt etwas arrogant, weil er, ein wenig großspurig, unentwegt mit berühmten Namen um sich wirft. Außerdem ist er eine Art Lustmolch, ein Typ, der dich ein bißchen zu häufig anfaßt und dir dauernd auf den Mund, den Busen oder andere Körperteile starrt, wenn er sich mit dir unterhält. Mich hatte das in der Vergangenheit nicht sonderlich gestört. Edward war einer von einer ganzen Reihe beiläufiger Bekannter, die ich mir gezielt ausgesucht hatte, weil sie sich durch ihren etwas geräuschvolleren und lebhafteren Stil von meinem Elternhaus unterschieden. Ich fühlte mich daher in ihrer Gegenwart wohl – oder bildete mir das zumindest ein. So ging ich also jedes Jahr ein paarmal mit Edward aus, und er führte mich immer in Restaurants, die gerade *in* waren. Dort saß ich dann, nippte an meinem teuren Wein, lauschte seinen Histörchen und betäubte mit Alkohol das Unbehagen, das sein Geglotze in mir hervorrief.

Diesmal war ich also nüchtern und ließ mich von ihm ins *Biba* führen, ein elegantes Restaurant in Back Bay, wo er mir nicht gegenübersaß, sondern direkt neben mir auf einer Sitzbank. Jedesmal, wenn sein Bein das meine streifte und er mir übers Haar oder über den Arm strich, mußte ich an mich halten, um ihm nicht meine Gabel in die Pfote zu rammen. Mir fehlte der Mut, von ihm abzurücken oder ihn um etwas mehr Zurückhaltung zu bitten, und die Courage, in der geschilderten Weise gegen ihn vorzugehen oder ihm deutlich zu sagen, was für ein abstoßender, stieläugiger Widerling er war, hatte ich natürlich auch nicht. Also blieb ich sitzen, aß meinen Teller leer, sah ihm zu, wie er seinen Wein trank und fühlte mich geschlagene dreiundneunzig Minuten äußerst unwohl in meiner Haut. Ich zählte die Minuten: *Jetzt habe ich schon siebenundvierzig Minuten Unbehaglichkeit hinter mir, jetzt schon dreiundfünfzig Minuten, jetzt schon dreiundneunzig Minuten ...*

Bei seinem vierten Glas Wein sah Edward mich an und sagte: «Du bist eine unglaubliche Frau.» Er starrte auf meine Brust, und ich roch den Wein in seinem Atem. Sekundenlang überkam mich geballte Wut. Es war, als verdichteten sich in diesem Moment all jene Augenblicke in meinem Leben, in denen ich in irgendwelchen Restaurants gesessen war, mich machtlos zum Objekt degradiert und von geilen Blicken angestiert gefühlt hatte. *Ohne Drink macht das keinen Spaß,* dachte ich, *nicht den geringsten.* Es gelang mir schließlich doch noch, ein Stückchen von Edward abzurücken, und kurz danach gingen wir dann, doch ist mir dieser Abend noch lange im Gedächtnis geblieben.

Auf der Heimfahrt dachte ich über die Kuhhändel nach, auf die man sich als Trinker immer wieder einläßt. Wie oft hatte ich in der Vergangenheit die Gesellschaft Betrunkener einer konstruktiven Gemeinschaft vorgezogen, hatte mich für die schalen Äußerlichkeiten von Intimität und Vertrautheit entschieden – für Restaurants, Kerzen, Wein – und mich gleichzeitig gegen ihre Wärme abgeschottet. Der Abend mit Edward hinterließ in mir ein unheimliches Gefühl. Mir war, als wäre ich in alte Kleider geschlüpft, die mir ganz und gar nicht mehr paßten. Zu Hause ging ich sofort unter die Dusche. Edward habe ich nie wieder gesehen.

Gerne würde ich behaupten, mir wäre an meinem ersten Tag ohne Alkohol so gewesen, als hätte man mich mir nichts dir nichts aus meinem alten Leben herausgepflückt und in einem neuen, sauberen, klaren, selbstverantwortlichen Leben voller Blumen und Licht abgesetzt. So etwas geschieht, fürchte ich, nur sehr selten, wenn überhaupt. In den ersten Wochen hatte ich sporadische Anwandlungen von Selbstvertrauen und Erleichterung und ahnte manchmal die Möglichkeiten, die mir nun offenstanden. Dahinter stand die Erkenntnis, daß ich endlich etwas *unternommen* hatte, um mein Leben zum Besseren zu wenden.

Dieses Gefühl ist mir geblieben, obwohl es durch Erlebnisse wie das mit Edward immer wieder gedämpft wird. Angst droht, und man denkt: *Deshalb habe ich getrunken. Trauer und Scham wallen auf. Deshalb habe ich getrunken.* Wut und Aggression brechen sich Bahn. *Deshalb habe ich getrunken.* Der Alkohol mag zum Haupthindernis zwischen einem und der Hoffnung auf Änderung geworden sein, doch dahinter liegen hundert andere Hindernisse, und die meisten davon haben mit Emotionen zu tun, diesen Bestien, mit denen man auf andere Weise nie fertig geworden ist.

Manchmal denke ich, ich habe eine Gefühlsphobie. Ein paar Abende vor dem zweiten Todestag meiner Mutter war ich zufällig allein zu Hause und hatte keine Pläne für die vor mir liegenden Stunden. Da stand ich in meinem Wohnzimmer und spürte plötzlich Leere und Trauer. Sie zerrten an mir, und ich wollte *davonlaufen,* fliehen, alles ausradieren. *Deshalb habe ich getrunken. Deshalb habe ich getrunken.* Dieses Gefühl überfällt dich urplötzlich und versetzt dich in Panik, und dementsprechend reagierst du: *Betäube es! Scheiß drauf!*

Schließlich zündete ich mir eine Zigarette an – ein weiteres Gegenmittel gegen starke Emotionalität – und kochte mir eine Tasse Tee. Das Gefühl flaute ab, wie immer, und schließlich verschwand es. Wieder hatte ich einen kritischen Moment ohne Alkohol bewältigt, wieder einen emotionalen Muskel spielen lassen.

Nüchternheit kann ermüdend und erschöpfend sein wie intensives körperliches Training. Es gibt viele Leute, die behaupten, die alkoholbedingten Probleme ihres Lebens wären nach dem Aufgeben der Trinkerei sofort oder doch beinahe sofort verschwunden: Wer jedesmal, wenn er auf Zechtour geht, horrende Summen ausgibt, spart viel Geld, sobald er aufs Trinken verzichtet, genauso wie ein betrunkener Rüpel am Steuer nach erfolgreichem Entzug vorsichtiger fährt. Diese Erfolge der Abstinenz sind recht gut vorauszusagen.

Mehr Zeit erfordert die Bewältigung von Problemen, die manche die «Ismen» des Alkoholismus nennen. Es ist nicht so, daß man am Tag Eins der Abstinenz morgens aufwacht und plötzlich genau weiß, wie man mit seinem Geld umzugehen hat. Auch die Aggression und der selbstzerstörerische Drang, die einen zuvor veranlaßt haben, mit dem Wagen wie ein Verrückter durch die Gegend zu rasen, verschwinden nicht über Nacht. Mit dem Alkohol hat man seine Furcht ertränkt, Ängste und Zweifel, Selbstverachtung und schmerzliche Erinnerungen fortgeschwemmt. Hört man mit dem Trinken auf, so treten all diese Emotionen wieder an die Oberfläche – und rauschen mitunter in einem wahren Sturzbach über einen hinweg, der einen mitzureißen droht. Die Abstinenz öffnet einem eine Chance zur Lösung der Probleme, kann sie aber allein nicht lösen. Je nach Stimmungslage empfindet man diese Erkenntnis entweder als Last, als Hoffnung oder als beides.

Das simple Eingeständnis, daß man Alkoholiker ist, kann von der gleichen Janusköpfigkeit sein und abwechselnd als schwere Bürde oder als reicher Hoffnungsquell empfunden werden. An schlechten Tagen habe ich es ganz einfach satt, Alkoholikerin zu sein, satt, wie eine Alkoholikerin zu denken, satt, mir meine Nüchternheit zu erhalten: *Trink nicht, geh zum AA-Treff bitte um Hilfe. Unterlaß alles, was den Wunsch nach Alkohol auslöst. Sieh zu, daß dich nicht Hunger, Wut, Einsamkeit oder Müdigkeit überwältigen.*

Ich bin an solchen Tagen furchtbar nörglerisch: *Ich kann mich nicht mehr riechen, ich geh mir selber auf die Nerven. In meinem nächsten Leben will ich ein sorgloser, von keiner Sucht gefährdeter Trottel sein.* Dann gerate ich in die Untiefen des Selbstmitleids und werde wütend, weil mir das, was «normale» Menschen können, versagt ist: Ich darf kein Bier trinken, kein einziges, verdammtes Bier. In solchen Zeiten bleibt mir nur eins: Ich muß die geistigen Muskeln trainieren und mich strikt an das halten, was mir gesagt worden ist. Ich reiße mich zusammen. Ich atme tief durch. Ich rufe mir ins Gedächtnis, daß ein einziges Bier noch nie ein Problem gelöst hat und der Weg zur anderen Seite der Trübsal mitten durch sie hindurch und nicht um sie herum führt.

Meine Gedanken kreisen immer noch ums Trinken und Nichttrinken, viele, viele Male am Tag, und manchmal denke ich, das wird nie aufhören. Wir leben in einer alkoholgesättigten Welt; es ist einfach unmöglich, diesem Stoff zu entgehen. Wenn ich die Zeitung lese, ertappe ich mich dabei, wie ich nach Meldungen über durch Alkohol ausgelöste Katastrophen suche, nach Dingen, die mich in dem Gefühl bestärken, die richtige Entscheidung gefällt zu haben: Welche Berühmtheit wurde wegen Trunkenheit am Steuer belangt? Welcher Student ist sturztrunken aus einem Fenster im vierten Stock gefallen? Welcher vom Alkohol angeheizte Ehekrach endete mit Mord und Totschlag? Fast täglich können wir Berichte über die Folgen von Alkoholmißbrauch in der Zeitung lesen, doch sind sie nicht halb so auffällig wie die zweite Botschaft: die Alkoholwerbung mit Bildern voller Fröhlichkeit und Romantik, mit Schlagzeilen wie CHAMPAGNERFRÜHSTÜCK: 19.95 Dollar! Manchmal verkünde ich unter Freunden mürrisch, mir wäre es am liebsten, die Prohibition würde wiedereingeführt. Hinter diesem Ansinnen verbirgt sich das unter Alkoholikern weitverbreitete Gefühl: *Wenn ich nicht trinken darf, soll auch sonst keiner trinken dürfen.* Doch der Alkohol spielt eine gewaltige Rolle im gesellschaftlichen Leben, und ich muß mich immer wieder daran erinnern, daß ich mich damit abfinden muß. Ich habe noch immer eine Beziehung zum Alkohol, auch wenn diese inzwischen eher einer geschiedenen Ehe ähnelt.

Ja, es ist eine Scheidung. Ich bin derzeit geschieden von Weißwein und Bier, Scotch und Cognac. Im ersten Jahr nach der Trennung legte ich mir äußerste Zurückhaltung auf. Ich mied den Alkohol, wie man einem ehemaligen Geliebten aus dem Weg geht. Ich hielt mich von allen Orten fern, an denen ich Alkohol und Leute mit Gläsern in der Hand zu Gesicht bekommen hätte. Besondere Angst hatte ich vor Wein, weil ich wußte, dies war mein schwächster Punkt. Allein sein Anblick, allein sein

Duft konnten düstere Sehnsüchte in mir wachrufen. Inzwischen hat sich das etwas gelegt, ist aber immer noch nicht ganz überwunden.

Irgendwann hörte ich eine Frau sagen, da sie nun einmal Alkoholikerin sei, fühle sich ein Teil von ihr *immer* zum Alkohol hingezogen. Dies ist eine sehr einfache und zutreffende Art, es auszudrücken. Die Attraktion – der Trieb, die Gier, die Sehnsucht – stirbt nicht einfach ab, wenn man dem Suff adieu sagt, genausowenig wie die Attraktivität eines bösen Liebhabers schlagartig verschwindet, wenn man sich endlich von ihm getrennt hast. Alkoholismus ist eine Krankheit, die zu Rückfällen neigt, und mir ist klar, daß keine Macht – kein AA-Treffen, keine Willenskraft, keine Gebete, keine führende Hand und kein simples Wollen mir garantieren können, daß ich nicht eines Tages die Beziehung wieder aufnehme, so wie man manchmal auch eine destruktive Liebesbeziehung wieder aufnimmt.

Einsicht – *Ich bin Alkoholikerin; ich darf nicht trinken* – kommt und geht wie das Meer. Sie überrollt dich im einen Moment und zieht sich im nächsten wieder zurück. Ich kann zurückblicken auf die *Art und Weise*, wie ich in den letzten Jahren trank. Ich finde zahllose Beweise dafür, daß der Alkohol in meinem Körper und meiner Seele ein Reaktionsmuster hervorrief – Besessenheit und den Verlust der Selbstkontrolle –, wie es bei anderen Menschen nicht auftritt. Aber es fällt mir immer noch schwer, darin eine dauerhafte, fortschreitende *Krankheit* zu sehen. Was geschah, wenn ich trank und nicht die Beherrschung verlor? Was damals, als der Alkohol noch zu wirken schien, ein angenehmes gesellschaftliches Mittel und der Pfad zur Entspannung war? Ein Gläschen nur – das müßte doch möglich sein? Solche Fragen erwecken eine Vielzahl tiefsitzender Ängste und Besorgnisse, die viele Alkoholiker mit mir teilen: *Vielleicht war ich nur schwach; vielleicht war meine Trinkerei gar keine physische Erkrankung, sondern nur der Beweis für eine tiefe Charakterschwäche und moralisches Versagen* ...

Mit solchen Ängsten lebt es sich schwer, nicht zuletzt auch

deshalb, weil sie durch die Gesellschaft gefördert werden. Der Alkoholismus als gefährliche und, wenn sie unbehandelt bleibt, tödliche Krankheit – das ist eine bedrohliche Vorstellung für eine Zivilisation wie die unsere, die einerseits eine tiefgehende Abscheu gegen Krankheiten aller Art hat, andererseits aber riesige Alkoholmengen konsumiert und alkoholische Getränke glorifiziert. Wer sein tägliches Sechserpack Bier oder seinen abendlichen Gin Tonic mag und das Trinken für ein Grundrecht des erwachsenen Staatsbürgers hält, hat für uns Abstinenzler nicht viel übrig. *Irgendwas stimmt nicht mit ihr, denkt er, oder: Bin heilfroh, daß es sie erwischt hat und nicht mich.*

Das Stigma, das dem Alkoholismus einst anhaftete, hat in den vergangenen Jahrzehnten an Schärfe verloren, ist aber immer noch vorhanden. Im ersten Jahr meiner Abstinenz erzählte ich nur meinen engsten Freunden und Verwandten, daß ich das Trinken aufgegeben hatte. Die Zurückhaltung anderen gegenüber entsprang unmittelbar der Furcht vor einer Verurteilung: *Die muß aber ein schwacher Charakter sein.* Objektiv gesehen, ist mir natürlich klar, daß genau das Gegenteil zutrifft. Ich weiß, daß man stark sein muß, um von einer so heimtückischen Abhängigkeit loszukommen. Nur fällt es mir schwer, diese Tatsache voll und ganz zu verinnerlichen und anzuerkennen. Anderen geht es anscheinend ebenso. Ich war ungefähr ein Jahr erfolgreich abstinent, als ein Freund der Familie meine Schwester beiseite nahm und sie fragte: «Wenn man die enorme Rückfallquote bei Alkoholikern in Betracht zieht und dann sieht, wie lange Caroline schon trocken ist – hältst du es da nicht auch für möglich, daß sie vielleicht gar keine *richtige* Alkoholikerin ist?»

Ich wünschte, es wäre so. Die Wirklichkeit sieht leider anders aus. Mein Alkoholismus ist ein Teil von mir. Er ist kein moralisches Versagen, sondern eine Realität, mit der zu leben ich lernen muß.

Das ist nicht immer leicht einzusehen. Wie die meisten Alkoholiker in meinem Freundes- und Bekanntenkreis ertappe auch ich mich immer wieder bei Gedankenspielen mit Definitionen und Ausreden. Ich sitze in einer AA-Versammlung und höre mir an, wie jemand über ein Trunkenheitsdelikt berichtet, das ich nie begangen habe: Er kam ins Gefängnis, hat im Suff ein Auto zu Schrott gefahren und dabei einen anderen Menschen getötet ... Ich denke: *Na, vielleicht war's bei mir gar nicht so schlimm, vielleicht ...* Oder ich liege morgens um halb drei im Bett, starre die Zimmerdecke an und frage mich: Hab ich wirklich jemals *ernsthaft* versucht, meine Trinkerei zu kontrollieren? Könnte ich es nicht anders machen? Könnte ich es nicht wenigstens einmal noch probieren? Ein andermal überkommt mich der Wunsch nach einem Drink plötzlich, wie ein Schlag aus heiterem Himmel, und ist so überwältigend stark, daß mir die Vorstellung, ich könne für immer und ewig total abstinent bleiben, einfach undenkbar erscheint. *Nie wieder?* Diesem Gefühl darf ich *nie wieder* nachgeben? *Nie wieder* darf ich mir diese Erleichterung verschaffen? Solche Momente sind die schlimmsten und unheimlichsten. Es bleibt einem nichts anderes übrig, als sie durchzustehen, abzuwarten, bis sie vorbei sind, oder sie gemeinsam mit einem andern Alkoholiker zu verbringen, der genau – *ganz genau!* – weiß, wie einem in solchen Momenten zumute ist.

Eines Abends kam Abby, die im dritten Monat abstinent war, zum Dinner zu uns in Michaels Wohnung. Als ich die Tür öffnete, stürzte sie mit zwei Flaschen Mineralwasser im Arm herein und fing an, lauthals zu schimpfen.

«So was Beschissenes!» rief sie. «Es ist Samstagabend, verdammt noch mal! Ich will mich jetzt bloß an den Tisch setzen und Rotwein trinken. Und das darf ich nicht! *So was Beschissenes!*»

Wütend und überdreht, wie sie war, hielt sie es in diesem Moment für unmöglich, daß sich ihr Zorn im Laufe des Abends legen und sie sogar ein wenig Frieden finden könnte.

Ich stand einfach da und sagte: «Ich weiß. Es *ist* beschissen.» Und dann erzählte ich ihr all das, was man mir in der ersten Zeit erzählt hatte. «Denk nicht, es ist für immer; das ist viel zu lange. Du mußt nur *heute* entscheiden, daß du nicht trinken willst.»

Und ich sagte: «Setz dir nur erreichbare Ziele. Vielleicht ein Jahr ohne Drinks oder ein halbes. Wenn dein Leben danach immer noch beschissen ist, kannst du ja wieder anfangen. Diese Möglichkeit hast du immer.» Und dann wartete ich ab, bis ihr Zorn abebbte, was schließlich auch geschah.

Du wartest. Du stehst es durch. Du grübelst über bestimmte Dinge nach, die du inzwischen gelernt hast. Wenn du deinen Alkoholismus in Frage stellst, sagst du dir: *Wenn ich Alkoholiker bin, sollte ich nicht trinken, und wenn ich keiner bin, brauche ich nicht zu trinken.* Eine bestechende Logik. Du sagst dir: *Wer kein Alkoholiker ist, liegt nicht morgens um halb drei im Bett und fragt sich, ob er Alkoholiker ist.* Ein realistischer Test.

Du sagst: *Hilfe*. Und das erstaunliche daran ist: Dir wird tatsächlich geholfen.

Meine Angst, ich könne mich ohne Alkohol in Gesellschaft langweilen oder einsam fühlen, legte sich beinahe sofort. Im Gegenteil, je mehr Zeit vergeht, desto klarer wird mir, wie gelangweilt und einsam ich war, *als ich noch trank,* und um wieviel geordneter und abwechslungsreicher das Leben ohne Alkohol ist. Abby bat mich einmal, einen typischen Abend aus meiner Zeit als Trinkerin zu beschreiben. Ich rollte die Augen und sagte: «Pfui Teufel! Jeden Abend das gleiche. Ich kam von der Arbeit, hab mich besoffen, hab ferngesehen und bin dann ins Bett gegangen.»

Abby fragte: «Und wie ist's heute?»

Ich ließ mir Zeit zum Nachdenken, dann lächelte ich und sagte: «Heute komme ich von der Arbeit, geh zu einem AA-Meeting, sehe fern und gehe ins Bett.»

«*Wie bitte?*» machte Abby.

Aber sie verstand, was ich meinte. Die Unterschiede sind innerlich, wie bei einem Kaleidoskop, das sich verändert: Die Schwarzweißtöne weichen einem farbigen Muster. Tagsüber arbeite ich hart, wobei mir die Arbeit reiner erscheint als zuvor, als sei sie auf ganz neue Art mein eigen geworden. Nachmittags verlasse ich das Büro mit einer inneren Ruhe, die ich vorher nicht kannte und die an so etwas wie Würde erinnert. Die meisten Abende verbringe ich im Untergeschoß einer Kirche anstatt in einer Bar. Selbst wenn ich auf der Versammlung kein Wort sage, habe ich das Gefühl, mich an einem Ort der Menschlichkeit zu befinden, im Kreise von Mitmenschen, die sich aktiv bemühen, ihr Leben in den Griff zu bekommen. Fast immer kehre ich nach diesen Versammlungen mit einem Gefühl der Hoffnung nach Hause, das mir früher fremd war. Am Abend sehe ich fern, lese oder telefoniere, und ich merke mir, was ich gesehen, gelesen, gehört oder gesagt habe. Weder verliere ich auf dem Sofa das Bewußtsein, noch hocke ich mit schweren Lidern da und kämpfe gegen das Eindösen an. Nachts schlafe ich tief und friedlich, und morgens wache ich ohne Kopfschmerzen auf, und wenn mir zufällig Bekannte begegnen, plagen mich keine Fragen wie: *Hab ich beim letztenmal, als ich ihn sah, vielleicht was Dummes gesagt? Hab ich mich auf ihrer Party danebenbenommen?*

Das mag klingen, als ginge es nur um geringfügige Unterschiede – fernsehen im nüchternen oder fernsehen im trunkenen Zustand, müde ins Bett gehen oder trunken ins Bett fallen –, doch qualitativ liegen zwischen diesen Zuständen Abgründe. Erst vor kurzem hörte ich eine Frau im neunten Monat ihrer Abstinenz sagen, sie hätte, bevor sie das Trinken aufgab, nur zwei Gefühle gekannt, Angst und Verzweiflung. «Jetzt habe ich so viele, daß ich sie kaum noch zählen kann», fuhr sie fort. «Manche davon sind beschissen, andere aber sind wirklich und wahrhaftig gut.»

Fast alle Anwesenden wußten, was sie meinte. In den letzten Stadien der Gewohnheitstrunksucht wird das Leben so isoliert und leer; das Trinken ist dann nicht mehr so sehr ein Streben nach Lust und Vergnügen als vielmehr eine Suche nach einem Zustand ohne Schmerzen. Die Freude wird zusammen mit allen anderen Gefühlen ertränkt. Ihre Wiederentdeckung in Nüchternheit ist ein erstaunliches Gefühl, vergleichbar mit der Befreiung, die man verspürt, wenn man sich mit einem erleichterten

Seufzer einen schmerzhaft drückenden Schuh endlich von den Füßen streifen kann.

Heutzutage machen mir die kleinsten Dinge Spaß, und das an den seltsamsten Orten. Mit einer merkwürdigen, stillen Freude setze ich jeden Dienstagabend meine Recyclingtonne vor die Tür. Sie enthält jetzt nur noch Milchkartons und leere Wasserflaschen. Ich gehe mit einer Freundin zum Abendessen aus und stelle fest, daß wir uns auch ohne Alkohol miteinander unterhalten können. Ich merke, daß ich endlich die chemisch unveränderte Version meiner selbst bin und daß ich tatsächlich schon fast behaupten kann, daß mir diese Person gefällt. Ich genieße die Vorstellung, daß ich sicher nach Hause kommen werde, und wenn ich morgens aufwache, weiß ich genau, wo mein Auto steht und wie ich ins Bett gekommen bin.

Lachen ist mir immer noch neu oder kommt mir jedenfalls so vor. Nach den Versammlungen am Dienstagabend gehen wir manchmal gemeinsam zum Abendessen, lauter Frauen. Oft sitzen wir dann im Lokal in unserer Ecke und biegen uns vor Lachen. In solchen Augenblicken wird mir bewußt, wie selten ich in den letzten Jahren meiner Sucht gelacht habe, wie sehr das Trinken meinem Leben jede Freude entzog. Hätte mir damals jemand vorhergesagt, wie oft und wie herzlich ich im nüchternen Zustand lachen würde – ich hätte es nie geglaubt. Doch mein Leben hat eine gewisse Leichtigkeit bekommen. Die Tage erscheinen mir einfach und rein, sehr viel einfacher und reiner als zuvor. Ich bin offenbar – ohne mir dessen vollauf bewußt zu sein – einem Rat gefolgt, den ich irgendwann am Anfang des Entzugs gehört habe, einer Variation der AA-Empfehlung, alles «einfach zu halten»: *Weniger Dramatik, mehr Wäschewaschen.*

Einige Gedanken mache ich mir über die Ersatzabhängigkeiten. Besteht vielleicht die Gefahr, daß ich mich mit neuen und verbesserten Abwehrmethoden gegen meine Weiterentwicklung und starke Emotionen wehre? Im Augenblick scheine ich eine anomale Zuneigung zu meinem Staubsauger zu entwickeln. Offenbar habe ich mein Bedürfnis, alles unter Kontrolle zu bekommen, in einen zwanghaften Sauberkeits- und Ordnungsfimmel umgelenkt, der mich veranlaßt, mit Lineal und Winkelmesser durch die Wohnung zu wandern und zu kontrollieren, ob auch alles kerzengrade und perfekt ausgerichtet an seinem Platz steht. Ich neigte schon immer dazu, doch derzeit ist es schlimmer denn je («Was kommt als nächstes?» fragt mich Michael. «Plastikdeckchen auf den Möbeln? *Samtkordeln?*»), und am schlimmsten ist es in Streßzeiten. Den ersten Muttertag meiner Abstinenz verbrachte ich auf Händen und Knien und schrubbte den Küchenboden mit soviel Verve, daß man hätte meinen können, ich wolle meine Trauer fortschrubben.

Ich wurde allerdings auch schon direkter mit Trauer konfrontiert. Im dritten Monat meiner Abstinenz begrub unsere Familie die Asche meiner Mutter unter einem Kirschbaum neben unserem Haus auf Martha's Vineyard. Wir hoben ein Loch aus, schütteten die Asche hinein, füllten das Loch wieder auf und bedeckten es mit Dingen, die Mutter gefallen hätten: einem Ring aus weißen Steinen vom Strand, darin ein weiterer Ring aus glatten, dunklen Steinen, einigen Federn und abgeschliffenen Glasstückchen. Wir waren längst wieder im Haus, als ich durch die Hintertür noch einmal hinausschlüpfte. Viele AA-Gruppen geben an ihre Mitglieder im ersten Jahr Chips aus, die die unterschiedliche Dauer der Abstinenz markieren. Sie sehen aus wie Spielmarken – eine blaßblaue für den ersten Monat, eine lavendelfarbene für zwei Monate, eine dunkelblaue für drei Monate und so weiter. Ich nahm meinen Zwei-Monats-Chip aus der Tasche und schob ihn unter einen Stein auf dem Grab. Dabei empfand ich eine ungeheure Traurigkeit, begleitet von der Erkenntnis, daß es meiner Mutter nicht mehr vergönnt gewesen war, mich nach dem Entzug zu erleben und daß uns die gemeinsame Erfahrung einer anderen, wertvolleren Beziehung versagt blieb. Aber ich wollte ihr unbedingt eine Botschaft zukommen lassen und ihr mitteilen, daß es mir gut ging. Ich stand dort und trauerte – und hatte auf einmal das Gefühl, sie wisse Bescheid.

Zur gleichen Zeit, im dritten Monat nach dem Entzug, tat mir das verlogene Doppelspiel zwischen Michael und Julian so weh und wurde mir so peinlich, daß ich beschloß, nicht länger mit der Wahrheit hinter dem Berg zu halten. Es scheint ein Merkmal der Nüchternheit zu sein, ein Schlüsselmerkmal. Man steckt zwar noch im gleichen Problemsumpf wie vorher, reagiert aber anders, weil man die alten Reaktionen nicht mehr erträgt. Ohne Betäubung sind sie einfach zu schmerzhaft.

Eines Abends war ich bei Julian zum Dinner, und danach gingen wir aus und tranken einen Kaffee. Er fragte mich nach meiner Arbeit und wollte wissen, ob ich meinen Job im kommenden Jahr aufgeben und etwas anderes anfangen wolle.

«Nichts da», sagte ich. «Für dies Jahr ist mein Veränderungsbedarf gedeckt.» Dann fügte ich, nicht unbeabsichtigt, hinzu: «Und fürs nächste Jahr habe ich mir vorgenommen, trocken zu bleiben und mir über die Zukunft meiner Beziehung zu Michael Gedanken zu machen.»

Julian sah mich an, nickte und verfolgte das Thema vorerst nicht weiter. Doch als ich ihn später am Abend heimfuhr, fragte ich ihn nach seiner Meinung über unsere Beziehung, und wir fingen an zu reden. Er erzählte mir alles mögliche, was ich schon früher von ihm gehört hatte: Daß ich ihn im Stich gelassen, ihn verletzt und enttäuscht hätte. Ich saß am Steuer und hörte zu, und plötzlich ging mir auf, daß die Entscheidung bei mir lag: Entweder ich reagierte wie üblich, fühlte mich angegriffen und ließ mich auf einen hitzigen Streit darüber ein, wer wem was angetan und wer wem schlimmere Verletzungen zugefügt hatte. Oder ich konnte Julian ausreden lassen, ihn denken und fühlen lassen, was er wollte, und einen Schlußstrich unter die Angelegenheit ziehen.

Ich zog einen Schlußstrich.

Wenn man trinkt, ist man zu benebelt und zu wütend, um Abstand zu nehmen. Man kann nicht klar sehen, und ganz bestimmt sieht man nicht, daß man es selbst in der Hand hat, wie man mit anderen Menschen umgeht und seine persönlichen Beziehungen gestaltet. Jener Abend bedeutete einen Wendepunkt in meinem Verhältnis zu Julian. Es war, als hätte ich ihn endlich aus meinem Klammergriff entlassen. Wir gehen auch heute noch freundschaftlich miteinander um.

In meinem vierten Monat kaufte ich von dem Geld, das ich von meinen Eltern geerbt hatte, ein kleines Haus, das ich allein bezog. Michael sehe ich immer noch fast jeden Abend, aber ich nehme mir die Zeit zum Alleinsein. Ehe ich Entscheidungen über mich als Teil einer Zweierbeziehung treffe, möchte ich mich selbst besser verstehen.

*Entscheidung* lautet hier das Schlüsselwort, und noch immer kommt es mir oft wie ein Fremdwort vor. Zum erstenmal wird meine Beziehung zu Michael nicht vom Alkohol überspült, zum erstenmal spukt im Hintergrund nicht mehr Julian herum, und zum erstenmal habe ich das Gefühl, mit Michael zusammenzusein, weil ich das so will, und nicht, weil die Umstände oder der Schmerz oder irgendein Bedürfnis mich in seine Richtung drängen. Ich empfinde dies als große Erleichterung: Mir ist, als sähe ich unsere Beziehung endlich durch die richtige Brille. Die Nüchternheit hilft mir, seine liebevolle Art reiner und tiefer anzuerkennen, als existiere sie nunmehr aus eigenem Recht und nicht allein als Vergleichsmaßstab zu Julian. Ich kann mir keinen solideren und hilfsbereiteren Partner vorstellen: Nicht ein einziges Mal hat Michael seit meiner Entziehungskur vor meinen Augen Alkohol getrunken. Seine Unterstützung ist ebenso hilfreich wie die der Anonymen Alkoholiker. In letzter Zeit hat er mich manchmal großartig parodiert: Er spielt vor, wie ich vor einer Dinnerparty in der Küche stehe, gehetzt ein Glas Wein trinke, eine Zigarette rauche und eine Soße anrühre, alles zur gleichen Zeit. Mir gefällt, wie treffend er den überdrehten Wahnsinn jener Tage nachmacht, so daß ich selbst darüber lachen kann. Wenn ich einen Krieg hinter mir habe, dann war er der Sanitäter. Manchmal erfüllt mich die Dankbarkeit, die ich für ihn empfinde, so sehr, daß sie mich fast zerreißt.

Gerne würde ich sagen, daß sich die Ambivalenz mit der Abstinenz von ganz allein auflöst. Dem ist leider nicht so. Noch heute fällt es mir schwer, mich ohne meine alten Quellen für Ablenkung und Erleichterung einer Beziehung zu stellen, ohne meine alten Fluchtwege vor den großen Fragen: Wer, zum Teufel, bin ich ohne diese Suchtkrücken eigentlich? Was will ich und brauche ich wirklich? Wie schaffen es andere Leute, mit Konfliktsituationen, Enttäuschungen und Zweifeln fertig zu werden?

Diese Fragen sind natürlich nicht neu: Ich habe sie schon im College meinem damaligen Freund David gestellt; ich habe sie mir selbst gestellt, als ich mich in meinen Zwanzigern bemühte, von meiner Magersucht loszukommen; ich habe sie über zehn Jahre lang meinem Therapeuten gestellt; ich habe Julian gebeten,' sie mir zu beantworten. Nur mir selbst gab ich nie die Chance, eine nüchterne Chance. Die Fragen, mit denen ich heute konfrontiert bin, sind noch wichtiger, noch dringlicher. Will ich heiraten? Will ich ein Kind haben? Ich weiß es nicht. Alles, was ich spüre, sind schattenhafte Konturen meiner eigenen Hoffnungen. Mir ist, als brauchten die nebelhaften Alkoholschwaden noch immer Zeit, um sich endgültig zu verziehen.

Michael besitzt Geduld und mehr Toleranz gegenüber meiner Ambivalenz als ich selbst, was bei mir eigenartigerweise zu einer neuen Art von Verwirrung führt. Ich habe mich immer noch nicht vollkommen daran gewöhnt, mit jemandem zusammenzusein, der alles so bereitwillig und urteilsfrei hinnimmt. Manchmal fühle ich mich ohne das Chaos und die Dramatik einer flüchtigeren Beziehung regelrecht verloren. Im Herzen weiß ich nicht, wie wohl man sich fühlt, wenn man zufrieden ist – ein Phänomen, das vielen Alkoholikern vertraut zu sein scheint und beunruhigende Fragen aufwirft: Brauche ich Schmerz, um Leidenschaft empfinden zu können? Gibt es irgendwo eine Mitte zwischen Konflikt und Zufriedenheit, die ich einfach nicht finden kann?

Und so schwingt das Pendel vor und zurück, vor und zurück, und ist so exakt vorausberechenbar, daß ich darüber lachen könnte, würde es mir nicht soviel Angst machen. Einen Tag überlege ich mir, Michael zu heiraten; am nächsten denke ich daran, ihn zu verlassen. Da wünsche ich mir Kinder – und möchte eine Minute später meine Siebensachen packen und nach Alaska verschwinden. Diese Wankelmütigkeit ist mir mitunter peinlich; ich schäme mich dieser Ambivalenz und Konfusion und denke, eine Frau meines Alters müsse reifer sein, ihre Bedürfnisse und Erwartungen wesentlich besser kennen und mehr Toleranz für die Grenzen anderer aufbringen.

Erst kürzlich bemerkte mein Schwager mir gegenüber, daß Frauen Mitte der Dreißig meist ganz klar umrissene Vorstellungen von einer Beziehung haben: Entweder ein Verhältnis bewegt sich voran (und zwar in Richtung Heirat) – oder aber es stirbt ab, und sie wollen sich daraus befreien.

Ich zuckte bloß mit den Schultern und sagte: «Bei mir ist das anders. Ich lasse mich einfach treiben – oder ich stagniere. Kommt darauf an, wie du es sehen willst.»

Doch dann rufe ich mir wieder ins Gedächtnis, daß von Stagnieren bei mir gar nicht die Rede sein kann. Ich wurstele mich durch, versuche, psychisch die verlorene Zeit und die im Alkohol ertränkte Lebenserfahrung aufzuholen.

Auf den AA-Versammlungen, an denen ich in letzter Zeit teilnahm, sprach mehrmals ein Mann, für den ich inzwischen großen Respekt empfinde. Er berichtete über das Ende einer langjährigen Beziehung, über den damit verbundenen Schmerz und dessen allmähliche Heilung. Immer wieder lacht er über sich selber. Er macht Witze über die vielen miesen Videos, die er seit seinem Auszug ausgeliehen hat, und über die irrationalen Vorstellungen über das Single-Dasein, die er vorher mit sich herumschleppte. Bei allem spüre ich in seinen Bemühungen aber auch viel Würde und Mut.

Er sagt: «Ich muß mir immer wieder vor Augen halten, daß es in dieser Angelegenheit keinen Aspekt gibt – *keinen einzigen* –, der mit Alkohol oder Drogen besser zu bewältigen wäre.»

An diesen Gedanken klammere ich mich jedesmal, wenn ich in meiner Beziehung zu Michael nicht so recht weiter weiß, jedesmal, wenn mir meine Instinkte raten, das Unbehagen mit Alkohol fortzuspülen. Treue ist etwas Neues für mich, doch ein wenig davon habe ich mir allem Anschein nach erworben: Solange ich nicht wieder trinke und meine Zweifel und Ängste in klarem Licht betrachte, anstatt sie in Alkohol zu ertränken, so lange bin ich zuversichtlich, daß ich meinen Weg finden werde, sowohl als Einzelperson als auch als Teil einer Zweierbeziehung.

Ich war ungefähr ein halbes Jahr abstinent und wohnte bereits in meinem eigenen Haus, als mich meine Freundin Jane besuchte. Ein freudiges Ereignis, auf das wir uns schon seit einigen Tagen vorbereitet hatten, war der Anlaß: Das rituelle Zerschnippeln des schwarzen Lycrakleids.

Jane ist eine meiner besten Freundinnen unter den Anonymen Alkoholikern, eine kluge, nachdenkliche Frau von dreiundvierzig Jahren. Ihr Sinn fürs Absurde ist einfach herrlich, und als sie an jenem Nachmittag zu mir kam, leuchtete schon die Begeisterung in ihren Augen.

«Okay», sagte sie, «wo ist der Fetzen?»

Ich rannte die Treppe hoch und holte das Textil. Gemeinsam hielten wir es in der Küche vors Licht. Ohne Kleiderbügel und ohne Körper, der es ausfüllte, war es etwa zwölf Zentimeter breit, eine lange, krumpelige Röhre, an deren Seiten zwei lange, krumpelige Ärmel herabbaumelten.

Uns beide überlief ein Schauder angesichts dieses Symbols einer so unglücklichen, unsicheren, alkoholdurchtränkten Zeit, und als Jane nach der Schere griff und das erste rituelle *Schnippschnapp* vollführte, war mir, als fiele mir ein schwerer Stein vom Herzen.

Wir zerschnippelten das Kleid in zwölf Stücke, die wir meinen zwölf besten Freundinnen überreichen wollten. Sie sollten es dann mir zu Ehren nach eigenem Gusto entfernen. (Meine Schwester warf ihr Stück auf dem Massachusetts Turnpike aus dem Autofenster.) Danach gingen wir in den Garten und vollzogen die rituelle Verbrennung des schwarzen Fransenteddys. Wir rollten ihn zu einem Ball zusammen, besprühten ihn mit Feuerzeugbenzin und setzten ihn auf dem Barbecuegrill in Flammen.

«Ha!» rief Jane. «Das Ende einer Ära!»

Als der Rauch sich gen Himmel kringelte, fragte ich mich, ob er wohl meine Eltern erreichen würde, ob es ihren Seelen gegeben war, mich zu beobachten, und ob sie wußten, daß ich mich auf dem richtigen Weg befand.

Derzeit besuche ich pro Woche vier bis fünf AA-Versammlungen. Sie helfen mir dabei, mit beiden Beinen auf dem Boden zu bleiben, und stabilisieren mich und meine Selbstsicherheit. Manchmal kommt es mir immer noch unfaßbar vor, daß ich nach der Arbeit nicht in irgendwelchen Bars herumsitze, sondern im Untergeschoß einer Kirche, und daß ich nicht Wein aus einem schönen Glas, sondern Kaffee aus einem Styroporbecher trinke. So kraß ist der Gegensatz zu jenem Bild von mir, das ich so lange hegte und pflegte, daß es fast schon ans Lächerliche grenzt: *Ich? Bei den Anonymen Alkoholikern?* Aber die Versammlungen halten meine Erinnerung wach und bewahren mir meine Furcht. Wenn andere Teilnehmer ihre Geschichte erzählen, gehen mir die Einzelheiten noch stundenlang im Kopf herum. Ich sehe sie vor mir: den einen, der im Vollrausch nach Hause fuhr; den anderen, der seinen Schnaps im Schrank versteckte; den dritten, der alle Selbstachtung, allen Stolz und alle Hoffnung verlor. Durch diese Einzelheiten lebt meine Erinnerung wieder auf. Sie helfen mir, Dankbarkeit darüber zu empfinden, daß ich zu einem anderen Leben gefunden habe.

Wenige Monate nach meinem ersten Jahrestag ging ich zu der Gruppe, die ich am Mittwochabend meistens besuche. Das mit annähernd fünfzig Teilnehmern stets recht große Treffen findet in einer Kirche außerhalb von Boston statt und richtet sich vornehmlich an Alkoholiker im ersten abstinenten Jahr.

An jenem Abend kam mindestens ein Dutzend Leute zu Wort. Eine Frau namens Megan, abstinent seit etwa einem halben Jahr, berichtete über unglaubliches Leid: Sie hatte sowohl ihren Job als auch das Sorgerecht für ihren Sohn verloren. Aber sie schaffte es. Sie stand das alles durch, ohne rückfällig zu werden. Ein Mann namens Bill sprach über das Leben mit der Angst. Auch er hatte seine Arbeit verloren und hatte einen Horror davor, sich eine neue zu suchen. Immer wieder mußte er sich vor Augen halten, daß es ein gewaltiger Unterschied ist, ob man seine Ängste nüchtern durchsteht oder alkoholisiert vor ihnen davonläuft. Andere Teilnehmerinnen und Teilnehmer sprachen über ihre Wut und Hoffnungslosigkeit, über ihre Dankbarkeit und Erleichterung oder einfach darüber, wie sie den Alltag überstanden.

Am Ende des Treffens gab es eine kleine Auszeichnung für einen jungen Mann, der die Vollendung seines erstes Jahres ohne Alkohol feierte.

«Ich weiß gar nicht, wie ich euch allen danken soll», sagte er, und sein Gesicht strahlte vor Hoffnung.

Ich saß ziemlich weit hinten und ließ meine Blicke durch den Raum schweifen. Da waren vertraute und unbekannte Gesichter, doch waren wir alle mehr oder weniger wie John, hatten alle den gleichen Weg eingeschlagen. Plötzlich verspürte ich Dankbarkeit für die Anwesenheit all dieser Menschen, Bewunderung für ihren Mut und ihre Stärke, einen Hauch Melancholie wegen der Schmerzen, die jeder einzelne von ihnen durchgestanden hatte, um die Hände vom Alkohol zu lassen, und Sympathie für ihre Menschlichkeit.

Erst Stunden später ging mir auf, daß es einen Namen für dieses Gefühl gibt. Es nennt sich Liebe.

# ANMERKUNGEN

Seite

**22** Nur etwa drei bis fünf Prozent aller Alkoholiker entsprechen dem Typus des heruntergekommenen Pennbruders (nach Robert O'Brien & Morris Chafetz, M. D., *The Encyclopedia of Alcoholism* (Second Edition), hg. v. Glen Evans, New York 1982, S. 186).

**80** Die Wein-, Bier- und Spirituosenindustrie gibt Jahr für Jahr mehr als eine Milliarde Dollar zu Werbezwecken aus (O'Brien & Chafetz, *op. cit.*, S. 7).

**95–122** Zur Rolle des Alkohols bei unerwünschten sexuellen Annäherungen im Universitätsbereich s. Henry Wechsler, Andrea Davenport, George Dowdall, Barbara Moeykens & Sonia Castillo, *Health and Behavioral Consequences of Binge Drinking in College: A National Survey of Students at 140 Campuses*, in: *Journal of the American Medical Association*, Dezember 1994.

Zur Rolle des Alkohols bei Vergewaltigungen im Universitätsbereich s. CASA Commission on Substance Abuse at Colleges and Universities, *Rethinking Rites of Passage: Substance Abuse on America's Campuses*. New York, Columbia University, Juni 1994.

**142–153** 15,3 Millionen Amerikaner erfüllten 1988 die Kriterien für Alkoholmißbrauch oder Alkoholabhängigkeit. S. dazu: Secretary of Health and Human Services, *Eighth Special Report to the U. S. Congress on Alcohol and Health (1993)*, S. XXI.

Alkohol ist jährlich für annähernd 100 000 Todesfälle verantwortlich: J. McGinnis & W. Folge, *Actual Causes of Death in the United States*, in: *Journal of the American Medical Association*, November 1993.

Alkoholkranke und Personen, die an anderen, durch Alkohol verursachte Krankheiten leiden, belegen an jedem beliebigen Tag bis zu fünfzig Prozent der Krankenhausbetten in den Vereinigten Staaten: Nan Robertson, *Getting Better: Inside Alcoholics Anonymous*, New York 1988, S. 184.

Alkohol als Faktor in annähernd fünfzig Prozent aller Tötungsdelikte: Secretary of Health and Human Services, *op. cit.*, S. 246.

Alkohol als Faktor in annähernd dreißig Prozent aller Selbstmorde: National Institute on Alcohol Abuse and Alcoholism, *Alcohol Research: Promise for the Decade*, Dezember 1991, S. 3.

«Asian Flush Syndrome»: O'Brien & Chafetz. *op. cit.*, S. 39.

Alkoholabhängigkeit als neurologisches Phänomen: Thomas L. Delbanco, M. D. & Jennifer Daley, M. D. (Hg.), *Clinical Crossroads: Conferences with Patients and Doctors at Boston's Beth Israel Hospital*, in: *Journal of the American Medical Association*, September 1995. – Für die Erläuterung der Angaben in diesem Abschnitt bedankt sich die Autorin auch bei Dr. Steven E. Hyman, Associate Professor of Psychiatry an der Harvard Medical School und Director of Psychiatric Research am Massachusetts General Hospital.

Zur Kontroverse über Jellineks Alkoholismuskonzept s. O'Brien & Chafetz. *op. cit.*, S. 89.

Zur Rückfallstatistik der Rand Corporation s.: *The Course of Alcoholism: Four Years after Treatment*, Januar 1980.

**154** 33-Milliarden-Dollar-Industrie für Diät- und Abmagerungskuren: Molly O'Neill, *Congress Looking into the Diet Business*, in: *The New York Times*, 28. März 1990.

**172** Ungefähr die Hälfte des Alkohols in den Vereinigten Staaten wird von elf Prozent der Bevölkerung konsumiert: O'Brien & Chafetz, *op. cit.*, S. 73.

**217–235** 98,6 Milliarden wirtschaftlicher Schaden: National Institute on Alcohol Abuse and Alcoholism, *Alcohol Health?*, in: *Research World* 18, 3, 1994.

Ungefähr 23 000 Verkehrstote durch Alkoholmißbrauch: National Institute on Alcohol Abuse and Alcoholism, *op. cit.*, S. 3.

Weitere 30 000 Tote durch alkoholbedingte Unfälle außerhalb des Straßenverkehrs: O'Brien & Chafetz, *op. cit.*, S. 2.

# WO GIBT ES HILFE?

Die einzige Voraussetzung für die Mitgliedschaft bei den Anonymen Alkoholikern ist der Wunsch, das Trinken aufzugeben. Die meisten AA-Treffen stehen daher allen Hilfsbedürftigen offen. Manche Gruppen öffnen ihr Meeting einmal im Monat für Angehörige und andere Interessierte. Egal, wie ängstlich, vorsichtig oder skeptisch Sie auch sein mögen: Sie können sich in (fast) jede AA-Versammlung setzen und einfach zuhören. Mitgliedsbeiträge oder Eintrittspreise werden nicht erhoben – die Anonymen Alkoholiker finanzieren sich ausschließlich aus freiwilligen Spenden ihrer Mitglieder. Das einzige, was sie mitbringen sollten, ist Aufgeschlossenheit.

Manche Versammlungen sind darüber hinaus speziellen Problemen oder Gruppen vorbehalten; so gibt es in verschiedenen Städten Versammlungen für Schwule und / oder Lesben oder Frauen- bzw. Männergruppen. Diese Meetings müssen aber für jeden hilfesuchenden Alkoholiker offen sein. Für die Öffentlichkeit und professionelle Suchthelfer werden öffentliche Informationsmeetings veranstaltet. Für den ersten Kontakt zu den Anonymen Alkoholikern genügt in größeren Städten und Gemeinden meist schon ein Anruf; die Nummer der jeweiligen Gruppe steht im Telefonbuch. In den Büros der Anonymen Alkoholiker arbeiten freiwillige Mitarbeiter, die selbst ehemalige Alkoholabhängige sind. Sie helfen Ihnen, die geeignete Gruppe in Ihrer Nähe zu finden, und nennen Ihnen die Termine der Versammlungen. Informationen und Literatur über die AA oder Al-Anon und die Arbeit weiterer Suchthilfeorganisationen können Sie über die folgenden Anschriften erhalten:

*Al-Anon-Familiengruppen,* Zentrales Dienstbüro, Emilienstraße 4,
45128 Essen, Tel. 0201 / 77 30 07. Mo.–Do.: 9.30–17 Uhr,
Mo. und Mi. bis 19 Uhr, Fr. bis 15 Uhr (sonst Anrufbeantworter).

Die Zentrale gibt auch Auskunft über Gruppen für erwachsene Kinder von Alkoholikern. Auskunft über die Al-Anon-Gruppen in Ihrer Umgebung erhalten Sie auch über die AA.

*Anonyme Alkoholiker,* Gemeinsames Dienstbüro, Postfach 46 02 27,
80910 München.

AA hat jetzt fast überall die gleiche Telefonnummer:
Örtliche Vorwahl / 1 92 95; z. B. in München: 089 / 1 92 95.

*Blaues Kreuz* in Deutschland e. V., 42289 Wuppertal, Freiligrathstraße 27,
Postfach 20 16 10, Tel. 02 02 / 62 00 30.

*Elternkreise:* Zentraler Bundesverband der Elternkreise für drogengefährdete und drogenabhängige Jugendliche (das schließt natürlich die alkoholabhängigen mit ein), Köthener Str. 38, 10963 Berlin,
Tel. 0 30 / 2 62 60 89.

Vor Ort gibt es auch «begleitende» Beratung von Eltern. Fragen Sie die Drogenberatungsstellen oder schauen Sie in die «Gelben Seiten». Auch bei Al-Anon findet man häufig Mütter und Väter von Alkoholabhängigen.

*Deutscher Guttempler-Orden* (I. O. G. T) e. V., Ordenszentrale:
Adenauerallee 45, 20097 Hamburg, Tel. 0 40 / 24 58 80.

*Kreuzbund* e. V., Bundesgeschäftsstelle, Münsterstr. 25, 59065 Hamm,
Tel. 0 23 81 / 6 72 72-0.


Außerdem können Sie sich Hilfe und Unterstützung holen bei folgenden Anlaufstellen. Adressen und Telefonnummern finden Sie im örtlichen Telefonbuch:
- *Sucht- oder Drogenberatungsstellen,* «Drogenberatung» schließt die Alkoholiker und ihre Angehörigen mit ein.
- *Jugendamt, Gesundheitsamt*
- *pro familia*
- *Psycho-sozialer Beratungsdienst* (kommunal oder kirchlich)

In *Österreich* wendet man sich am besten an die Al-Anon-Gruppen, die in den letzten Jahren etwas zahlreicher geworden sind.

Al-Anon-Familiengruppen, zentrale Kontaktstelle, Postfach 85, A-1171 Wien, Tel. 0222 / 408 53 77.

In der *Schweiz* gibt es ebenfalls Al-Anon-Gruppen, das Blaue Kreuz und die Guttempler (lokale Adressen finden Sie im Telefonbuch).

Al-Anon-Familiengruppen, Postfach 103, CH-4601 Olten, Tel. 062 26 / 52 16.

# DANKSAGUNG

Mehr als Worte es auszudrücken vermögen, bin ich meiner Agentin, Colleen Mohyde von der Agentur Doe Coover, und meiner Lektorin, Susan Kamil vom Verlag Dial Press, zu Dank verpflichtet. Beide haben sie mit großer Sachkunde und Engagement an der Entstehung dieses Buches mitgewirkt.

Kathleen Jayes und Susan Schwartz vom Verlag Dial Press danke ich für moralische und technische Unterstützung.

Mein Dank gilt auch all meinen Freundinnen und Freunden, die mir während der Arbeit an diesem Projekt Ansprechpartner und Nothelfer waren: Susan Birmingham, Sandra Shea, Beth Wolfensberger, Brucie Harvey, Maureen Dezell, Jane Bambery, Bill Regan, Mary Stavrakas, Glee Garard und Robbyn Issner.

David Herzog, meinem Leitstern.

## psychologie aktiv

Die praktische Psychologie ist traditionell ein Schwerpunkt im Sachbuch bei *rororo*. Mit praxisorientierten Ratgebern leisten sie Hilfestellung bei privaten und beruflichen Problemen.

Eleonore Höfner /
Hans-Ulrich Schachtner
**Das wäre doch gelacht!** *Humor und Provokation in der Therapie*
(rororo sachbuch 60213)

Joan Frances Casey /
Lynn Wilson
**Ich bin viele** *Eine ungewöhnliche Heilungsgeschichte*
(rororo sachbuch 19566)

Eva Jaeggi
**Zu heilen die zerstoßnen Herzen** *Die Hauptrichtungen der Psychotherapie und ihre Menschenbilder*
(rororo sachbuch 60352)

Spencer Johnson
**Ja oder Nein. Der Weg zur besten Entscheidung** *Wie wir Intuition und Verstand richtig nutzen*
(rororo sachbuch 9906)

Ursula Lambrou
**Helfen oder aufgeben?** *Ein Ratgeber für Angehörige von Alkoholikern*
(rororo sachbuch 9955)

Frank Naumann
**Miteinander streiten** *Die Kunst der fairen Auseinandersetzung*
(rororo sachbuch 9795)

Bruno-Paul de Roeck
**Dein eigener Freund werden** *Wege zu sich und anderen*
(rororo sachbuch 8097)

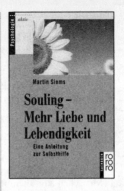

Friedemann Schulz von Thun
**Miteinander reden 1** *Störungen und Klärungen. Allgemeine Psychologie der Kommunikation*
(rororo sachbuch 7489)
**Miteinander reden 2** *Stile, Werte und Persönlichkeitsentwicklung. Differentielle Psychologie der Kommunikation*
(rororo sachbuch 18496)

Martin Siems
**Souling - Mehr Liebe und Lebendigkeit** *Eine Anleitung zur Selbsthilfe*
(rororo sachbuch 60219)

Ann Weiser Cornell
**Focusing - Der Stimme des Körpers folgen** *Anleitungen und Übungen zur Selbsterfahrung*
(rororo sachbuch 60353)

## rororo sachbuch

Ein Gesamtverzeichnis aller lieferbaren Bücher und Taschenbücher zum Thema finden Sie in der *Rowohlt Revue*. Vierteljährlich neu. Kostenlos in Ihrer Buchhandlung.

## psychologie aktiv

Laurie Ashner /
Mitch Meyerson
**Wenn Eltern zu sehr lieben**
(rororo sachbuch 9359)

Karola Berger
**Co-Counseln: Die Therapie ohne Therapeut** *Anleitungen und Übungen*
(rororo sachbuch 9954)
Co-Counseln bedeutet: sich gegenseitig beraten. In dieser neuen Form der «Laien-Therapie» finden sich zwei Menschen zum therapeutischen Gespräch zusammen. Das Buch vermittelt mit leicht verständlichen Anleitungen und einfachen Übungen die Grundlagen und Techniken dieser neuen Methode.

Nathaniel Branden
**Ich liebe mich auch** *Selbstvertrauen lernen*
(rororo sachbuch 8486)

Wayne W. Dyer
**Mut zum Glück** *So überwinden Sie Ihre inneren Grenzen*
(rororo sachbuch 60230)
**Der wunde Punkt** *Die Kunst, nicht unglücklich zu sein. Zwölf Schritte zur Überwindung unserer seelischen Problemzonen*
(rororo sachbuch 17384)

Diane Fassel
**Ich war noch ein Kind, als meine Eltern sich trennten ...** *Spätfolgen der elterlichen Scheidung überwinden*
(rororo sachbuch 9984)

Daniel Hell
**Welchen Sinn macht Depression?** *Ein integrativer Ansatz*
(rororo sachbuch 19649)

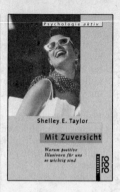

Klaus Kaufmann-Mall /
Gudrun Mall
**Wege aus der Depression** *Hilfe zur Selbsthilfe*
(rororo sachbuch 60232)

Robin Norwood
**Warum gerade ich?** *Ein Ratgeber für die schwierigsten Situationen des Lebens*
(rororo sachbuch 60126)

Tim Rohrmann
**Junge, Junge – Mann, o Mann** *Die Entwicklung zur Männlichkeit*
(rororo sachbuch 9671)

Shelly E. Taylor
**Mit Zuversicht** *Warum positive Illusionen für uns so wichtig sind*
(rororo sachbuch 9907)

## rororo sachbuch

Ein Gesamtverzeichnis aller lieferbaren Bücher und Taschenbücher zum Thema finden Sie in der *Rowohlt Revue*. Vierteljährlich neu. Kostenlos in Ihrer Buchhandlung.